高等医药院校网络教育护理学“十三五”规划教材
供护理学类专业用

护理研究

丛书总主编　唐四元
主　　　编　王红红　李现红

图书在版编目（C I P）数据

护理研究／王红红，李现红主编．--长沙：中南大学出版社，2017.11

ISBN 978-7-5487-3084-2

Ⅰ.①护… Ⅱ.①王… ②李… Ⅲ.①护理学—研究 Ⅳ.①R47

中国版本图书馆 CIP 数据核字(2017)第 291340 号

护理研究

主编 王红红 李现红

□责任编辑 李 娴
□责任印制 易红卫
□出版发行 中南大学出版社
社址：长沙市麓山南路 邮编：410083
发行科电话：0731-88876770 传真：0731-88710482
□印 装 湖南众鑫印务有限公司

□开 本 787×1092 1/16 □印张 12.25 □字数 313 千字
□版 次 2017 年 11 月第 1 版 □2018 年 5 月第 2 次印刷
□书 号 ISBN 978-7-5487-3084-2
□定 价 32.00 元

高等医药院校网络教育护理学“十三五”规划教材
编审委员会

《护理研究》编写委员会

丛书总主编　唐四元

主　　编　王红红　李现红

副 主 编　刘　伟　黄　玲　张开利

编　　者　（按姓氏笔画排序）

王红红（中南大学湘雅护理学院）

王丽娟（湘潭医卫职业技术学院）

刘　伟（中南大学湘雅护理学院）

李现红（中南大学湘雅护理学院）

张开利（徐州医科大学）

周　露（长沙医学院）

黄　玲（长沙卫生职业学院）

谭江红（株洲市中心医院）

唐楚蕾（中南大学湘雅护理学院）

编写秘书　许荷花　张　莉

从书前言

20 世纪早期熊彼特提出著名的“创造性毁灭”理论：一旦现有的技术受到竞争对手更新、效率更高的技术产品的猛烈冲击，创新就会毁灭现有的生产技术，改变传统的工作、生活和学习方式。今天，网络技术的影响波及全球，各种教育资源通过网络可以跨越时间、空间距离的限制，使学校教育成为超出校园向更广泛的地区辐射的开放式教育。作为我国高等教育组成部分的远程网络教育，是传播信息、学习知识、构筑知识经济时代人们终生学习体系的重要教育手段。

随着社会的进步，人民大众对享有高质量的卫生保健需求日益增加，特别是目前国内外对高层次护理人才的需求增加，要求学校护理教育和继续护理教育更快、更多地培育出高质量的护理人才。中南大学是国家首批“211 工程”“985 工程”“双一流”建设高校，湘雅护理学院师资力量雄厚，教学资源丰富，拥有悠久的教学历史和先进的教学方法、设施，在历次国内外护理学科专业排名中均名列前茅。为履行培养高等级护理人才的职责，针对远程教育的教学特点，中南大学湘雅护理学院组织有丰富教学经验的教授和专家编写了这套“高等医药院校网络教育护理学‘十三五’规划教材”，包括《护理学导论》《护理学基础》《内科护理学》《外科护理学》《健康评估》《社区护理学》《护理研究》《护理教育学》《护理心理学》《护理管理学》等。

本套教材在编写中根据《国家中长期教育改革和发展规划纲要(2010—2020 年)》和《中国护理事业发展规划纲要(2016—2020 年)》提出的“坚持以岗位需求为导向”“大力培养临床实用型人才”“注重护理实践能力的提高”“增强人文关怀意识”的要求，注重理论与实践相结合、人文社科及护理与医学相结合，培养学生的实践能力、独立分析问题和解决问题的评判性思维能力。各章前后分别列有“学习目标”和“思考题”，便于学生掌握重点，巩固所学知识。作为远程网络教育护理学专业本科层次专用教材，教材内容与丰富的多媒体资源进行了全方位的有机结合，能切实满足培养从事临床护理、社区护理、护理教育、护理科研及护理管理等应用型人才的需求。

由于书中涉及内容广泛，加之编者水平有限，不当之处在所难免，恳请专家、学者和广大师生批评指正，以便再版时进一步修订完善。

唐四元

2017 年 10 月

前　言

自2011年起，护理学在我国已经成为一级学科。同其他学科一样，护理学的知识体系和学科内涵需不断丰富和完善。开展科学研究是扩展学科理论、促进学科发展的动力，也是培养和造就学术人才的重要基础。近十年来，随着我国专科护理的兴起、新技术新方法的探索、新研究领域的开发，护理研究呈现了欣欣向荣的局面。科研能力已经成为护理人员的必备能力之一。

护理研究是护理学专业的一门重要课程。学习这门课程的目的是帮助学生和护理人员了解科学研究的基本内容和方法，培养其科研意识与科研能力，提高其综合素质与创新能力，也为他们今后在临床工作中开展护理科研，以及运用护理科研成果来指导临床护理工作打下基础。

《护理研究》全书以护理研究的基本步骤和主要内容为线索，共编写了十二章，分别为概述、确立研究问题、文献检索、护理科研量性研究设计、质性研究概述、护理科研资料收集方法、研究工具性能的测定、科研资料的整理与分析、护理科研论文的撰写、护理科研项目申请书的撰写、科研管理、循证护理。

教材的编写力求体现本学科的新进展与新技术，系统地论述了护理研究的基本程序与基本原则，对护理研究选题、护理研究设计以及护理研究工具进行了介绍。教材既体现了科研的基本要素和方法，又突出了专业特点。本教材不仅可以用做护理专业学生教材，也可以作为护理人员在职学习的参考用书。

由于时间仓促，编写水平有限，有不当之处，敬请广大读者提出宝贵意见，以便我们改正。

编　者

2017年7月20日

目 录

第一章 概 述

学习目标

识记：

1. 描述护理学研究基本概念。
2. 列出护理学研究基本步骤。
3. 陈述护理学研究的伦理原则。
4. 说出科研诚信及科研不端行为的概念。

理解：

1. 理解护理学研究的基本特点和重要性。
2. 能区分不同级别的科研风险。
3. 能分析不同科研不端行为的表现及其防范措施。

运用：

1. 能正确撰写科研知情同意书。
2. 能为已确立的科研课题准备科研伦理审查材料。

随着社会的发展、科学技术的进步，人们对护理照护的内涵及其科学性提出了更高的要求。护理学作为一门以实践为基础的综合性学科，从理论到实践均需不断取得进步。护理科学研究是护理学科发展的重要基础，是扩展、更新学科理论知识和促进学科发展的原动力，也是培养和造就学科人才的重要源泉。护理学研究与其他学科研究有共同之处，也有其专业独特性。在大力提倡循证实践的时代，需要大力开展护理科学研究，以推进科学证据的产生、转化及应用，最终提高护理实践质量。本章将阐述护理学研究的基本概念、基本程序及科研中的伦理原则。

第一节 护理学研究基本概念

一、基本概念

(一)科学与科学研究

科学(science)是建立在经验和逻辑基础之上，是关于自然界各种现象及其相互关系的普遍性和精确性所构成的有组织的知识，是人类逐步积累起来的、可接受的、可验证的、系统的分科知识体系。

科学研究(scientific research)是用科学的方法，反复地探索未知的认识活动，是通过系统地、有控制地收集资料，客观地解释各种自然现象、社会现象和解决问题的活动。作为一种认识活动，科学研究通过实践、观察获得感性经验，再通过理性思维上升为理论认识，揭示未知事物的本质和规律。科学研究的实质是创造知识和整理知识，是一个继承和创新的过程。科学研究的目的是从描述现状开始，经过探索、解释、形成并验证假设，达到预测和控制的目的。研究目的分以下4类：

(1)描述现状(description)，研究的目的是描述某特定领域的现象或者现状。通过描述可以澄清某种现象或者问题是否确实存在，其范围、程度如何，有什么样的特点和规律等。

(2)探索未知(exploration)，研究在描述的基础上，进一步了解某现象有关因素之间的关系。

(3)解释现象(explanation)，研究通过有计划地收集资料，对某现象作出符合逻辑的推论或判断，作出解释。

(4)预测和控制(prediction and control)，在前面三类研究的基础上，发现了某现象或问题的性质、范围、相关因素后，就可以对于类似现象或者问题进行预测或者控制和改变，以达到指导实践的目的。

(二)护理学研究

护理学研究(nursing research)是运用科学方法，对护理学领域的未知事物进行反复地探索、系统地观察、有目的地收集资料、严谨地科学分析的一种认识活动。简单地说，护理科研是用科学的方法反复地探索、回答和解决护理领域的未知问题，直接或间接地指导护理实践的过程。护理学研究的最终目的是丰富和扩充护理学知识和理论，提高护理实践的科学性、有效性和安全性。

二、护理学研究范围

护理学研究包括基础性研究和应用性研究，常涉及以下领域：

(1)基础护理研究，是对护理学的基本理论、基本知识和基本技能进行的研究。基础护理研究的内容比较广泛，例如发热、疼痛护理的研究，新护理技术的探索，护患关系的探索等。

(2)专科护理研究，是对各专科的护理理论和技术的研究，如伤口护理技术、手术室护理技术、急危重症护理技术、临床心理护理理论与技术等，对改进护理实践有重要意义。

(3)护理教育研究，是对护理教学的课程设置、师资培养、教学内容、教学方法、护理实践教学、教学评价、护士在职教育及继续教育等方面开展的研究。

(4)护理管理研究，研究有关护理行政管理、业务管理、领导方式、护理人才流动和人力安排、工作考核、护理质量控制、护理安全保障等方面问题，以提高护理工作效率、护理质量及安全性以及改善护理人员综合素质等。

(5)护理理论研究，研究和探索有关的护理哲理和各种护理理论方面的内容。随着西方护理理论的引进，有关护理理论的研究日益增多，但仍需探索新的护理理论与模式，构建符合我国文化以及实际需求的理论，以适应我国护理专业发展的需要。

三、护理研究的重要性

(1)培养护理人员的科研意识以及发现和解决问题的能力，从而提高护理质量。护理学是一门新兴学科，存在许多需要解决的问题，通过系统地研究护理问题，改进护理工作，可提高护理质量。同时开展护理科研工作有助于培养护士的科研意识，能及时发现临床医疗护理中存在的问题，并提高分析问题和处理问题的能力，从而提高护理实践水平。

(2)扩展和完善本学科知识体系，促进学科的建设与发展。护理学研究是推动护理学科发展的动力，任何一个学科都不能离开科学研究，没有科学研究的学科是没有生命力的。科学研究可以扩展和完善本学科知识体系，推动本学科的建设和发展。

(3)造就护理专业学术人才。从事护理科学研究可培养护理工作者的评判性思维能力，提高其发现问题、解决问题的能力，进而为护理事业培养学术人才。

四、护理学研究的特点

(一)护理研究对象的复杂性

护理学研究的对象主要是护理服务对象——人。人是最复杂的生物体，既有生物属性又有社会属性，除了一般的生理活动外，还具有其他生物无法比拟的丰富心理、情感和精神活动，同时一些先天和后天因素导致个体差异存在，这与其他学科研究对象的一致性很不相同。

(二)测量指标的不稳定性

由于人体在生理、心理、社会、环境等多方面存在差异，测量指标的结果变异性大，离散度大，特别是当有些指标不能直接获得资料，需采用间接的方法时，则更会增加误差。如涉及人的社会属性问题，就很难用仪器设备来衡量。护理研究不能像其他学科的实验那样对研究对象(人)任意施加处理因素和控制措施，也无法找到人的动物模型来进行实验性的护理干预，特别是涉及心理活动及社会因素方面的研究，无法进行准确客观地测量、模拟和重复，使得护理研究测量比其他学科更困难。

(三)临床研究的特殊性

护理研究对象多数是患者，在患者身上开展研究工作，需特别注意研究方法是否会给患者的身心健康带来不良的影响。一般要求研究不能给患者增加任何痛苦，不能延误患者的治疗或者促使病情的发展，同时也要求不能增加患者的经济负担。这些都是临床科研道德和伦理所要求的。

五、护理学研究的发展史

(一)国外概况

最早从事护理学研究活动的学者是弗罗伦斯·南丁格尔，她所撰写的关于控制院内感染的一篇研究报告，成为战地医院质量改革的重要依据，也是最早的护理研究活动。通过大量的实践观察，她撰写了《护理札记》《医院札记》两部著作，为现代护理的开端奠定了基础。虽然护理研究起源于英国，但在美国发展迅速。下面以美国护理学研究发展史为例，阐述国外护理学研究发展概况。

(1)早期的护理研究(1900—1939 年)大多数是关于护理教育方面的，侧重如何加强护理教育，其研究成果促成了 1923 年耶鲁大学成立护理系。在临床护理研究方面重点是改进护理工作的程序和各项工作之间的分配问题。

(2)20 世纪 40 年代(1940—1949 年)护理研究的重点仍然在护理教育方面，然而研究内容和水平都有了很大的发展，结合临床探讨护理人员的合理安排、医院环境、护理功能、护士角色、在职教育、护患关系等方面的问题。

(3)20 世纪 50 年代(1950—1959 年)是护理研究快速发展时期。1952 年美国的《护理研究》创刊，促进了护理科研成果的发表。1953 年美国哥伦比亚大学师范学院首先开办了“护理教育研究所”，1955 年美国护士协会成立了美国护士基金会，促进了护理研究工作的蓬勃发展。

(4)20 世纪 60 年代至 80 年代(1960—1979 年)各医学院校护理系陆续开办了护理研究所，护理研究水平不断提高。60 年代护理教育方面的研究重点在于比较不同学制的护理教育，护理研究注意与护理概念、模式和护理理论结合起来，大多是选择临床护理问题和就改进护理方法等进行研究。20 世纪 70 年代护理研究成果最多，同时出现了更多的护理杂志。护理教育层次不断提高，到 1980 年美国已有 100 多所护理学院培养护理硕士生，20 多所学院培养博士研究生。

(5)20 世纪 80 年代至 90 年代护理研究在美国受到进一步重视。1985 年在美国护理协会的努力下，美国卫生研究院(National Institute of Health，NIH)成立了国家护理研究中心(National Center for Nursing Research，NCNR)，以资助护理学的基础和应用研究。此期研究的重点为促进健康、预防疾病、成本效益、危险人群的护理策略等。护理研究水平不断提高。

(6)进入 21 世纪，护理学研究蓬勃发展。护理学研究者通过采用不同科研方法开展高质量的研究，将科研结果合成最佳科研证据，并用这些证据指导实践或者评价循证护理实践的结局。2002 年美国医疗机构认证联合委员会(JCAHO)修订医院认证政策，支持医院实施循证医疗实践。另外，研究的重点也从疾病的治疗拓展到健康的促进和疾病的预防。

(二)国内概况

我国护理科研工作起步较晚，发展缓慢，属于薄弱环节。1954 年《中华护理杂志》创刊，1985 年后陆续增加了《实用护理杂志》《护理进修杂志》《护理学杂志》等，到目前我国已有近 17 种护理专业杂志，对护理研究论文的发表和交流起了促进作用。自 1985 年起我国高等医学院校陆续成立护理系，护理研究纳入护理本科教育必修课程。1992 年我国开始了护理学硕士生的教育，培养更高层次护理人才，护理研究水平有了较大的提高。2004 年我国开始护理学博士教育，护理科研项目、论文的质量和数量均有很大的提升。

在研究的热点上，20 世纪 70 年代至 80 年代研究的领域主要是有关责任制护理、护理制度和质量规范的建设；20 世纪 90 年代的研究重点主要是有关系统化整体护理的开展和实施、护理教育体制改革和课程建设等；2000 年后有关循证护理实践、临床护理路径、专科护理发展等成为研究的重点。进入 21 世纪后我国护理研究在研究的类型和内涵上趋于多元化，除了临床护理应用研究外，高质量的学科交叉研究不断推出，研究课题与基础医学、公共卫生、心理学等哲学社会科学结合，使得护理研究在内涵和方法方面都有了质的飞跃。研究的热点包括护理实践和护理本科生教育，护理管理和护患关系，护士、患者及其照顾者心理，患者自我护理等。

我国护理研究面临的最大挑战是获得课题立项机会少。护理学作为一级学科，并未列在国家自然科学基金、国家社会科学基金申请学科目录中。近几年我国护理学者中标国家级基金项目的人数在逐年增多，但都是依托在其他学科目录中申报，有很大的局限性。为了让广大的护理人员获得课题立项的机会，中华护理学会设立了“中华护理学会科研课题”项目，每 2 年申报一次。此外，在 2009 年中华护理学会设立了“中华护理学会科技奖”，被科技部批准，是中国护理学科最高科技奖。这些都对护理人员从事科学研究有很大的推动和鼓励作用。

六、护理研究的发展趋势

(一)研究领域不断扩大

凡与护理工作有关的问题都属于护理研究的范畴。探讨有效的护理方法、评价或比较不同的护理方法、探讨护理措施的优缺点和临床效应都是目前护理研究中常选的课题。近年来选题也注意结合心理、社会内容进行探讨，开展多学科的综合研究或跨学科的合作研究。选题要密切注意现实发展的需求，随着社会的发展、人口的老龄化和工作压力的增加等，老年人的照顾问题、心理健康问题、预防保健等均成为护理研究的趋势。

（二）研究规模和方法不断改进

目前护理研究已从自选的、分散的小型研究趋向于整体性、综合性研究，如院内感染控制的研究、护理管理质量评审标准等都属于综合性研究。另外加强多学科、多专业的协作，把其他学科的理论和方法应用于护理学研究中。在研究设计上目前多选用量性研究方法，并以调查法收集资料最为多见，而质性研究方法则很少采用。今后的研究将重视质性与量性的综合研究，多采用全面的、多角度的研究方法。

第二节 护理研究基本程序

护理学研究是一个有系统、有计划、有控制的过程，需遵循一定的程序。护理科研的程序和计划能够正确地指导研究工作的顺利进行，使护理学研究活动符合科学规律，获得准确和科学的结论。护理研究的基本步骤可分为 5 个阶段，具体步骤和内容如图 1－1 所示。

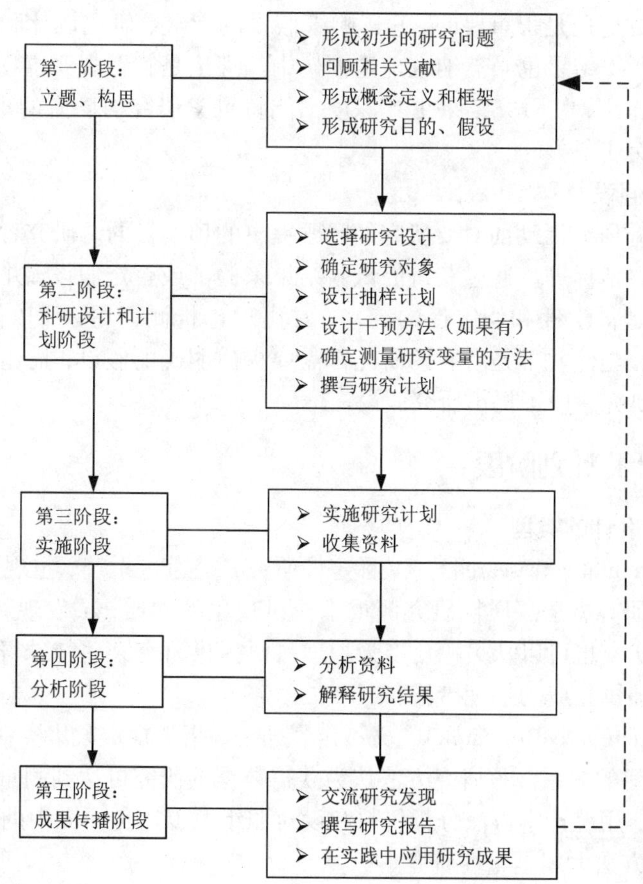

图 1－1 护理研究的基本程序

一、立题、构思阶段

(一)选题

选题即提出研究问题和确立研究问题，是科研工作的第一步骤，也是科研工作中最关键的步骤。选题的质量在一定程度上决定了科学研究水平和研究成果的价值，也决定了论文的最后水平。在这一阶段，研究人员需要充分利用科学、创新思维，做好充分的调研，查阅相关文献，了解研究问题的背景和现状。

(二)查阅文献

科研工作是在已有的相关知识基础上进行的创新活动。在一项新的研究工作开始之前必须全面、系统地检索、查阅相关的文献，分析有关课题的国内外研究现状、水平，找到充分的立题依据，同时也为设计研究方案提供思路。

(三)确定研究变量

变量是指研究对象所具备的特性或者属性，是研究所要解释、探讨或检验的因素，也称为研究因素。研究者需要对所提出的研究问题进行分析，列出具体的研究变量。对于探讨变量间关系的研究，还需区分自变量、因变量和外变量。

(四)构建理论框架

在护理研究中，特别是心理、行为等社会领域相关的研究，一般需要理论框架作为指导。在研究中理论框架的应用是很重要的，它影响着假设的形成、研究设计和结果分析，根据理论引导进行研究，所得结果也必然纳入理论框架中。理论是解释观察事物现象的依据，也起着指导研究方向的作用，使研究结果更具深度。能将科学研究与已有的理论基础联系起来，也将使研究结果更为可靠。

(五)形成科研假设

科研假设是实施研究活动前对要研究的问题提出的预期目的。研究者可根据假设确定研究对象、方法和观察指标等。通过获得的试验结果来验证或否定假设，并对提出的问题进行解释和回答。假设是科学性和假定性的统一，常由理论推测而得，所以假设能提供研究方向、指导研究设计。当然并不是所有的研究都需要提出明确的假设，描述性研究就不一定要有假设形成，质性研究一般不提出研究假设。

二、科研设计和计划阶段

(一)选择研究设计的类型

1. 质性研究(qualitative research)　又称定性研究，是通过系统、主观的方法描述生活体验并赋予其含义的研究方法。质性研究侧重于探讨现象的本质，或发现新理论框架或模式。在护理学中，质性研究也可以从另一角度为护理科研提供研究某些特殊群体的需求、问题或现象的方法，以便提供相应的护理措施。

2. 量性研究(quantitative research)　又称定量研究，指先规定收集资料的方法，通过数据资料来研究现象之间的关系。该研究方法认为获得数据的研究可达到测量精确，并能较客观地描述问题和现象，用统计学方法分析资料和设对照组可以避免研究中的偏差。目前护理学领域的研究采用的方法大多是量性研究。

(二)研究设计的主要内容

质性研究的科研设计是灵活的，可以根据需要进行调整。而量性研究设计要求很严格，需要事先规划，其内容主要包括以下三方面。

1. 研究对象　根据研究目的确定的目标人群，具有严格的纳入标准和排除标准。研究对象必须按规定的条件进行严格选择。

2. 随机分组和对照设计　随机分组就是按照概率原则进行分组，使得选取后的研究对象有均等的机会进入实验组或者对照组。其目的是为排除干扰因素，使所有干扰因素能均分到试验组和对照组内，避免研究结果受研究者主观因素或其他误差的影响。设对照组的目的是为排除与研究无关的外变量因素的影响，突出实验效应。对照组和试验组应在尽可能相同的条件下进行观察，使结果具有可比性。

3. 观察指标　在研究中是用来反映研究目的的测量标志，它确定收集数据的途径。通过观察指标取得各项资料，可以从中分析出研究结果，如用身高、体重作为反映儿童发育状况的指标。观察指标的选择必须具备相关性、客观性、准确性、灵敏性。

(三) 预试验

预试验(pilot study)指在正式开始研究工作前，为保证科研工作能按照设计内容顺利进行，先做的一些小规模的试验。其目的是熟悉和摸清研究条件，检查课题设计是否符合要求，有无需要修正的地方，及核实样本的估计是否合适等。在预试验中，对采用的资料收集工具或者测量方法需初步试用、检测和操作，以便及时修改，使之能获得更佳的数据资料，如采用自设调查表可通过预试验进行信度和效度的测定。预试验还可以对参加研究的工作者进行培训，统一资料收集方法，减少误差。预试验样本量可为科研设计总样本量的10% ~20%。

三、实施阶段

此阶段是根据研究设计和计划实施研究活动，包括纳入研究对象，实施研究活动，收集原始资料。研究人员通过测量、观察、调查等方法获得的科研资料为原始资料，其记录必须准确、完整、可靠，并妥善保管。

四、分析阶段

科研的目的在于认识客观规律，研究活动是通过对样本信息的掌握去推断总体特征。在分析阶段，科研人员对收集的原始资料进行整理和分析。数据的整理包括对原始数据的审核，用数据库对原始资料进行录入和整理，对整理好的数据库应用统计软件如“统计产品与服务解决方案”软件(SPSS)、“统计分析系统”软件(SAS)等对数据进行统计分析，包括描述性分析和推论性分析，得出结果以回答研究问题或者验证研究假设。

五、成果传播阶段

(一) 研究结果的总结

研究结果和观点必须用恰当的形式表现出来，通常是撰写调查报告、科研论文，进行会议交流、口头科研报告等。撰写科研论文为最常用的总结形式，是将研究活动中的科研资料通过思维加工、推理、总结到理论的过程。科研论文的撰写要求规范、准确，它不仅是科研成果的重要总结形式，也是同行间学术交流的重要方式。

(二) 研究结果的交流和应用

任何科研成果只有转化为实践应用并得到推广，才会产生社会效益，体现其价值。护理研究的最终目标是提高护理实践，因此对研究结果的应用需有足够的重视。护理研究人员可通过将论文发表在期刊上，或者通过会议交流、开展培训等方式将创新的方法让同行了解，以推广研究成果。同时，研究人员需对科研成果的具体实践应用提出建议，或者设计实践应用的项目，促进研究成果的应用与转化。

第三节　护理研究中的伦理原则

护理研究多以人为研究对象，包括患者和健康的人。当以人作为研究对象时，在实施研究活动过程中，需要严格遵循科研伦理原则，充分尊重研究对象的权利，保障其合法权益。

一、有关人体试验的伦理规范

“人体试验”系指以健康人或患者作为受试对象，用人为的试验手段，有目的、有控制地对受试对象进行研究和观察的行为过程。国际上著名的有关试验的伦理规范主要包括纽伦堡伦理规范和赫尔辛基宣言。

（一）纽伦堡伦理法典

第二次世界大战以后，在德国纽伦堡组织了国际军事法庭，审判纳粹战犯强迫战俘接受非人道人体试验的罪行。《纽伦堡法典》(Nuremberg Code)是1947年审判纳粹战争罪犯的纽伦堡军事法庭决议的一部分，它牵涉到人体试验的十点声明，规定了人体试验的条件，其内容如下：

(1)接受试验者必须自愿同意参加，且必须在具有法律能力和自由选择能力的情况下填写同意书，不受任何欺骗、胁迫、劝诱、恐吓或任何强迫手段的驱使；研究者有责任让受试者对试验的主题、时间、目的、方法、可能的伤害、不便、对健康或个人的影响等有充足的认识和了解，以便受试者做决定。

(2)人体试验必须是绝对必要，对社会具有重要意义且无法用其他研究方法取代。

(3)人体试验必须有充分的理论基础，如动物实验的结果、疾病自然过程的知识或其他研究问题的预测结果等。

(4)人体试验必须在避免所有不必要的对身体及心理造成痛苦及伤害的原则下进行。

(5)如果事先知道此试验将带来死亡或残疾，则此人体试验不可做，除非研究者本人也是被试验对象当中的一员。

(6)试验的危险程度绝对不可超过实验所能解决问题的重要程度。

(7)试验必须有适当的准备和充足的人员、设备，避免受试者现在甚至将来受到任何伤害、残障或死亡的可能。

(8)实验必须由合格的科学人员进行，受试者在试验的整个过程中，必须得到最好的技术支持和照护。

(9)在整个试验过程中，受试者必须都是自愿参与，如受试者在身体或心理方面无法继续，受试者可自由决定退出该试验。

(10)在试验进行中，如果研究者认为继续试验可能会导致受试者受伤、残疾或死亡时，必须随时准备终止此研究。

（二）赫尔辛基宣言

1964年在芬兰赫尔辛基召开第18届世界医学会时，以纽伦堡伦理规范为基础，大会通过赫尔辛基宣言(Declaration of Helsinki)，并于1975年对其进行了修改。该伦理规范将治疗性和非治疗性研究进行了区分。治疗性研究为受试对象提供了一个接受试验性治疗的机会，且会产生有益的结果。非治疗性研究的目的是增进科学知识的进步，研究结果可能会对未来的患者有益处，而暂时不能给受试对象本人带来益处。赫尔辛基宣言的详细内容如下：

1. 基本原则

(1)临床研究必须符合道德及科学原则且应以实验室数据、动物实验或其他科学依据为基础。

(2)临床研究必须由合格的研究人员领导，并由合格的人员监督。

(3)临床研究的重要性与给受试者带来的危险性不成正比，则该研究不得实施。

(4)每一个临床研究计划，必须首先详细评估其危险性，并比较受试者或他人能够预见的利益。

(5)施行容易导致受试者人格改变的实验时，必须特别小心。

2. 治疗性的临床研究

(1)如果断定某一新的治疗方法具有挽救生命、恢复健康或减轻痛苦的作用，应首先采用。但在采用前，应向患者解释清楚，征得同意。对无行为能力的患者，必须事先取得其法定代理人的同意。

(2)研究者可以采用临床研究与专业性医疗并行的方式，但是，临床研究的范围应以对患者具有治疗价值为限。

3. 非治疗性的临床研究

(1)对人体施行科学性的临床研究时，研究者仍有保护受试者生命与健康的义务。

(2)必须对受试者说明该研究的性质、目的和危险性。

(3)在患者尚未完全知情及表示同意之前，不可对其施行临床研究。若其为无行为能力者，则必须取得其法定代理人的同意。

(4)受试者在精神、身体及法律三方面，应能完全行使其选择权。

(5)受试者的同意，需以书面为凭。临床研究的责任，由研究者承担，受试者即使行使同意权，也不必负责。

(6)研究者应尊重受试者自身完整性，尤其是当受试者对研究者有依赖关系时。

(7)在研究过程中，受试者或其监护人(代理人)，随时可以撤销承诺。研究者若认为继续试验将对受试者有害时，应立即终止研究。

(三)贝尔蒙报告

1978年美国生物医学和行为科学研究会制订并通过了贝尔蒙报告(Belmont Report)。此报告中明确了保护人类受试对象的3条基本的伦理学原则，即有益的原则(beneficence)、尊重人的原则(respect for human dignity)和公正的原则(justice)。护理研究中的伦理原则主要是基于贝尔蒙报告的伦理学原则。

二、护理研究中的伦理原则

(一)有益的原则

有益的原则指的是研究人员有义务和责任使研究对象免于遭受不舒适或伤害，或者将伤害降至最低，获得最大的益处。研究对象可能受到的伤害涉及身体、心理、社会和经济等方面。研究的风险可能是低危的，也可能是高危的，可以是现存的，也可以是潜在的。研究人员实验前应谨慎评估研究的利益和风险，并尽最大可能将风险减少到最低水平。如果研究风险大于收益，应修改研究设计。研究人员不能将不成熟、不安全的干预措施直接用在人体上。如果研究活动可能给研究对象带来永久的伤害，该研究是不能在人体上实施的。

科研的风险根据性质和程度可分为以下5类：

(1)无预测的影响。如一些研究只是翻阅患者档案记录、学生档案、病理报告等，研究人员不直接接触研究对象，也不对其造成任何影响。

(2)暂时不舒适。对研究对象造成暂时不舒适的研究经常被称为最小风险研究，即研究带来的不舒适与研究对象日常生活所经受的相似，而且，会随着实验的终止而结束。如在研究中要求研究对象完成问卷或参与会谈，从而使其生理上感觉疲劳、头痛或肌紧张；情绪和社会影响方面可能会由于回答特定问题带来焦虑、窘迫感；或者时间和金钱的花费等。这些都属于最小风险研究。

(3)较严重的暂时不舒适。指研究终止后研究对象仍有不舒适感。如在“卧床对人的影响”的研究中，要求研究对象卧床10天，从而造成其较长时间的肌肉无力、关节疼痛、嗜睡等，即属于此类。另外，在一些质性研究中，要求研究对象回答一些对其心灵伤害很深、甚至宁愿忘记的问题，使其再次经历失败、恐惧、不安等感受，也属此范畴。

(4)永久性伤害的可能。这类风险在生物医学研究中较为常见。如一种新药或新的外科手术方式有可能对病人造成永久的身体损害。护理研究有时候也可能会对研究对象造成永久的心理或社会的伤害，例如，当研究性行为、虐待儿童、吸毒等敏感问题时，如果不注意保密，造成研究对象信息的泄露，可能造成研究对象人格或名誉上的永久伤害，甚至更严重后果。

(5)确定的永久性伤害。以纳粹医学实验为例，研究者将乙肝病毒注入研究对象体内以研究肝炎的发生、发展，从而造成其永久的、不可弥补的损害就是典型案例。在护理研究中，不管研究结果会带来多么大的效益，如果会对研究对象造成永久性伤害，该研究绝对不可实施。

(二)尊重人的尊严原则

(1)尊重研究对象的自主决定权。在研究中受试对象应被看作是自主个体。受试对象有权利拒绝参与或中断参与研究活动，且不会受到治疗或护理上的任何惩罚或歧视。研究人员不应利用强制、隐蔽性方式收集资料，或用欺骗等手段来让受试对象参加研究。特别是在临床护理研究中，患者作为研究对象，有时虽然不愿意参加研究活动，但是会顾忌医务人员的压力而参加活动。研究人员有双重身份时更应该充分尊重患者的自主决定权。

(2)尊重研究对象的隐私权。多数护理研究收集资料时会收集一些个人信息，如联系电话、住址、家庭信息，以及一些个人的隐私如行为、信仰、医疗记录等。研究人员有责任保护这些个人隐私信息，不能将这些信息泄露给他人。当未经本人允许或违背本人意愿而将其私人信息告之他人时，即造成对隐私权的侵犯。

(3)尊重研究对象的保密权。在隐私权的基础上，研究对象有权要求所收集资料被保密。保密权指没有研究对象同意，不得向他人公开研究对象任何个人信息。在护理研究中明确要求：没有研究对象同意，任何人包括医务人员、家庭成员、亲密的朋友等都无权得到研究对象的原始资料。在研究报告或者其他公开交流研究信息时，不能有识别研究对象的个人信息出现(如姓名、地址等)。

(三)公正的原则

公正的原则指研究对象得到公平治疗的权利，其内容主要包括两方面，即公平选择研究对象和公平对待研究对象。

(1)公平选择研究对象。研究对象的选择应基于公平的原则，利益和风险公平分配。研究对象的选择应决定于研究问题本身，而不应该根据研究对象的性别、种族、地位、是否容易得到或易受操纵等。

(2)公平对待研究对象。研究者许诺给研究对象的事情应努力做到，对不同性别、年龄、职业、种族、地位、经济水平的研究对象应一视同仁，不应给予额外的优待或歧视。公平对待研究对象还包括不管研究对象在哪一组(实验组或者对照组)或者中途退出研究，研究者需公平对待并履行所做的承诺。

(四)知情同意

知情同意(informed consent)是指研究对象被充分告知有关研究的信息，并且也能充分理解相关的信息，具有自由选择参与或退出研究的权利。包括知情与同意两个方面。

知情同意要求研究对象在行使同意权时具备一定的理解力和判断力，以及法律上的行为能力和责任能力。在特殊情况下，如精神障碍者、神志不清者、临终患者、小孩等无行为能力者或限制行为能力者(如犯人)，其同意权须由法定监护人或代理人行使。

知情同意书的内容应该包括：研究介绍、风险描述、利益描述、保密描述、补偿描述、关于退出实验的说明、研究者的联系方式等，并让研究对象签字，如护理研究知情同意书范例所示。

在护理研究中如果研究是属于最小风险的，如护理学生的职业防护知识与态度调查分析，可以采用口头知情同意的形式。如果是干预性质的研究一般需要签署书面知情同意书。

【附】 护理研究知情同意书范例

知情同意书

尊敬的参与者：

我们邀请您参加一项关于采用手机短信提高艾滋病抗病毒治疗依从性的研究。

课题概述：本研究目的旨在探讨利用手机短信教育能否改善艾滋病患者抗病毒治疗依从性及提高患者艾滋病相关知识的掌握情况。本研究将持续六个月，当您在门诊时，研究人员会问您一些问题，如果您愿意参加这次研究，您可能被分到短信组或对照组。如在短信组则会接受为期六个月的短信干预，前三个月，每周4次(周一、周三、周五及周末各一次)，后三个月，每周3次(周一、周三、周五或周末的其中一天各一次)。对照组不接受短信干预。

您在参加本研究的同时，也可以享有在治疗点的所有咨询、治疗等其他医疗服务。如果您愿意参加本研究需了解以下几点：

(1)填写调查问卷。参与此项研究是完全自愿的，绝对不会影响您的日常生活或工作。本研究采用匿名方式进行，所有问卷将按编号进行记录并通过设置密码存入电脑加密保存，您的答案将被匿名记录在案，对于让您感到不舒服的问题，您可以选择不回答。

(2)加入本研究后您将被分组，可能进入对照组，也可能进入短信组。在分组过程中我们会采用随机数字表法进行随机分组，您自己不能选择进入对照组或短信组，只有您接受我们的随机分组，并且考虑可能会接受短信干预，您才能选择参与我们的研究。

(3)如果您在对照组，您将与其他患者一样，接受由门诊医生和护士提供的健康教育和咨询。如果您在短信组，除了接受门诊医生和护士提供的健康教育和咨询外，您还会接受为期六个月的短信教育。短信的具体发送时间可以根据您的生活和工作环境有所调整。短信内容涉及服药提醒、艾滋病相关知识、节假日问题问候及笑话等。

利益：参加本研究不会给您带来直接的利益，但是参加本研究可以让您更加注意自己的生活质量，从而采取一定的措施来改善您的生活质量，因此，无论您被分到短信组还是对照组，您可能多少都会受益。

风险：参加本研究不会给您带来任何身体上的伤害，但问卷中的有些问题可能使您感到不适，甚至产生心理压力。同时，如果您被分在短信组，每周一定量的短信也可能会给您带来一定的压力。

补偿：为了感谢您在回答问卷上所花费的时间，我们将以不同的形式提供一定的误工补偿。

其他可供选择的医疗服务：如果您不愿意参加本项目，但是又想提高自己的服药依从性及生活质量，您可以向当地门诊的医务人员寻求帮助，获得相应的资源支持。无论您是否参与本研究，您均可享受治疗点提供的各种支持。

保密性：本项目获取的所有信息都是保密的。您的回答不会透露给任何与项目研究无关的人，包括您的上级和同事。问卷为匿名填写，每人各自有一个项目编号，所有材料中都不会出现您的名字或者有关您的任何个人信息，而且所有资料将会被锁在抽屉或者加密保存在电子文档中，只有项目组成员才可以查看。

自愿原则：参与本研究不是您工作的责任或义务，是否参与本研究不会对您的工作产生任何影响。参与本研究是完全自愿的，您可以拒绝参与，可以因为任何原因随时终止参与，还可以随时拒绝您不想回答的问题，您不会因此而受到任何处罚。如果您在研究中中途退出，也不会影响您在当地治疗点接受任何医疗服务。

疑问：如果关于此项目，您有任何不清楚的地方，请直接询问研究人员，如果以后有疑问时，您可以拨打××，与项目负责人联系。

研究者的权利：

我已经阅读或者他们给我阅读了以上所有内容，项目研究人员已经解释并回答了我的所有疑问。我了解了参与此项研究可能的风险和可能的益处，我也了解了可能的其他选择。

我明白我可以不参加此项研究，并且这也不影响我在治疗点的各种医疗服务，我也可以中途退出该研究。

我明白作为研究对象应有的权利，我自愿参加该研究项目。我理解研究的目的、方法和过程，我将填写知情同意书。

研究对象签名________________　　　日期______________

课题负责人签字________________　　　日期______________

三、护理研究中伦理问题的监督机制

1982年发布的《人体生物医学研究国际道德指南》规定，凡涉及人类受试者的研究计划，都必须提交给一个或一个以上的科学和伦理审查委员会，以审查其科学性和伦理的可接受性。2007年国家卫生计生委颁布了《涉及人的生物医学研究伦理审查办法（试行）》，规定涉及人体的生物技术研究需经过伦理审查委员会审查。严格的、科学的伦理审查是受试者权利得以保护的关键环节。护理科研人员应熟悉本单位科研伦理审查要求和程序。开展以人为研究对象的研究，在申报或者课题实施前，需提交伦理审查申请，并在科研活动过程中接受伦理审查监督，确保科研行为符合科研伦理规范。

（一）伦理审查委员会

在有以人为研究对象的生物医学研究和临床试验的研究机构和大学均会设置伦理审查委员会（Institutional Review Board，IRB）。它是为以人为研究对象的研究提供伦理审查的批准和监督的机构，其职责是审查临床试验方案是否符合伦理学的要求，确保研究对象的安全、健康和权益得到保护。它的组成应该是多学科、多元化的，其成员在研究领域或者研究方法方面有广泛的专业背景，其中需要有伦理学背景的成员、医学专业人员、法律专业人员等，要有一人来自本单位所服务的社区。

（二）伦理审查委员会审查内容

1. 研究的科学性　一个符合伦理原则的研究设计必须是科学的，这样才不会浪费研究对象的付出。研究设计应严格遵循普遍认可的科学原理、试验方法和分析方法。

2. 伦理学审查　具体审核内容包括：①研究者的资格、经验是否符合科研要求；②研究方案是否符合科学性和伦理原则的要求；③受试者可能遭受的风险程度与研究预期的受益相比是否合适；④在实施知情同意过程中，向受试者或代理人提供的有关信息资料是否完整易懂，获得知情同意的方法和程序是否适当；⑤审核知情同意书的内容、格式及签署程序；⑥对受试者的资料是否采取了保密措施；⑦受试者入选和排除的标准是否合适和公平；⑧是否向受试者明确告知他们应该享有的权利，包括在研究过程中可以随时无理由退出且不受歧视；⑨受试者是否因参加研究而获得合理补偿，如因参加研究而受到损害甚至死亡时，给予的治疗以及赔偿措施是否合适；⑩研究人员中是否有专人负责处理知情同意和受试者安全的问题；⑪对受试者在研究中可能承受的风险是否采取了保护措施等；⑫研究人员与受试者之间有无利益冲突。

通过审查，伦理审查委员会可以决定研究项目是否可以进行。在研究期间，研究方案的任何修改均应得到伦理审查委员会的批准后才能执行。研究中发生的任何不良事件，也必须向伦理审查委员会报告。

（三）伦理审查需要的材料及审查结果

1. 提交伦理审查的材料　科研人员进行伦理审查时需要提交的材料每个机构有些差异，一般包括：伦理审查申请表；研究或者相关技术应用方案；受试者知情同意书。

2. 审查结果　伦理审查的结果分以下几种：①批准（不作修改），同意期一般不超过一年；②暂时批准：直到收到申请者对 IRB 提出的问题、要求改动的细节做出适当的回应，伦理委员会才做最终同意决定，不需要召开另一次会议；③延期到另一次全体会议讨论：适用于伦理委员会需要更多复杂和实质性的信息，以便在下一次会议上讨论的情况；④不批准：这种结果比较少见，IRB 必须给出不同意的理由，并且给课题负责人机会进行申诉。

四、科研诚信及要求

（一）科研诚信及科研不端行为

科研诚信（research integrity）广义是指科研工作者应实事求是、不欺骗、不弄虚作假，必须恪守科学价值准则、科学精神以及科学活动的行为规范；狭义上是指在申报、开展或者评审科研项目过程中应用诚实、可验证的方法，提交的科研成果报告应遵守相关的规章、条例、准则和公认的职业规范或标准。

科研不端行为指科研人员为了某种利益，进行故意的学术欺诈（intentional scientific

fraud)。美国公共卫生署及国家科学基金会对科研不端行为的定义是指“伪造、篡改、剽窃或在研究的申请、执行或报告过程中严重偏离科学公认的科研准则的行为，但不包括无意的错误和在数据判断与解读中出现的正常差异”。

科研不端行为包括三种典型行为：①杜撰(fabrication)，假造以欺瞒别人，即无中生有；②篡改(falsification)：用作伪的手段对数据、图片、结果等进行利己的改动；③剽窃(plagiarism)：指将他人作品或者作品的片段窃为己有，包括将原始资料的信息、观点和句子直接用于自己的研究报告中而不做标注，据为己有。

我国科技部科研诚信建设办公室组织编写的《科研活动诚信指南》(2009年)中指出，下列活动属于科研不端行为：

(1)在科研经费申请、科研课题验收、涉及人类受试者或实验动物的研究申请等材料中提供虚假信息、假冒他人署名或伪造证明材料。

(2)在研究记录、研究报告、论文、专著、专利等材料中不真实地描述实际使用的材料、仪器设备、实验过程等，或不适当地改动、删除数据、记录、图像或结果，使研究过程结果不能得到准确的反映。

(3)在未注明出处或未经许可的情况下，使用他人的研究计划、假说、观点、方法、结果或文字表述(抄袭剽窃)。

(4)对研究对象的不道德处理，包括在涉及人体受试者或实验动物的研究中，违反知情同意、保护隐私和实验动物保护等方面的伦理规范。

(5)论文一稿多投，或故意重复发表。

(6)侵害他人的署名权、优先权等正当权益，或有意妨碍他人研究成果的正常发表和获得其他形式的承认。

(7)在同行评议中，故意对他人的项目申请、科研成果等作出有失客观、公正的评价。

(8)为顺利发表论文而在署名时冒用导师或其他学者的名义。

(9)对已知他人的科研不端行为故意隐瞒或给予配合。

(10)对举报自己或他人科研不端行为的人进行打击报复。

(11)恶意或不负责任地举报他人存在科研不端行为。

(12)其他严重偏离科学共同体公认的科研诚信和学术道德规范的行为。

科研人员在开展科研相关活动时应遵守科学精神，恪守规范科研行为，避免科研不端行为。

(三)防范科研不端行为

1.建立科研行为规范和制度　科学道德和科研诚信建设要取得很大的成效，首先就是要确立规范和制度。近年来，许多部门和科研机构都制订了相关道德准则，中国科协也出台了《科技工作者科学道德规范》，要充分发挥科学共同体自律机制和自我纠错机制的重要作用，引导科研人员坚决抵制一切违反科学道德与伦理的科研行为。2016年6月教育部颁布《高等学校预防与处理学术不端行为办法》，目的在于有效预防和严肃查处高等学校发生的学术不端行为，维护学术诚信，促进学术创新和发展。

发表学术论文“五不准”

2015年12月02日，中国科协、教育部、科技部、国家卫生计生委、中科院、工程院、国家自然科学基金委员会联合印发《发表学术论文“五不准”》，旨在规范科研诚信管理，维护科

技工作者合法权益。具体内容如下:

(1)不准由“第三方”代写论文。科技工作者应自己完成论文撰写，坚决抵制“第三方”提供论文代写服务。

(2)不准由“第三方”代投论文。科技工作者应学习、掌握学术期刊投稿程序，亲自完成提交论文、回应评审意见的全过程，坚决抵制“第三方”提供论文代投服务。

(3)不准由“第三方”对论文内容进行修改。论文作者委托“第三方”进行论文语言润色，应基于作者完成的论文原稿，且仅限于对语言表达方式的完善，坚决抵制以语言润色的名义修改论文的实质内容。

(4)不准提供虚假同行评审人信息。科技工作者在学术期刊发表论文如需推荐同行评审人，应确保所提供的评审人姓名、联系方式等信息真实可靠，坚决抵制同行评审环节的任何弄虚作假行为。

(5)不准违反论文署名规范。所有论文署名作者应事先审阅并同意署名发表论文，并对论文内容负有知情同意的责任；论文起草人必须事先征求署名作者对论文全文的意见并征得其署名同意。论文署名的每一位作者都必须对论文有实质性学术贡献，坚决抵制无实质性学术贡献者在论文上署名。

本“五不准”中所述“第三方”指除作者和期刊以外的任何机构和个人；“论文代写”指论文署名作者未亲自完成论文撰写而由他人代理的行为；“论文代投”指论文署名作者未亲自完成提交论文、回应评审意见等全过程而由他人代理的行为。

2. 开展科研诚信教育　科研机构及院校应向高年级本科生、新上岗的研究生导师、新入职的教师和青年科技工作者进行科研诚信教育，按照“全覆盖、制度化、重实效”的目标要求施行教育。科学道德和科研诚信宣讲教育是一项长期性、制度性的工作，也是一项艰巨的使命和任务。弘扬科学精神，就要提倡科学家追求真理的精神，这是科学道德建设当前面临的一个重要任务。

3. 严格的监督和惩罚　没有对学术不端行为的惩罚，难以实现学术界的纯净。各科研机构及院校应根据科研诚信规范要求，建立具体的科研诚信监督机制及惩罚措施，成立专门的科研不端行为调查机构，建立完善的科研不端行为调查程序及处理程序。根据科研不端行为的性质及其带来的影响，给予相应的惩罚措施。对不端行为的惩罚必须是及时和公开的，最大限度地减少不端行为的获益和不良影响的扩大。

（王红红）

思考题

1. 护理学研究的基本步骤有哪些?
2. 护理学研究应遵循哪些伦理原则?
3. 科研不端行为有哪些表现?
4. 撰写科研知情同意书应包含哪些内容?

第二章　确立研究问题

学习目标

识记：

1. 说出选题的原则和基本来源。
2. 描述选题的基本程序。
3. 列出构建研究理论框架的步骤。
4. 科研诚信及科研不端行为的概念。

理解：

1. 区分自变量和因变量。
2. 护理学研究的重要性。
3. 科研不端行为的防范措施。

运用：

1. 根据资料，能正确陈述研究问题。
2. 找出课题的自变量、因变量及外变量。
3. 能根据确立的研究问题，写出科研假设。

确立研究问题是研究的起点，也是开展护理研究的关键点。“如何选择课题、选择什么课题”是从事科学研究首先要面对的问题。选择并确立课题是一个严密的科学思维过程。一项科研课题的选题是建立在研究者对相关学科或领域研究历史和现状的深刻了解和理解的基础上的，还包括对未来研究的展望。正确而又合适的选题对科研进展和学术论文的撰写有重要意义。

第一节　提出和确立研究问题

一、选题的基本原则

(一)科学性

选题要以一定的理论或客观事实为依据，做到有理有据，不能凭主观臆想。要从客观实际出发，在广泛阅读国内外文献的基础上，结合个人的经验体会和工作特点提出研究问题，例如，“穴位按摩训练对改善老年人睡眠质量及认知功能的效果”。以事实为依据，正确处理继承与发展的关系，不能与正确的科学规律和理论相矛盾。选题必须具体、明确，同时还要进行严格、细致、反复地推敲，使选题符合科学的要求。

（二）创新性

创新是科研课题的价值所在，科研成果贵在创新。所谓具有创新性的选题，指的是那些尚未解决或未完全解决的、预料经过研究可获得一定价值的新成果的课题。一个研究主题可以多次出现，也可以与他人的研究题材相似，但要有区别，包括观点和概念的创新、手段和方法的创新、技术和应用的创新等。研究课题需有独到之处，切忌模仿、抄袭和低水平的重复。创新程度可有不同，但一定要有所创新。在选择科研课题时，创新性可从如下几个方面来考虑：①填补某一科学领域上的空白，选择前人没有解决或没有完全解决的问题，探讨前人或他人尚未研究和涉及的课题；②前人虽已有研究，但本人在该原有基础上能提出新的研究结果；③国外已有的研究，国内需要结合国情进行论证，从而引进新技术填补国内空白。

（三）实用性

科学研究强调研究成果的实用价值。研究的预期结果应具有较普遍的科学意义和广泛的社会效益，具有推广应用的价值，即研究课题的选择在理论上应具有一定的学术价值，在临床实践中应有一定的现实意义，要能被应用到实际护理工作中，解决临床护理问题，并指导护理实践。例如，临床护理研究要注意探寻临床工作中经常遇到的，影响疾病诊断、治疗、造成死亡率高的主要原因或是解决常见病、多发病的预防、护理等，研究工作者应从实际出发，结合自己的业务专长，利用现代科学技术和手段，探讨对患者、护士、其他医务人员有意义或对护理实践、制定护理措施和护理政策有帮助的客观上急需解决的问题。

（四）可行性

研究题目的确立除了评估研究问题是否具有研究价值，即理论上的可行性之外，同时还需考虑该研究能否实施、是否可行，包括研究工作中的协作关系，仪器设备、时间、经费、人力、物力等各方面现实条件的可行性，这也是开展研究课题必须考虑的主观及客观条件。如果选题不具备可以完成的主客观条件，再好的选题也只能是一种愿望。考察科研选题的可行性具体包括：

1. 仪器设备和测量工具　课题的研究内容在技术方法上是可操作的。仪器设备是收集研究资料的重要手段，在开展课题之前需谨慎确定是否需要技术支持性仪器及测量工具，并选择课题需要什么设备、设备性能是否符合研究需求、如何获取等问题。

2. 经费局限和时间期限　足够的经费和时间是进行和完成研究的保证。课题开展之前的经费预算是需要认真考虑的因素，且大多数课题研究都有截止时间，项目在开展时还需要遵守特定的时间要求。此外，某些课题资料的收集会受到时间的影响，例如，一项研究婴幼儿感染轮状病毒腹泻的课题，可能就要选择在秋冬季开展。当课题实施不能满足研究既定的经费和时间条件时，其可行性会受到影响。

3. 研究对象的可获得性和伦理原则　任何以人为研究对象的研究，研究者都必须设计研究的纳入标准，估算课题研究所需的样本量，并考虑符合纳入标准的人能否获得、能否合作等。例如，一些人可能会因为觉得研究对个人毫无益处而不感兴趣、甚至拒绝合作，因此，研究者往往需要考虑如何促进研究对象的参与意愿，同时也必须将伦理原则纳入选题的考虑范围内。

二、选题来源

护理领域需要研究的问题和尚待验证的理论很多，研究题目的方向包括对两种或两种以上的治疗或护理方法的比较、评价或发展新的护理模式、发展合适的测评工具等。研究问题的来源主要有以下六个方面。

（一）从临床实践中选题

护理选题主要来源于临床护理实践。护理科研最终的目的是从护理实践中研究并探索护理理论、护理方法和先进的护理手段以指导临床实践，提高护理工作效率，减轻护士工作强度，改善工作环境，为患者提供高质量服务，降低医疗经费开支，提高人类的健康水平。而随着护理学科发展，护理过程中一些陈旧的方法逐渐不能满足临床的需要，给工作带来困难。将这些困难作为科研课题，既可解决问题，改变工作条件，促进护理质量的提高；又可拓宽护士的知识面，增加其对本职工作的兴趣，因此，护士在临床第一线积累的丰富经验可以为护理科研的选题提供很好的基础，通过发现一些临床工作中的实践问题，进而探索是否可以通过研究来解释或者解决问题。例如，从临床患者的护理细节中寻找选题、从护理操作规范的建立和统一中选题、从常规护理的数据记录中选题以及依托医疗科研开展护理科研等。例如，临床护理实际遇到的困难与患者经常发生的问题往往是护理科研选题的焦点，有研究人员通过“分析 335 起护理不良事件发生的原因及特点，探讨如何避免不良事件的发生”。所以即便是治疗护理差错的原因，也可以作为研究加以总结，为提高患者安全管理，制订相应防范措施减少不良事件提供依据。实际上，来源于临床实际的选题由于有着非常强的针对性，往往较易推广，其社会、经济效益是可想而知的。

（二）从文献中选题

查阅文献是获取学术研究课题信息和研究动向的最有效方法，因此，研究人员可以通过认真查阅国内外文献，了解某一研究领域的现状与发展趋势，从文献中寻找空白，把填补空白作为选题。在阅读文献时注意培养自己科学、独立思考的能力，从大量的学术信息（包括各种学术会议、学术期刊、书籍、文献资料）中去寻找选题，拾遗补阙。例如，期刊的刊文不会重复，但可相互补充、完善。研究工作者可以就一个主题选择不同的研究对象或者不同的研究方法进行研究，在前人或他人研究的基础上提出新论点和新方法。

（三）从学术交流中选题

在学术上，对于同一个问题，同一种现象，由于观察角度不同、护理方法差异，学者之间会存在着不同的观点和认识。而参与学术交流不仅可以促进新知识、新理论的传播和应用，还有利于启发研究者的科研思路。学术争论也是一个庞大的信息资源，可以特别关注学者们对同一观点、理论发生的分歧与争论。因为有争论即有亟待完善之处，争论的双方都会有许多问题值得探讨和研究，例如“不同口腔护理方法和口腔护理液在口腔清洁中的效果比较”。因此，关注学术交流，深入了解学术争论的现状和争论焦点，是发现问题、选择研究课题的一条重要途径，我们可以从这些交流与争论的问题中选择适合自己的研究课题。

（四）从学科交叉的边缘区和空白区选题

学科渗透、交叉是科学在广度、深度上发展的一种必然趋势。随着医学科学技术的飞速发展，一方面学科越分越细，分支学科越来越多，另一方面，学科高度综合，各门学科也在普遍联系中，学科间相互渗透、交叉，而在学科的交叉区、边缘区存在着大量需要解决的问题，而且多有创新型的新课题供选择，如国际交流、护理工作信息化、成本核算、大数据等。我们鼓励发展交叉学科、边缘学科，从学科的边缘交叉区捕捉选题，相互借鉴各学科领域的新概念、新成果、新技术和新方法，并将其应用于实践中，以填补某个领域的空白。

（五）从理论中选题

护理理论是护理学科独立与发展的基础。理论的真理性是相对的，理论体系的完备性不是永恒的，因此，随着实践和认识的发展，护理理论也需要不断地扩展和深化。国际上对护理理论的研究已有较深的渊源，新学说层出不穷，旧有的理论在新的历史时期又得到了新的诠释。整体护理的出现、护理健康教育的发展、临床护理路径及专科护理的起步，不仅向护理专业提出了新的挑战，同时也需要在实践中与中国国情相结合。因此，研究者应用探索、批判的眼光去看待已有的、传统的理论观点和新生的理论观点，学会从中发现新问题。

(六)从其他学科借鉴移植中选题

科研选题也可借他山之石，借鉴移植是科学研究的重要方法，它是把应用于某疾病、某学科、某专业甚至某领域的先进方法、技术等移植过来，借鉴并应用于另一类疾病、学科、专业或领域，为己所用。例如，艾滋病感染者在确诊初期和艾滋病期可能会出现较严重的心理问题，存在心理危机，危机干预是一种专门的心理咨询与治疗技术，常用于各类创伤后心理障碍，因而有研究探讨在艾滋病感染者人群中采用此类方法以改善该类患者的心理健康状态。此外，运用借鉴移植的方法取得的科技成果也有很多，如各种肿瘤的介入治疗护理，脑血管病介入治疗，心脏介入治疗护理等等。借鉴相关学科和相关领域的新成果、新技术、新方法已成为科研选题的一个重要方法。

三、选题的基本程序

确立护理科研课题的一般过程包括灵感捕捉阶段、形成阶段和验证阶段，即提出问题、明确选题、论证选题。

(一)提出研究问题

任何一项科研工作总是从提出问题开始的，科学研究是不断提出问题和解决问题的探索过程。一个完整的科学选题是严谨的，无论研究者通过何种方法获取选题，问题开始形成时的初始意念都是不完善的，但研究者在思考问题的过程中将形成要研究的课题的雏形。因此，要善于在观察中发现问题、在怀疑中提出问题、在灵感中提出假想、在实践工作中提出思路。例如，“不同护理措施预防重症患者失禁相关性皮炎的对比研究”，作者通过查阅国内外文献发现虽然压疮预防指南中有针对管理失禁的建议，但缺乏具体的方法；虽然指南中指出以二甲基硅油为基质的皮肤保护剂可以应用于失禁相关性皮炎的预防，但国内对此却鲜见报道，且国内外针对皮肤保护剂的使用方法和频次缺少明确的规定，因此，作者针对两种不同皮肤保护剂的使用频率，设计了4种皮肤护理方案，并选择重症监护病房(ICU)失禁患者进行预防失禁相关性皮炎的对比研究。因此，在提出研究问题的过程中，需通过充分地思考、对比、分析和联想，提出自己感兴趣的问题，继而拟定科研课题。

(二)明确研究选题

一个研究课题的确立除了从实践经验、日常工作中发现问题外，还需要根据有关理论和专业知识来帮助分析及选择研究方向、研究内容、研究目的等。要确定所选题目的研究方向是什么、具体打算做什么内容，同时还需明确本次研究的目的何在，研究的重要性是什么，研究结果将对护理实践造成什么影响。因此，在明确研究选题的时候，需审慎评价：

1. 选题范围　明确研究选题首先需注意所选课题的具体性、集中性和实用性，所拟题目范围不要太大，每一个研究题目应集中解决1~3个问题，以使研究更具可行性。例如“探讨住院患者的心理护理”，题目范围太宽，无论是从研究对象的选择还是针对不同疾病患者的心理特点与护理等都需要具体地探讨，而这些仅在一项科研项目中是无法完成的。又如对2型糖尿病患者护理的探讨，2型糖尿病护理涉及内容包括发病原因、临床表现、治疗、健康教育等等，若将研究方向更改为护士主导的团队管理模式对社区糖尿病患者血糖控制及就医行为的影响，则对研究对象、研究范围、研究变量等方面做出了明确、具体的定义，缩小并具体化研究范围可提高研究的可行性和实用性。

2. 选题创新性和指导意义　确立初始研究问题以后，需要对该研究问题进行充分的论证，即在明确研究选题的基础上，还应考虑该研究的创新性和实践指导意义。立论依据即阐述选题的理由和必要性，研究者可以在广泛查阅文献和深入思考的同时，与其他研究团队、成员讨论、请教相关领域专家，然后决定选题。

(三)论证研究选题

提出研究问题后，需对该项课题研究的国内外情况进行全面的情报资料调研。文献检索是获取相关领域他人以往研究成果、经验，研究现状、趋势等的重要途径，也是论证研究选题的重要途径。研究者可以通过查找、阅读研究课题相关文献为选定的研究方向做出综合性的判断，在充分获取信息的基础上使最初的选题更精炼、更具研究价值。因此，从查阅文献中找出创新点和理论、实际依据是定题前的重要步骤，并且应贯穿于护理研究的全过程。

四、提炼并阐述研究问题

构建完整的研究问题包括研究问题的定义、范围，研究需要解决的问题和价值，并根据当前研究进展查阅结果形成一个具有完整层次和内容的研究问题。研究问题应言简意赅，用词准确，并概括性地指出研究目标和意义。阐述研究目的时要求简洁明了，研究者要明确研究对象、研究变量，在陈述中使用具体、可测量的行为动词，体现组成科研课题的三要素，即研究对象、研究方法、研究效应，如“比较不同慢性阻塞性肺疾病急性加重期患者病情评分工具的使用效果”“观察镇痛泵拔除时间对老年髋部骨折患者术后恢复的影响”等。

五、选题可行性分析及评估

科研课题选定后，还需进一步评估该选题是否具有实际的理论与应用价值、是否具有创新性、研究的范围与可行性等等。全面而可靠的评估是研究课题顺利开展的前提条件。

(一)评估选题范围是否合理

一个课题只能解决某一领域的某一问题，选题涉及面过大或过深都无法得到全面探讨或根本无法解决。选题并不是越难越好，越热门越好，也并不是越大就越有研究意义，研究的开展是以在一定时期内可以见效、解决问题并能接受实践检验为基础的，因此，好的选题应难易适度、大小适合、针对性强。

(二)评估选题是否有创新性和实用性

(1)评价研究内容是否完全重复他人的工作。研究工作是在继承前人知识的基础上进行的，研究主题可以相同，也可以选择与他人相似的题材进行研究，但要有所发展，而不是照搬，要注意不断增加新内容、新的认识或新的方法。评价研究选题的立论依据，如所选用的文献是否得当、发表时间及杂志的权威性、国内外研究现状，以判断选题的新颖性和创新性。

(2)研究方法和技术路线是否先进可行。方法上的先进性是评价选题创新性的内容之一，而周密、可行的研究设计是完成研究课题的保障，因此，科学的选题不仅需追求技术上的创新，同时要以一定的理论或客观事实为依据，要求研究路线合理，方法可行，措施具体明确。

(3)评估问题是否有研究价值。主要是评估课题的科学技术意义和经济价值如何，研究的预期结果是否能在实际工作中应用，能否解决临床护理问题，指导护理实践。评价研究问题的实用性即评估该研究方向的重要性，可以从如下几点考虑：医护人员、患者、卫生保健系统或社会能否从中获益；研究结果是否可以应用于实践工作中；研究成果能否支持现有理论、观点、假设；研究结果能否促进护理学知识体系的发展。

（三）预期目标和研究内容是否统一

研究目的的阐述应尽可能清晰、明确，研究内容必须紧紧围绕研究目的展开，避免两者脱节或联系不紧密。研究内容是将拟解决问题具体化的过程，确保研究内容与研究目标的统一，力求内容完整、具体、扣题，以抓住关键问题开展研究。

此外，选择研究课题时应扬长避短，与课题相关的前期科研基础往往也是评价课题可行性的依据。护理工作任务繁忙，有一定工作基础的选题可以避免风险，既能提高本职工作质量，保持与护理对象的直接联系，又方便在有限时间内完成研究工作。

第二节　确认研究变量

变量（variable）即研究工作中需处理的各种因素，是用以说明研究对象某种属性和特征的名称，如身高、体重、血压、血糖等。变量是需要在研究中解释、描述、观察或测量的指标，由于不同个体间具有不同程度的变异性，这些变异来源于一些已知的或未知的，甚至是某些不可控因素导致的随机误差，因而，变量是使不同研究对象或观察单位区别于彼此的衡量指标。研究中所遇到的各种因素都可以是研究变量，多数变量可以通过观察或测量来确定变量值。

一、分类

（一）按描述变量的统计特征分类

1. 离散变量（discrete variable）　指取值不连续，仅能表现为整体取值的指标变量，又称不连续变量或等级变量。离散变量数值只能用自然数或整数单位计算，它在一定区间内的取值是有限的，数值是不连续的。例如，家庭人口数、设备的台数，只能取 0，1，2，3 或更多，类似 2.3 或 3.5 的数值是没有意义的，在 1 和 3 之间的取值只可能是 2，而不是无限个取值。离散变量通常是通过计数方式获取数值。

2. 连续变量（continuous variable）　在一定区间内可以任意取值的变量叫连续变量，其数值是连续不断的，任意相邻两个数值之间可作无限分割，如身高、胸围等。连续变量的数值可通过测量或计量的方式取得。

3. 分类变量（categorical variable）　包括二分类变量和多类变量，是按类别取值且取值并不代表其数量，如血型，结果只有 A 型，B 型，AB 型或 O 型四种分类；是否患病，只有两个值（是或否）。分类变量是彼此对立、互不相容的类别变量。

变量类型不是一成不变的，根据研究目的的需要，各类变量之间可以进行转化，如身高，可以通过设置临界值，将其分为低、中、高三种分类。当然，研究者需依据有关专业知识，在客观理论的指导下界定变量类型，以满足不同研究分析的需要。

（二）按描述变量间的作用关系分类

某些量性研究的目的就是要揭示因果关系，反映在变量上就是要了解自变量对因变量的影响。研究中根据研究变量的性质和作用关系，变量可分为自变量、因变量和外变量。

1. 自变量(independent variable)　指能够影响研究目的的主要因素，是实验者控制和操作的变量。研究者选择研究系统中一些变量对另一些变量的影响，那么我们选择的这些变量就称为自变量。自变量不受结果的影响，却可导致结果的产生或影响结果。

2. 因变量(dependent variable)　又称依变量，指科研目的，它受自变量改变的影响而改变，也可受其他因素的影响。在研究中，因变量是我们想要观察的研究结果或反应。

3. 外变量(extraneous variable)　指某些能干扰研究结果的因素，即控制变量、干扰变量或干扰因素。外变量的存在会干扰自变量与应变量的关系，在研究设计中应尽量排除或控制与研究目的无关的干扰因素，以解释变量间的因果关系，设立对照组能达到排除外变量的作用。

变量间作用关系依客观事实和研究目的而定。例如在幽门螺旋杆菌感染和胃癌发生的关系中，是否感染幽门螺旋杆菌为自变量，胃癌的发生率为因变量，外变量包括受试者的年龄、性别、饮食生活习惯、家族遗传等等，可通过问卷了解这些因素的作用。

二、确认变量的意义

在大多数科学研究中，确认研究变量是研究设计的首要问题。研究要做到科学、可信，需要在控制外部混杂因素干扰的基础上，通过研究结果来解释变量间的因果关系。事先确认变量可以完善科研设计，例如，要研究吸烟与肺癌发生的关系，吸烟是自变量，肺癌是因变量，研究者对研究对象吸烟史、每日吸烟量、烟的质量、生活工作环境等外变量的全面提取可以帮助其更好地控制外部影响因素，得到科学的推断结果。

三、变量测量指标的选择

1. 客观性　指标包括客观指标和主观指标。客观指标是指可对研究变量进行具体测量，并通过检测设备所显示的指标，如血常规中的红细胞数、血小板数等。而情况资料不能通过仪器测量，主要凭借研究对象主观判断的即为主观指标，如焦虑、抑郁、社会支持等等。通常来说，客观指标由于可信度较高，研究应尽量选择客观指标进行实验研究，但在某些情况下，客观指标无法获取，例如在医院护理研究中，患者的满意度尚不能凭借仪器设备进行测量，此时，选用主观指标是唯一的研究选择。若研究中采用主观指标进行资料收集，应制定严格、标准化的资料采集方法，以尽量消除主观偏差带来的实验误差，增加研究结果的客观性。

2. 关联性　研究中选用的测量指标必须与研究目的有直接的关联。指标的选择是根据研究的目的和内容而定的，研究指标需确切反映被试因素的效应。例如，要反映肺一次最大的机能活动量应该选择测定肺活量而不是潮气量或者其他不相关的指标。

3. 可行性　测量指标的选择受研究实施的客观条件限制，不同级别的技术水平、仪器设备对研究经费、研究所需时间是有要求的，因此，研究者在选择测量指标时需考虑其可行性，在开展研究面临的客观条件的局限下做出最优选择。

四、确定变量的方法

在选择研究变量前，研究者需具体分析所要研究变量的特征和性质，分析、辨明哪些变量对研究结果有影响，尤其是那些不在研究因果关系中，却对研究结果有所影响的外变量，需在研究实验中严格控制。此外，还需确定研究变量的数目，根据研究目标和研究条件，列出对研究目的有实际性意义的研究变量。某些研究可能需要进行多次试验、多次测量，因此，研究者需结合研究变量的性质、测量条件的限制对一些特定变量的测量水平进行全方位的考虑。

第三节 理论框架

理论框架是以图或者叙述的形式，解释待研究事物或现象发生发展的规律或相互关系，在研究中理论的应用非常重要。理论框架或概念框架可以帮助研究者形成研究假设、构建研究技术路线、合理选择研究变量及研究工具、进行研究结果分析。

一、有关概念

(一)概念

概念是人类对一个复杂的过程或事物的理解，通过使用抽象化的方式对所研究的事物或现象的特征进行描述、界定或概括，以明确其含义，使它与其他事物相区别。

有的概念非常具体，如体温、血压、体重等，有的概念比较抽象，如社会支持、移情等，因此，研究者需根据研究目的选择相应的研究概念，并根据理论框架对其进行定义。概念的定义有两种，即概念性定义(conceptual definition)和操作性定义(operational definition)。要测量一个概念，首先要明确概念性定义，确定该概念包含哪些方面的含义，而后需要做操作性定义，即确定测量某一结构或变量所必需的具体操作活动，操作性定义的最大特征就是它的可测量性。如“疲劳”的操作性定义可指连续工作8小时后个体存在的状态；“高血压用药知识”可定义为高血压患者能正确说出服药名称、剂量、方法及常见副作用。在陈述研究理论框架时，需对研究概念给出明确的操作定义，并指出其在此研究中具体的测量方法。

(二)理论

广义上的理论是指人们对自然界、社会现象，按照现有的知识或认知，进行合乎逻辑的推论性总结、概括。护理科研中的理论是指对研究现象间的相互联系进行系统的概括和解释。理论较概念更具体，可通过实践得以验证，且任何理论都是在不断修订和更改中发展的。

(三)框架

框架是指概念自身或概念之间关系的组织结构，是各个相关概念或研究变量以某种形式有机组合而成的可视化知识结构，一般用图解形式表示，称为框架图。框架可以为研究者提供系统化的研究思路和方法，有利于进一步阐明框架中各部分概念及其关系的含义。

(四)概念模式

概念模式是对研究变量整体逻辑结构和特征的描述，以解释研究现象，反映哲理。概念模式不是根据某现存理论为依据，且通常较为抽象，结构比较松散。

(五)理论框架

利用已有的理论解释说明研究中各概念或研究变量间的相互关系，则该理论称为其研究的理论框架。理论框架可以帮助研究者理解各变量间系统的、逻辑的内在关系，指导研究者建立科学、合理的科研假说。

(六)概念框架

概念框架是一种尚未成熟的、未完全成形的解释现象的方式，当研究暂时找不到相关理论作为立论依据时，可利用某些被人们普遍接受的假设或命题，通过演绎系统构成框架，以表现研究概念之间的相互关系，这类研究框架即称为该研究的概念框架。由于概念框架尚缺乏成熟的演绎系统，它是使用抽象的方法对各变量之间的关系加以说明，因此结构往往较理论框架松散，但它可以是理论框架的前身。

二、构建理论框架的意义

(一)研究的理论依据

理论框架能为研究者提供研究思路，明确研究范围，指导研究方向。在护理研究中，理论框架或概念框架的应用可指导研究人员形成合理的、科学可行的研究路径，帮助研究人员理解现象的实质，促进研究与现实基础、研究结果的紧密联系，从而使研究结果有意义并能被推广。

(二)发展和验证理论

理论框架能指导研究者发现某现象的发生原因、事物发展的趋势，促进新知识的理解与播散，且通过在实践中的不断演绎，产生新的理论知识，同时，新理论的发展可以为新研究的构思指明方向。两者的关系是相辅相成、循环推进的，以达到促进学科发展和解释、预测或控制事物发生、发展的目的。

在护理研究中，常用的概念模式和理论包括奥瑞姆(Orem)的自护模式、罗伊(Roy)的适应模式、纽曼(Neuman)的系统模式、拉扎勒斯(Lazarus)和福克曼(Folkman)的压力和应对模式、潘德(Pender)的健康促进模式等等。

三、护理研究中理论框架和概念框架的构建

理论框架或概念框架的形成是建立在研究者对研究目的和意义的深入理解以及广泛的文献查证的基础之上的。建立研究的理论框架和概念框架的基本步骤为：

(一)选择并定义研究相关概念

构建理论框架或概念框架时需首先界定研究相关概念。通过对文献中相关理论、研究的深入回顾，寻找并引用文献中对该概念恰当的定义。如果研究者暂时找不到合适本研究的定义，则需在查阅文献的基础上结合自己的研究界定该概念。对概念的定义包括概念性定义和操作性定义，一般可通过查寻相关概念分析性论文、研究报告或与该概念相关的研究工具定义研究概念。

(二)陈述变量间相互关系

通过陈述变量之间的关系将研究相关结构、概念或变量连接起来，以形成概念间的逻辑层次，例如，团体积极心理治疗可减轻在校护生的抑郁情绪。如果研究使用的理论框架来自现有的理论，研究中对概念间关系的陈述则应以该理论的叙述为基础，而不是主观臆想。研究者需在认真掌握该理论的基础上，查阅相关文献，从文献的观点中寻找依据，总结出对研究变量、概念间关系的陈述。

(三)建构框架图

一个好的理论框架和概念框架应具备逻辑性、指导性和简明性。因此，研究者需在有了清晰、明确的对研究问题或研究目的陈述，完成了全面的文献回顾，并对相关研究概念的定义、概念之间相互关系以及结构层次进行了具体的阐述之后，才能进一步构建理论框架或概念框架。框架是以图式的方式将复杂的研究内容清晰且简明扼要地表现出来。在描述框架图

时，先按因果关系或影响与被影响的关系从左到右排列各概念或研究变量，将各概念或变量用方框框起（相关性强的概念可放在一个框内），用线条连接相互关联的各个概念，并用箭头表示概念之间的作用方向和路径。应注意的是，每个概念都应包括在框架图内且必须与至少一个概念相连，框架图中的每个概念都应有意义，并反映所研究的现象和有关的陈述，即概念或变量之间的逻辑关系。

理论框架是研究的基础。在形成理论框架或概念框架的过程中，研究者需深入分析文献，并将初步设计好的框架结构交由相关专家审查、评价，以明确是否还需进一步修改、完善研究的理论框架。通过不断的评价、修改，最终形成该研究的理论框架或概念框架。

第四节　建立科研假说

科研假说（research hypothesis）是依据已知的科学原理和科学事实，运用科学的逻辑思维方法，对未知现象、问题的本质及其规律作出假设性、推测性的解释和说明。科研假说是科学研究中的一种重要思维形式，研究者从现有经验、理论、知识和逻辑出发，通过对资料严密、综合的思考，对研究问题作出归纳推理和预测，提出的假说既可以被证实也可以被证伪。

一、建立科研假说的作用

（一）假说指导研究方向

研究工作需要按照既定的主线有次序地进行，科研假说是引导科研活动逐步开展和深入的重要环节，不仅能为研究设计提供目标与思路，还可为数据的分析和解释提供方向。例如，泡沫敷料护理可以降低经皮穿刺胆管引流术（PTBD）后患者引流口周围皮肤并发症的发生吗？该科研假设即可为"使用、接受泡沫敷料护理的患者比使用传统纱布敷料的患者术后引流口周围皮肤并发症的发生率低"，研究者可以通过对研究对象的随机分组，比较不同组别患者术后引流口的恢复情况。因此，假说是对未知的一种科学推测，人们根据这种推测确定自己的研究方向，并进行有目的、有计划的实验和研究，从而得出研究结论，验证假说的真伪。

（二）假说是建立和发展理论的基础

人们对客观真理的认识不是一蹴而就的，由于受到种种条件的限制，往往需要借助假说，运用已有的认知去探索、推测未知的客观规律，通过不断提高假说的科学性，减少各类不稳定因素，逐步建立起反映自然界客观事实的理论。猜测具有试探性和不确定性，科学的发展是一项理论不断更迭的过程，当有新的现象或事物出现而凭借现有理论无法解释时，新的假说也由此产生，并经过不断修正、完善后，形成新的理论，因此，假说是建立和发展理论的中间环节，也是理论形成的必经途径。

（三）假说促进科学研究的深入

科学假说能激发创造性的思维活动，不同假说之间的争论和相互碰撞能促进科学研究的进步。科研工作者对研究事物大胆的、创造性的推测和想象使人们在探知自然界的过程中会从各自不同的角度理解事物的客观规律，提出方向、性质不同的假说，而正是通过在各种假说中的不断探索和研究，才能不断证实正确的假说、摒弃错误的推测，多种假说间的相互补充、相互启发有利于全面揭露事物现象的本质，进而丰富和完善现有的知识理论体系，促进学科的发展。

二、形成科研假说的前提

（一）以客观事实为基础

形成假设必须要有充分的依据，假说是根据一定的科学依据和科学理论形成的，对研究问题假定性的说明或解释。尽管假说本质上是科研者做出的一种推测性、假设性的构思，但一个切实可用的科研假说必须具有科学性。要做到以事实为基础，就必须保持客观的态度，假说的提出不可因研究者的某种主观偏好或愿望影响对事物的观察和对结果的判断。研究者可以通过在实践中对护理问题和现象进行观察与归纳、从现有理论中分析推理或通过查阅文献产生假说，但都必须基于客观现实和发现。

（二）遵循科学原理，解释已有现象

提出假说应既有科学依据，又能说明和解释已有的现象；既能补充说明现有理论、规律，又能解答以往研究理论未能解决的问题。以孟德尔豌豆杂交实验为例，在当时，孟德尔已通过大量实验提出了遗传因子的分离规律及自由组合规律，将遗传学研究提升到了基因水平，并经过后来多位科学家的重复实验得到了证实；1909 年，丹麦生物学家约翰逊在此基础上将遗传因子更改为基因，并提出表现性和基因型的概念，不仅在微观上证实基因分离与自由组合规律的存在，同时更充分解释了基因作为遗传物质的生物学功能，也进一步深化了人们对基因的理解。当然，一个假说并不能完整地解释全部事实，任何假说都存在一定的局限性，但都应基于科学原理，能解释与假说建立相关的客观事实。

（三）突破传统，创新思维

假说是对已有知识和理论的拓展和更新，实践在发展，知识也在不断更新，人们对自然规律的认知也在不断进步。原有的原理和定论并不是完美无瑕的，尤其是当与新生事实发生冲突时。科研工作者就是需要不断察觉原有知识体系的缺陷和漏洞，冲破传统思维的束缚，在新时代的背景下提出新的理论假说，为科学研究的发展提供动力。

三、科研假说的形成过程

（一）提出假说

提出科学的假说是确定研究路径的首要任务。任何假说都需要遵循现有的科研事实，但同时又需要冲破原有理论的局限和束缚。对于同一现象，往往可形成不止一个假说，研究者需经过审慎的考察和思考，决定取舍，形成自己的假说。

（二）陈述假说

假说需以简明扼要、清晰具体的语言来表达。建立假说时应注意其具体可操作性，一个好的科研假设应该是可以被测试、被实施的，其研究变量必须是具体、可测量的。因此，研究者必须对研究中相关变量下操作性定义，以使研究方法、对象一目了然。不同类别的研究假说有各自不同的特点，研究者在进行假说陈述时需考虑研究假说的类型。

1. 因果假说（causal hypothesis）　假定两个或两个以上自变量与因变量间具有某种因果关系。在此类假说中，研究者预期给予的处理因素为“因”，研究对象经干预后的研究效应为“果”。例如，在研究对颈椎病患者的健康教育中，假设采用计划行为理论（TPB）较采用常规健康教育对改善患者的疼痛程度和健康行为有帮助，那么，在此假说中，颈椎病患者为研究对象，接受 TPB 为研究的自变量，患者的疼痛程度和健康行为则是因变量。

2. 相关假说（associated hypothesis）　即假设研究变量间有某种相关关系。相关假说陈述

的常用词包括“相关”(假设相关关系)、“提高”(假设正相关关系)、“降低”(假设负相关关系)。例如,人每天摄入的卡路里与肥胖有相关关系、儿童的生长与营养有正相关关系。

假说也可根据自变量、因变量数目的不同,分为单一假说和复合假说,或根据假说中的变量关系有无方向性分为无方向性假说和方向性假说,但无论是依据何种分类方法,假说都应尽量做到精简、清楚地表述本项研究。

(三)验证假说

假说的正确与否需通过科学的观察和实践来检验。一个假说的推出与实践愈相符合,它的可靠、可信度就越高。研究者通过科研设计、科研实践、整理分析,最终得出结论,若研究实验结果符合假说的内容,通过全面考证后可证实其真实可靠性;若在某些条件下,研究结果与假说相符,在另一些条件下不相符,则需研究者仔细探讨,找出研究的局限性与适用范围,并经过多次实践重复后得出肯定的答案,从而将假说上升为理论。此外,研究结果是客观事实的反映,研究者必须树立实事求是的态度,尊重客观事实,在遇到研究结果与假说不相符的时候,认真检查每一个研究环节,通过严密的推敲后考虑放弃或是修订本次试验,而不可为了证实假说的存在编造虚假的数据。

(唐楚蕾 王红红)

思考题

1. 如何评价科研选题?

2. 应从哪些方面进行研究问题的陈述?

3. 某课题为“颈前冰敷预防甲状腺术后颈部肿胀的临床观察”,请找出此研究的研究变量,并写出科研假设。

第三章　文献检索

学习目标

识记：

1. 说出文献检索的方法、途径和步骤。
2. 识别文献的类型。
3. 列举常用的医学文献检索工具。

理解：

1. 区分不同的文献检索方法及文献检索途径。
2. 比较不同级别的文献的特点。

运用：

1. 正确运用常用的文献检索数据库进行文献查询。
2. 能运用一种文献管理软件进行文献管理。

随着科学技术的发展，新知识、新成果不断涌现，作为知识载体的文献浩如烟海。如何在文献海洋中查找到对研究具有参考借鉴价值的文献，获取相关信息，是进行护理研究的前提和基础之一。

第一节　文献检索的基本知识

一、文献检索的几个概念

1. 信息(information)　信息是事物存在方式、运动状态及其特征的反应，是事物发出的信号、消息。信息普遍存在于自然界、人类社会以及人的思维活动中。由于不同事物具有不同的运动状态、运动方式和特征，因此信息的种类繁多、数量庞大。信息与物质、能量共同构成当代社会的三大资源。

2. 知识(knowledge)　知识是优化、系统化了的信息集合。人们在认识和改造客观世界的过程中，不断地发现和接受事物发出的信息，大量的信息经过人的大脑思维，进行分析、综合，获得了对事物本质和规律的认识，从而产生了知识。知识源于信息，但是信息不等于知识，知识是大量信息经过人的大脑加工处理后的产物。

3. 文献(literature)　文献是记录信息和知识的一切载体。文献由三方面构成：知识或信息、载体和记录方式。其中知识或信息是文献的实质内容，载体是文献的外部形态。也就是说，文献是将知识或信息用符号、文字、音频、图像等记录在一定的物质载体上的结合体。而记录着众多医学知识的载体就统称为医学文献。

二、文献的类型

（一）按文献的载体形式划分

1. 印刷型　以纸张为存储介质，即纸质文献，是图书馆收藏文献的主要类型，这种文献是最重要和最多的信息资源类型。

2. 缩微型　以感光材料为存储介质，采用缩微摄影的方法将文献记录在胶卷或胶片上。这种文献体积小、存储密度高、便于携带及保存。

3. 视听型　又称为声像资料或音像资料，常见的包括录音带、录像带、幻灯片、科技电影等。这种文献直接记录声音和图像，表现力特别强，用于教学可收到很好的效果。

4. 电子型　是现代化的文献信息类型，主要通过计算机进行存储和阅读，随着计算机存储技术和网络通讯的普及，电子文献发展迅速，如网络数据库、电子期刊、网络全文图书等，已成为最重要的信息获取渠道。

（二）按文献的发布形式划分

1. 图书（book）　图书是文献中最古老的一种出版类型，也是现代出版物中品种最多、数量最大的一种。图书分两大类：一类是供读者阅读的图书，包括专著、教材等；一类是供读者查阅的工具书，如词典、百科全书等。图书记录的知识比较系统全面，是掌握一门学科、一个专题知识的基本资料。但是图书撰写和出版的周期较长，报道的知识信息有一定的时差，不适于了解相关学科领域的最新进展。

2. 期刊（journal）　期刊又称为杂志，是一种汇集了多位著者论文的连续出版物。期刊具有固定的刊名，有统一的版式和外观，定期出版，使用年、卷、期等序号连续编号。其特点是出版周期短、报道迅速、内容新颖、信息量大。其中，学术性科技期刊是科技工作者知识更新的主要文献信息资源。

3. 报纸（newspaper）　是一种以刊载新闻和评论为主要内容的散页定期出版物。其特点是报道及时，发行广泛，信息传递迅速，具有群众性和通俗性，但是专业信息系统性、严谨性较差。

4. 特种文献（special literature）　是指图书期刊以外，出版形式较特殊的科技文献的总称。这类文献介于图书与期刊之间，又叫非书非刊资料，种类繁多，主要包括专利文献、科技报告、学位论文、会议文献、政府出版物等。特种文献能从不同角度及时了解当前某领域的发明创造、发展趋势、最新动态，是文献中不可忽视的重要部分。

（三）按文献信息的级别划分

1. 一次文献（primary literature）　又称为原始文献，是研究者直接以自己的工作或科研结果为基本素材写成的原创作品，如期刊论文、学位论文、专著、科技报告等。一次文献是最基本的文献类型，是产生二次、三次文献的基础，其所记录的是作者最新的发现或发明，知识和信息比较新颖、具体，具有创造性、先进性和实用性等明显的特征，是科学研究工作中最主要的信息来源。医学科技文献的寿命较短，一般为3～5年，因此查找近5年的文献具有较高的参考价值。

2. 二次文献（secondary literature）　是将一次文献进行收集整理，根据一定的规则和方法进行整理编排，以供读者检索一次文献所形成的新的文献形式。主要包括各种目录、文摘、索引和相应的数据库等，其主要作用是提供一次文献的线索。

3. 三次文献（tertiary literature）　是为了一定的目的和需求，围绕某一专题对大量一次文献信息中的有关内容，经过阅读、分析、研究、概括和撰写而成的文献。这类文献通常对该专题所取得的成果、进展加以评论、综述，并预测其发展趋势。主要包括综述、评论、进展、年鉴、百科全书等。三次文献具有综合性、系统性、概括性等特点。

4. 零次文献(zero literature)　是指未经加工，直接记录在载体上的原始信息，如口头交流的信息情报、实验数据、观测记录、设计草稿等。零次文献是一次文献的素材，对一次文献的形成起重要作用。

三、文献检索工具

检索工具是按一定学科、一定主题收集整理相关文献，并给文献以检索标识的工具。检索工具具有存储、检索和报道信息的功能。文献检索工具的划分方法非常多，最常使用的是按编著方式来划分，可分为目录、题录、索引和文摘四类。

1. 目录　目录是对图书或其他单独成册的出版物外表特征所做的著录，它通常是以一本书或一种期刊作为著录的基本单位，仅描述出版物的外表特征，如书刊名称、著者、出版项、页数等。目录历史悠久，是较早出现的检索工具。

2. 题录　题录是对单篇文献外表特征所做的著录，著录项目包括文献题目、著者及其所在单位、出处(期刊名称、卷、期、页次)等。

3. 索引　索引是将书刊资料所刊载的一些重要的、有检索价值的知识单元(如文献题名、主题词、分类号、著者等)分析摘录出来，并按照一定的排检方法加以编制，供读者查检使用的检索工具。索引所著录的是完整的出版物的某一部分、某一观点、某一知识单元，因此，在揭示文献深度方面，索引能解决目录只对文献作整体的宏观著录的不足。

4. 文摘　文摘是通过描述文献的外部特征和简明扼要地摘录文献内容要点来报道文献的一种检索工具，是二次文献的核心。其特点是增加了表示文献内容特征的摘要，以精练的语言把文献的重要内容、学术观点、数据及结构准确地摘录下来，并按一定的著录规则与排列方式编排起来，供读者查阅使用。文摘能使读者以较少的时间和精力掌握文献的基本内容，因此更受读者欢迎。文摘按其摘要的详简程度可分为指示性文摘、报道性文摘两种。

第二节　文献检索的方法、途径和策略

一、文献检索方法

检索方法是指实现检索计划或方案从而达到检索目的的具体操作方法或手段，下面介绍几种常用的检索方法。

(一)常用法

常用法，是目前利用检索工具查找文献最常用的方法，它是利用检索工具按照时间顺序查找文献的方法。它可分为顺查法、倒查法和抽查法三种。

1. 顺查法　是一种按照时间顺序由远及近的查找文献的方法。这种方法一般以检索课题的起始年代为起点向后查找。采用顺查法需要对检索内容的发展过程事先有所了解。

2. 倒查法　与顺查法相反，倒查法在查找文献的时候按时间顺序由近及远查找文献。这种查找文献的方法可以在短时间内获得最新的资料，但是如果研究人员对课题的了解不全面，可能造成遗漏，补救方法是查相关综述，可了解课题从何时开始及它的进展情况。

3. 抽查法 是针对学科发展特点，抽取该课题研究最活跃、发表论文最集中的一段时间，前后逐年进行文献检索的一种方法。这种方法必须在检索前对学科的特点及其迅速发展的时期掌握清楚，否则难以取得预期效果。

(二)追溯法

追溯法是利用已有文献后面所附的参考文献提供的文献线索进行追溯，又称为引文追踪法。这种检索方法在没有检索工具或检索工具不齐备的情况下可以使用，查找出的文献较切题，但是这种检索方法有片面性，文章漏检率高，通常作为查找文献信息的一种辅助方法使用。

(三)浏览法

浏览法是指通过定期或不定期浏览新近出版的期刊、专著等文献来了解最新信息的方法。由于不同文献所蕴含知识的特点不同，浏览不同种类的文献获益也不尽相同。目前，多数全文数据库提供浏览功能，比如中国知识基础设施工程(CNKI)中国学术期刊网络出版总库的期刊导航界面、万方数据期刊检索的主界面均为用户提供按不同角度浏览期刊文献的功能。

(四)综合法

综合法即联合运用前述方法获取文献的信息。在学习和科研活动中，需要用户根据实际需求灵活地运用检索方法，才能获得满意的检索结果。

二、文献检索途径

不同的检索工具提供了不同的检索途径。检索途径是检索系统提供的检索入口，在数据库中通常表现为对字段的检索。主要包括以下几种途径。

1. 分类途径 分类途径是按文献信息所属的学科类别检索文献的途径，通过分类号进行检索。它的检索标志是所需文献的分类号或类目名称，可满足用户从学科或专业角度出发检索文献的需要。利用分类检索途径检索文献需要掌握一定的分类法，目前我国主要采用《中国图书馆分类法》，从中确定所查文献的学科类别，查找出相应类目的分类号，按分类号查找所需文献。

2. 主题途径 是通过反映文献内容的主题词来检索文献的途径。主题词采用严格规范化的词语，不一定就是文献的篇名中出现的词语，而是对文献经过主题分析从中抽取出来的表示主题概念的词。这种检索途径适应性和通用性强，能集中反映同一主题但分散在不同学科中的文献。并非所有检索系统都提供主题词途径，使用主题词需要一定的检索语言知识作为基础。

3. 关键词途径 是从文献的篇名、摘要以及正文中抽取具有实质意义、能表达文献主要内容的词或词组作为关键词，并按字顺编排形成关键词索引，从而检索文献的途径。关键词是非规范化的词语，不同作者对同一事物的概念不同，造词也不尽相同。同一内容的文献可能会分散在不同的关键词下，检索时应同时考虑多个同义词、近义词作为关键词，否则影响文献的查准率和查全率。

4. 题名途径 题名途径是指按文献题名进行检索的一种途径，由于文献题名往往能反映文献的主要内容，因此利用题名中的名词术语可以较准确地查到所需文献。

5. 著者途径 著者途径是按照文献的著者、编者、译者的姓名或机构团体名称检索文献的途径。著者途径是按著者名称字顺编排的，所以检索直接，查准率高，是一条快捷的检索途径。通过著者途径可以准确查到同一著者的多篇著作，适应于全面了解某一著者或团体机构的学术观点、研究成果等。由于各国的习惯不同，对姓名的写法也不一样，因此使用著者途径查找文献时应注意著者的写法，在原文中，我国著者是姓在前名在后，而欧美国家是名在前姓在后，在检索系统中，通常采用姓在前用全称，名在后用首字母缩写的形式。

6. 序号途径　序号途径是利用文献的各种代码、数字编制的索引检索文献的途径。标准文献、专利、科技报告等都有自己的编号，而且具有唯一性，检索非常方便。

三、文献检索步骤

文献检索应根据检索课题的需要，利用检索工具，按照一定的方法和步骤查找。由于每个用户的文献需求不同，选择的检索工具不同，检索方法和检索途径也就有所不同。为了达到检索目标，整个检索过程一般按以下步骤进行(图 3-1)。

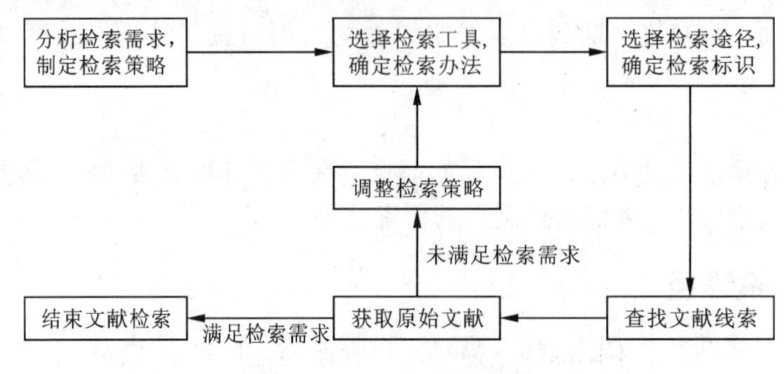

图 3-1　文献检索步骤

第三节　常用护理文献数据库检索

目前常用的护理文献检索可分为手工检索和计算机信息检索，随着科技的飞速发展，文献信息资源急剧增长，手工检索需要翻检大量的检索工具反复查询，花费大量的人力和时间，而且很容易造成误检和漏检，利用手工检索工具检索文献信息已不能适应现代的需要，计算机文献检索已成为当代科技工作者的主要检索手段。计算机信息检索一般分为脱机检索、联机检索、光盘检索和网络检索，因脱机检索和联机检索的设备、程序、人员要求复杂，多不常用，而光盘检索由于使用范围有限、更新周期长、不同出版商检索系统不兼容等缺点也逐渐不能满足现代科技工作者的检索需求。本文主要介绍计算机网络数据库的检索。

网络检索一般指 Internet 检索，是基于互联网的一种检索方式。它可提供的信息有文字、数据、图像和声音等多种媒体形式，具有信息量大、传播速度快、覆盖面广、内容新颖、反馈直接等特点，已成为现代文献检索的主要工具。

一、中文网络信息资源检索

(一) 中国生物医学文献服务系统

中国生物医学文献服务系统(Sinomed)由中国医学科学院医学信息研究所研发，是检索国内生物医学文献的重要文摘型数据库，具有检索、获取部分免费全文、个性化定题服务等功能。Sinomed 收录内容丰富，由《中国生物医学文献数据库》(CBM)、《西文生物医学文献数据库》(WBM)、《日文生物医学文摘数据库》《俄文生物医学文摘数据库》等 8 个子库构成，网址为 http：//www. sinomed. ac. cn/。本文以中国生物医学文献数据库为例简单介绍 Sinomed 的使用功能。

《中国生物医学文献数据库》是 Sinomed 的核心数据库，收录了自 1978 年以来的 1800 多种中国生物医学期刊，以及 900 余万篇汇编、会议论文的文献题录。学科涉及基础医学、临床医学、预防医学、药学、中医学、护理学等生物医学领域的各个方面，是目前国内医学文献的重要检索工具。

进入中国生物医学文献服务系统主页(如图 3－2)，点击“中国生物医学文献数据库”进入使用，可选择快速检索、高级检索、主题检索、分类检索、期刊检索等检索功能。其中，高级检索的功能强大，其控制条件除了可以限定期刊年限、来源期刊、作者、作者单位、地区、基金来源，还能够限定文献类型、研究对象的年龄、研究对象的性别等，极大地提高了检索效率。

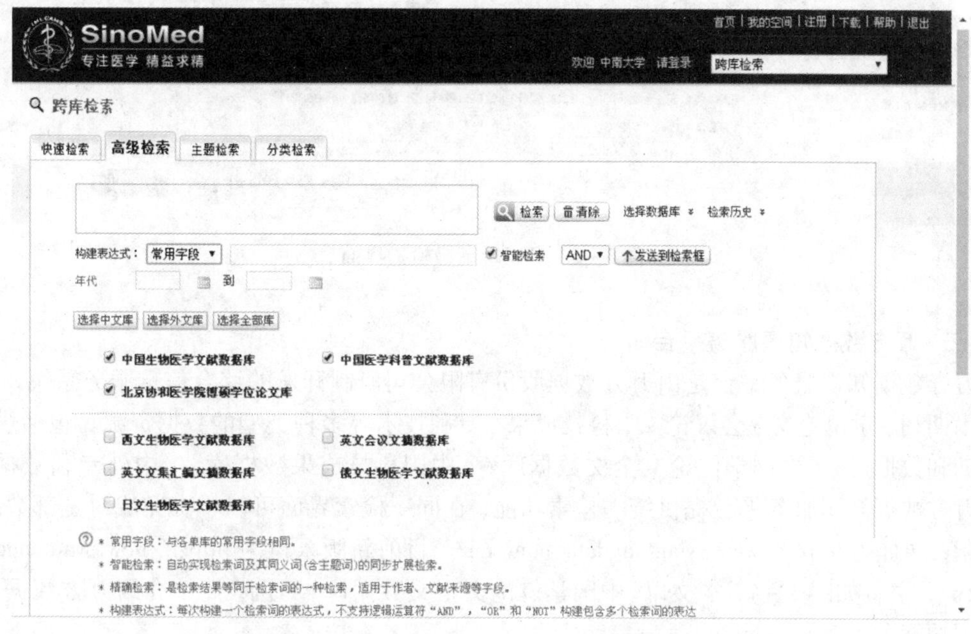

图 3－2　中国生物医学文献数据库检索界面

(二) 中国知网

中国知识基础设施工程(China National Knowledge Infrastructure，CNKI)，又称中国知网，由清华大学、清华同方发起，始建于 1999 年 6 月。中国知网为网络出版知识平台，提供包括学术研究、时事新闻、文化与生活、学习教育与行业知识仓库等多种资源。包括《中国学术期刊(网络版)》《中国学术辑刊全文数据库》《中国博士学位论文全文数据库》《中国优秀硕士学位论文全文数据库》《中国重要会议论文全文数据库》《中国重要报纸全文数据库》等多个数据库。文献类型有学术期刊、博硕士学位论文、会议、报纸、年鉴、百科、词典等。该平台提供统一检索功能，在同一检索界面可以一次完成对全部数据库的检索，网址为 http：//epub. cnki. net/，数据每日更新，本文以中国学术期刊(网络版)为例简单介绍 CNKI 平台的使用功能。

中国学术期刊(网络版)，简称 CAJD，是世界上最大的连续动态更新的中国学术期刊全文数据库，以学术、技术、政策指导、高等科普及教育类期刊为主，内容覆盖自然科学、工程技术、农业、哲学、医学、人文社会科学等各个领域。截至 2017 年 4 月收录国内学术期刊 8200 多种，全文文献总量 4800 余万篇。

进入中国学术期刊(网络版)，显示文献检索页面，如图 3－3，左侧为学科领域专辑选择区，右侧为检索区。可以选择快速检索、高级检索、专业检索、科研基金检索等。检索的控制条件可限定期刊年限、来源期刊、作者、作者单位等，内容检索条件可通过不同检索途径进行检索，如主题途径、题名途径、关键词途径、分类途径等。

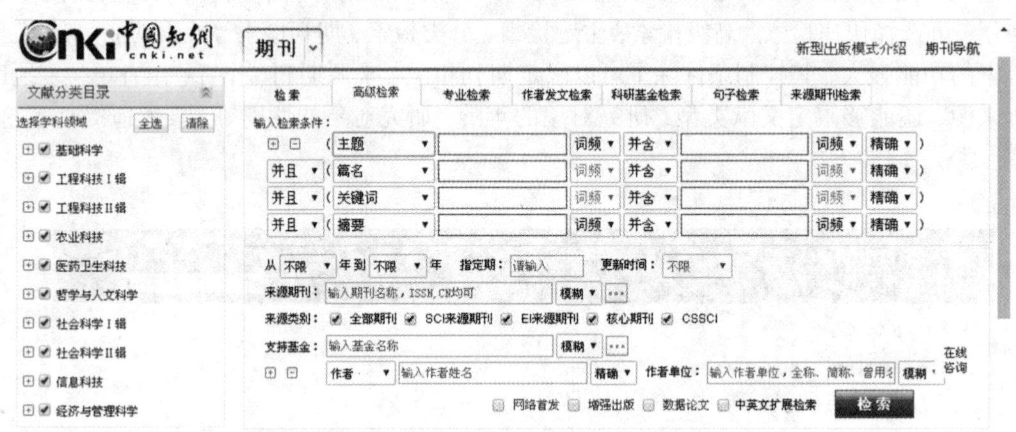

图 3－3　CAJD 高级检索界面

(三)万方数据知识服务平台

万方数据知识服务平台是由万方数据股份有限公司研制开发的综合信息服务系统，收集了学术期刊、学位论文、会议论文、科技成果、专利技术等多种类型的数据资源。包括《中国学术期刊数据库》《中国学位论文全文数据库》《中国科技成果数据库》《中外专利数据库》等。万方数据知识服务平台提供统一检索功能，在同一检索界面可以一次完成对全部数据库的检索，网址为 http://www. wanfangdata. com. cn/，目前新版入口为 http://new. wanfangdata. com. cn/，主页如图 3－4，本文以《中国学位论文全文数据库》为例，简单介绍万方数据平台的使用功能。

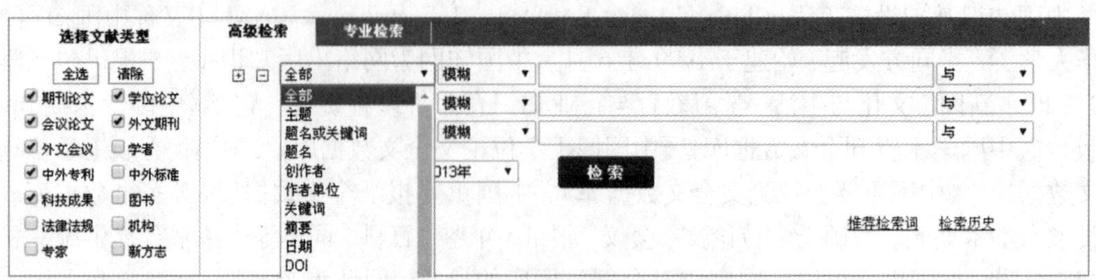

图 3－4　万方数据资源系统高级检索界面

《中国学位论文全文数据库》收录始于1980年，年增30万篇，并逐年回溯，与国内900余所高校、科研院所合作，占研究生学位授予单位85%以上，涵盖理学、工业技术、人文科学、社会科学、医药卫生、农业科学、交通运输、航空航天和环境科学等各学科领域，是我国收录学位论文数量最多的全文数据库。

进入万方数据知识服务平台主页，点击“学位”进行《中国学位论文全文数据库》的使用，选择快速检索或高级检索。检索的控制条件可限定发表时间、导师、作者、学位授予单位等，内容检索条件可通过不同检索途径进行检索，如主题途径、题名途径、关键词途径等。高级检索可按两个以上检索表达式检索。

（四）维普资讯网

维普资讯网，又称维普期刊资源整合服务平台，是由重庆维普资讯有限公司研制开发的综合信息服务系统，包括《中国科技期刊数据库》《中国科技期刊数据库（引文版）》《中国科学指标数据库》《外文科技期刊数据库》等数据库。维普期刊资源整合服务平台的网址为http：//lib.cqvip.com/，主页如图3－5，本文以《中文科技期刊数据库（引文版）》为例，简单介绍维普资源平台的使用功能。

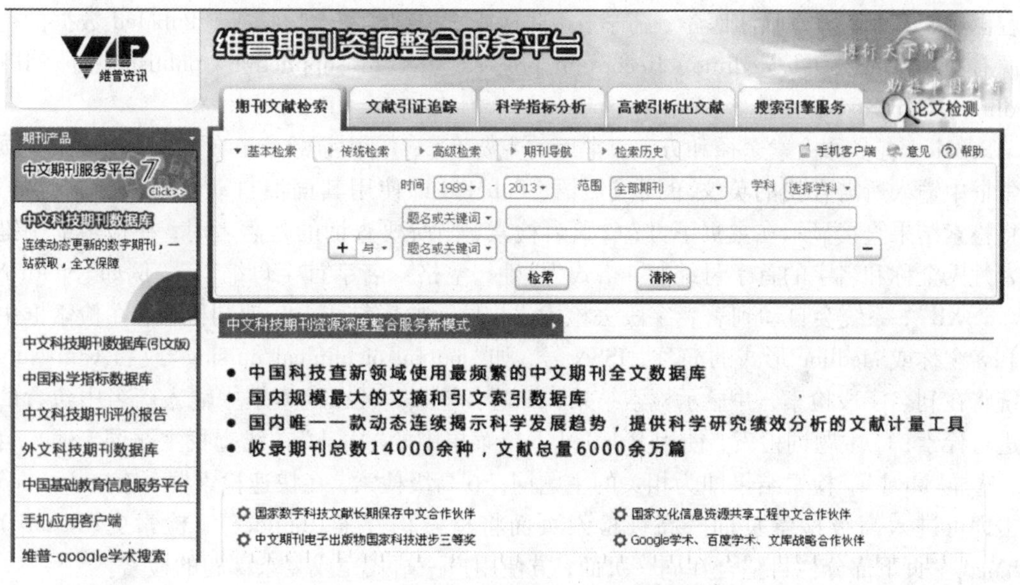

图3－5 维普中文科技期刊数据库检索界面

《中文科技期刊数据库（引文版）》是维普在2010年全新推出的期刊资源整合服务平台的重要组成部分，是目前国内规模最大的文摘和引文索引型数据库。其采用科学计量学中的引文分析方法，对文献之间的引证关系进行深度数据挖掘，除提供基本的引文检索功能外，还提供基于作者、机构、期刊的引用统计分析功能，可广泛用于课题调研、科技查新、项目评估、成果申报、人才选拔、科研管理、期刊投稿等方面。另外，该平台是《中国科学引文数据库》（CSCD）、《中国生物医学文献数据库》（CBM）唯一全文链接数据库。

点击进入检索区的“文献引证追踪”界面，平台提供了基本检索，作者索引、机构索引、期刊索引等功能。基本检索提供简便快捷的一步式引文检索方式，检索的控制条件可限定期刊年限、来源期刊、作者、作者单位等，内容检索条件可通过不同检索途径进行检索，如题名途径、关键词途径等。作者索引、机构索引、期刊索引分别提供关于作者、机构及期刊的发文及被引情况分析汇编，并在相对应的层面做引文分析统计。

二、外文网络信息资源检索

外文期刊数据库主要包括 PubMed 数据库、OvidSP 数据平台、Sciencedirect 数据库等。由于 PubMed 数据库和上述多种数据库之间已经建立了链接，在 PubMed 数据库中检索到的期刊文献可以直接链接到该文献在各数据库中的原始地址，从而方便期刊文献的查阅。因此，我们在该部分内容中只重点介绍 PubMed 数据库的使用功能。

(一) PubMed 数据库

PubMed 数据库是美国国立医学图书馆(NLM)所属的国家生物技术信息中心(NCBI)研制开发的基于互联网，以 Medline 为核心的 PubMed 检索系统，并免费向全世界开放。PubMed 一经问世，就以其文献报道速度快、使用方便、检索功能强大、个性化服务等众多优点获得广大用户的青睐，已成为当前科研人员和医务工作者获取生物医学文献信息资源的首选，网址为 https：//www. ncbi. nlm. nih. gov/pubmed/。

PubMed 收录了全世界 80 多个国家 5000 余种生物医学期刊的题录、文摘以及部分全文，内容涵盖了基础医学、临床医学、药学、预防医学、护理学、生物学等。PubMed 数据的主要来源有：Medline、Old Medline、Record in process、Record supplied by publisher 等。其中，Medline 是 PubMed 的主体。

PubMed 有多种检索途径和方法，常用的主要有：①自由词检索，在 PubMed 检索主页的检索框中输入所需查找的英文单词或短语，PubMed 即使用其词汇自动转换功能进行检索，并将检索结果直接显示在主页下方；②著者检索，当所要查询的是著者时，在检索框中键入著者姓氏全称和名字的首字母缩写，格式为“姓　空格　名字首字母缩写”，例如“Smith NJ”“Wang XB”，系统会自动到著者字段去检索，并显示检索结果；③期刊检索，在检索框中键入刊名全称或 Medline 形式的简称、ISSN 号，如“journal of clinical nursing”或“J Clin Nurs”，系统将在刊名字段检索，并显示检索结果；④题名检索，可在检索框中输入篇名中包含的词语进行检索；⑤主题词检索，使用 PubMed 下拉菜单中的“Mesh”在线查找主题词。输入自由词，选择“Mesh”，检索结果即为相关的主题词；⑥高级检索，在快速检索框下有“advanced”，点击即可进入高级检索页面。高级检索页面将检索构建器(builder)、检索史(history)及 PubMed 主页下部分栏目整合在同一页面，方便用户一站式完成复杂课题的检索。

(二) OvidSP 数据平台

Ovid 公司是世界著名的数据库提供商，其 Databases@ Ovid 包括 300 多种数据库，涵盖人文、科技等多个领域。其中与生物医学有关的数据库包括临床各科专著及教科书(Book@ Ovid)、循证医学(EBM)、Medline、Embase 及医学期刊全文数据库等。这些数据库资源均可通过OvidSP 平台为用户服务。该平台检索界面直观，检索途径多，平台数据库之间可实现无缝链接，为用户检索文献信息提供了极大的便利，数据平台的网址为 http：//ovidsp. ovid. com/。其中的 Ovid 在线全文期刊数据库收录了数十个出版商提供的大量生物医学期刊，包括利平科特 · 威廉斯 · 威尔金斯出版公司(LWW)、英国医学期刊出版集团(BMJ)、自然出版集团(Nature)、美国医学协会(AMA)等旗下著名系列期刊。其中，LWW 是世界第二大医学出版社，在临床医学及护理学领域尤为突出，其收录的期刊质量较高，大部分被 SCI 收录。目前，OvidSP 数据平台已经成为护理科研人员常用的检索工具。

(三) Sciencedirect 数据库

爱思唯尔(Elsevier)出版集团是全球最大的科技与医学文献出版发行商之一。Sciencedirect 是 Elsevier 公司的核心产品，1999 年开始向读者提供电子出版物全文的在线服务，目前包括 Elsevier 出版集团所属的 3800 多种同行评议期刊和 35000 多种系列丛书、手册及参考书等，涉及四大学科领域：生命科学、健康科学、社会科学与人文科学、物理学与工程，数据库的网址为 http：//www. sciencedirect. com。Sciencedirect 数据库具有收录期刊种类多，学科覆盖广，期刊质量高的特点，受到广大科研人员和医务工作者的青睐。

值得一提的是，Elsevier 出版集团与多个组织机构合作，推出了一系列与护理学相关的在线服务产品，例如，Mosby's Nursing Consult 是护理人员专用数据库，由 Elsevier 旗下著名出版品牌 Mosby 和护理专家委员会合作开发，为护理人员提供全面的、可信赖的在线资讯。目前，该数据库已合并入 ClinicalKey 医学平台，网址为 https：//www. clinicalkey. com/nursing/。该数据库提供的信息能够帮助护理人员快速找到临床问题解决方案、正确教育患者、获取第一手护理新知识、改善护理质量、提升教学科研水平等。

除了上述的几种数据库外，其他外文期刊数据库如 SpringerLink 数据库，EBSCOhost 数据库，Wiley 数据库等都提供了大量的医学期刊文献，是医学科研工作者必不可少的检索工具。

三、生物医学搜索引擎及网站

“搜索引擎”是 Internet 上的一类站点，他们有自己的数据库，保存了 Web 上很多网页的检索信息，并不断更新。用户可以访问他们的主页，通过输入提交一些关键字，让它们在自己的数据库中检索，并返回结果网页，结果网页中罗列了指向另一些网页地址的超级链接。除了常用的综合搜索引擎 Google 和百度外，医学专业搜索引擎也是获得专业文献常用的资源门户。常用的医学网络搜索引擎见表 3-1。不同的网站各具特色，侧重点不同，研究人员可以根据自己的需要，选择合适的搜索引擎。

表 3-1 常用生物医学搜索引擎及网站网址

常用搜索引擎及网站名称	网址
Medscape	http://www. medscape. com/
Medexplorer	http://www. medexplorer. com/
Medical world search	http://www. mwsearch. com/
Medhelp	http://www. medhelp. org/
世界卫生组织	http://www. who. org/
Lippincott 护理中心	http://www. nursingcenter. com/

第四节 文献信息的阅读与管理

护理科研人员除了要具有文献信息的获取能力，还要具有文献的阅读分析、利用及文献的管理能力。

一、文献的阅读

文献阅读是对文献内容理解和记忆的过程，护理人员面对大量的文献资料时不可能每一篇都仔细阅读，应采用一定的策略和计划，筛选文献，然后认真阅读。

（一）文献阅读策略

1. 先中文，后外文　先阅读与主题内容相关的中文文献，有助于了解研究内容，特别是有助于认识和理解一些专业术语，为阅读外文文献扫清障碍。

2. 先近期，后远期　由于现代文献的半衰期较短，为了了解研究的最新进展，应先阅读近 3 ~ 5 年的文献，然后再扩展阅读远期的文献。

3. 先综述，后专题　由于综述性文献是对大量专题性文献比较全面的总结和评价，所包含的信息量大，因此通过阅读综述可以在短时间内对所要研究内容的最新进展有大体的了解。

4. 先略读，后精读　在阅读文献时，先对文献的摘要、引言、结论等内容进行阅读，对文献的主要内容有一个初步的印象，再选择值得参考吸收的文献进行仔细阅读，并对重点文献和重点内容做出摘记。

（二）文献阅读的注意事项

1. 准确理解原文　阅读文献时，要细心体会、准确理解，不得曲解原文的结果、观点，要在彻底弄清背景知识的情况下，准确理解原文含义。

2. 抓住文献重点　阅读时要把握文献的基本线索，学会对重点内容做阅读记录。

3. 形成自己观点　在吸收他人经验成果的同时，要学会批判性地阅读，针对已阅读的文献提出自己的观点，并通过多篇阅读后对某一主题的研究进展形成自己的判断。

二、文献管理

随着信息时代的到来，对大量电子文献进行管理并对信息进行分析和利用，是对现代科技工作者的基本要求。可借助一些文献资料管理软件对文献进行管理，例如 NoteExpress、EndNote、PmCite、Biblioscape 等。如 NoteExpress 具备文献信息检索与下载功能，可以用来管理参考文献的题录，以附件方式管理参考文献全文或者任何格式的文件、文档。其数据挖掘的功能可以帮助用户快速了解某研究方向的最新进展、各方观点等。另外，类似日记、科研心得、论文草稿等瞬间产生的隐性知识也可以通过 Note Express 的笔记功能进行记录。极大地提高了使用文献、管理文献的效率。

第五节　科技查新咨询

随着科学技术的不断发展，学科分类越来越细，研究人员需要花费大量时间与精力用于检索查阅相关文献。通过向专业的查新人员进行查新咨询，既可以有效地利用查新机构所拥有的丰富的信息资源和完善的计算机检索系统，获得包括各种专业期刊的论文、学术会议资料汇编、学位论文、政府出版物、科技图书、专利、标准和规范、报纸等各类文献，保证信息的回溯性和时效性，也可以大量节省研究人员查阅文献的时间。

查新工作是经过文献检索和必要的调研，在查阅大量国内外有关资料的基础上，对有价值的情报加以系统分析、综合评价，对查新项目写出有根据、有分析、有对比、有建议的查新报告，为科技管理部门和专家评议提供可靠的情报依据。其不同于一般的咨询和文献检索工作，具有很强的客观性和权威性。科技查新咨询的实质是对医药卫生科技项目先进性的审查，即有无与查新课题相同或相类似的文献报道。

科技查新咨询一般由查新单位具体实施。查新单位的主要服务项目一般包括：①科研课题立项的查新；②科研成果鉴定或评审、评奖的查新；③科技成果转化项目认定的查新；④新产品的查新；⑤发明、专利申请的查新；⑥各种专题、开发项目及其他技术咨询项目的查新；⑦为科研人员的职称评定、科技成果的鉴定等方面进行引文检索。在完成查新后，科技查新咨询中心应向用户出具盖有科技查新咨询中心查新专用章的查新报告。

查新咨询一般包括选择查新单位、办理查新委托和获得查新报告等程序。

1. 选择查新单位　目前大多数地区都有查新单位，大城市往往有数家查新单位。由于各查新单位承担的任务都有一定的范围，出具的查新报告大多数只能在一定的范围内有效，因此在委托前选择查新单位十分重要，以免查新报告无效。查新单位的委托要根据主管部门的要求来确定，如主管部门未明确规定具体的查新单位，通常应选择项目主管部门或本系统确认的查新单位。

2. 办理查新委托　向查新单位提出申请，同时提交有关技术材料，并填写查新委托书，经双方当事人协商一致后，查新单位开始给予受理。

3. 查新报告　查新报告书是查新工作的最后总结性的技术性文件，要有查新单位及具体的查新人员、审核人员的签字盖章，方能生效。查新报告有效期一般不超过一年，逾期必须补查或重查。

（刘　伟）

思考题

1. 某研究人员欲研究脑卒中患者吞咽障碍的康复方法，如何查阅文献以了解相关研究进展？

2. 对一个初涉研究工作的护理人员，您如何建议其对文献进行管理？

3. 尝试使用不同的文献数据库进行文献检索，了解其查询途径及使用方法。

第四章　护理科研量性研究设计

学习目标

识记：

1. 准确复述量性护理研究设计的主要内容。
2. 正确概述量性护理研究设计的主要类型。
3. 正确复述实验性研究设计的主要特点。
4. 简述随机化的概念和对照的类型。
5. 简述不同的抽样方法。

理解：

1. 比较不同研究设计的优缺点。
2. 比较内部效度和外部效度的关系。

运用：

能根据护理量性研究的目的，设计适合的研究方案，包括研究设计、研究对象的确定和研究变量的选择。

在护理研究问题和研究目的确立后，研究者如何将抽象的研究目的具体化？如何按研究的预期目的选择研究对象、设计实验方案、进行资料收集？如何开展质量控制？如何对时间进度和经费进行规划？这些问题都是护理科研设计所涵盖的内容。

科研设计是将抽象的研究目的具体化，形成研究方案，指导研究工作者有计划地收集、归纳和分析资料，最后达到研究目的。设计过程要排除干扰因素，尽可能降低实验误差，并以最经济、方便和恰当的人力、物力及时间收集资料，保证研究质量。

第一节　科研设计主要内容

科研设计的主要内容包括：根据研究目的确定研究方案、明确研究对象和研究场地、确定研究变量、决定资料收集方法、选择恰当的统计学处理方法等。课题负责人还要考虑研究工作步骤、时间进度、参加人员的培训及经费预算等。根据研究问题和研究目的的不同，每项科研设计所涉及的要素不同，详见第二至四节。

一、常见的量性研究设计方案

量性科研设计因研究目的不同，所选择的研究方法不同，因此设计方案的具体内容差异也会很大。按照设计内容不同可分为实验性研究、类实验性研究和非实验性研究；根据研究的时间顺序可以分为回顾性研究和前瞻性研究。

(一)实验性研究、类实验性研究和非实验性研究

1. 实验性研究(experiment study)　实验性研究能准确地解释自变量和应变量之间的因果关系，反映研究的科学性和客观性较高。实验性研究的设计必须具备以下条件：干预(操纵)(intervention)(研究者对研究对象肯定有人为的施加因素)、对照组(控制)(control)和随机化(random or randomization)。

实验性研究设计可以排除主观因素的干扰，使所有干扰因素尽可能客观均衡地分到试验组和对照组内，这样可使研究结果不受研究者主观因素和其他方面误差的影响，保证研究结果的准确可靠，并使所抽取样本能够代表总体。

2. 类实验性研究　与实验性研究方法基本相似，不同处是设计内容缺少按随机原则分组或没有按随机原则取样，或是设计内容缺少对照组。但设计中一定有对研究对象的护理干预内容(操纵)。

3. 非实验性研究　指研究设计内容对研究对象不施加任何护理干预和处理的研究方法。这类研究常在完全自然状态下进行，较简便易行，适用于对所研究问题了解不多或该研究问题情况较复杂时。如流行病学中经常提到的观察性研究就属于非实验性研究，包括横断面调查、生态学研究(又称为描述性研究)、病例对照研究和队列研究(又称为分析性研究)。

(二)回顾性研究和前瞻性研究

1. 回顾性研究　运用临床现有的资料如病历进行分析和总结的一种方法。这种研究不需要预先进行设计和随机分组，资料都是从随访调查或查阅病历中得到。其研究结果除可总结经验外，还可发现问题或为进一步深入研究提供线索。优点是较省时、省钱、省人力，易为医护人员采用，也是进行深入研究的基础。缺点是偏差大、粗糙，常因记录不全而不够准确，使误差增大，且主观因素多。因此只能用作试探性研究，其结果不能得出科学的结论。

2. 前瞻性研究　又称预期性研究，多采用随机对照方法进行研究，如比较性研究中的定群研究属于前瞻性研究，它是观察已存在差异的两组或两组以上的研究对象，在自然状态下持续若干时间后，两组情况变化的比较研究。前瞻性研究是一种科学、合理的研究方法。它有严谨的研究设计、设对照组、有可比性并有明确的研究指标，一般研究人员也是相对固定。因此，研究结果是可信的，可做出科学的结论。

二、确定研究对象

研究对象的选择要服从于研究目的，按设计规定的条件严格进行取样，因为科研资料来自研究对象。研究工作中的研究对象称为样本，它是总体的代表，需从样本的研究结果推论总体。确定研究对象的几个相关概念：

(一)抽样(sampling)

抽样就是从一个总体(population)中抽取部分具有代表性的个体作为样本(sample)，然后用这一样本的结果去推断总体。在这里，总体指研究对象的全体，样本是指从总体中抽取的部分个体。例如做汤，为了知道汤的咸淡，没有必要等到一锅汤喝完后再对汤的味道下结论，只需舀一勺汤品尝一下，然后根据尝的味道推断这锅汤的味道。在这里，一锅汤就是研究的总体，而这一勺汤则是从总体中选取得到的样本。又如，我们要了解北京市 8 岁男童的平均身高是多少？由于全市 8 岁男童数量巨大，不可能给每个儿童都测量一下，研究者只能

在北京市8岁男童总体中抽取部分个体对他们进行测量，然后从得出的研究结果推断全市8岁男童的身高。

抽样是以概率论为理论基础。抽样的作用是为了合理地减少研究对象，既可以节约人力、物力、时间，又可使研究力量相对集中，使研究工作深入、细致，从而提高研究的准确性和可靠性。一般来说，定性研究中抽取的样本很小，样本有时仅仅是一个案例或一个个体，研究目的是为了对所研究对象进行更深入的了解。而定量研究的样本数较大，样本可以是一群个体，并要考虑样本能否准确代表总体，能否对总体做出推断。

（二）抽样的基本要求

抽样是有一定规则的，抽样的基本要求是：

1. 总体范围的确定　首先要明确规定抽样的总体范围。如“北京市8岁男童的身高的调查”，这个课题的总体就是北京市全体8岁男童，不包括郊县的8岁男童。

2. 抽样的随机化　随机化是指总体中的每个个体被选入样本的概率不为零。也就是说，总体中的每一个个体入选的机会均等。

3. 样本的代表性　指样本应具备总体的性质或特征，样本能在较大程度上代表总体。代表性越高的样本，其研究结果的普遍性就越大；反之，如果样本没有代表性往往会导致研究的失败。

4. 合理的样本容量　样本容量又称样本大小，是指抽取样本的具体数量。一般来说，样本数越多，代表性越好，但是增大样本，势必增加研究的人力、物力、财力，增加研究的难度，造成不必要的浪费。如果样本数太小，则抽样误差较大，样本不能代表总体，不利于统计分析，影响研究效果。故应根据不同的课题内容，合理计算所需要的样本例数。

一般来说，样本容量大小取决于以下一些因素：研究的类型、研究分析的精确程度、允许误差的大小、总体的同质性、测量工具的可靠性、研究经费以及分析的类别等。

三、确定研究变量

除人口学变量之外，还应根据研究目的和研究设计，确定研究中的主要变量。

（一）描述性研究中的变量

即当研究目的是观察或测量，且是在没有施加人为干预措施的自然情境下存在着的变量。这一类变量的特点是没有被操纵，也不测量变量间的因果关系。例如：在“乳腺癌患者的生存质量现状”的横断面调查研究设计中，“生存质量”即为主要的研究变量；在“探讨医护人员洗手频率与院内感染率之间的关系”的相关性研究设计中，“洗手频率”和“院内感染率”则为主要的研究变量。

（二）实验性和类实验性研究中的变量

实验性和类实验性研究中的变量是指与研究有关的条件、措施、方法、现象或特征，在这一类的研究中，变量通常分为自变量、因变量、外变量三类。具体内容见第二章第二节。

自变量是研究问题的“因”，而依变量是“果”，大多数科研都可事先确认研究变量，再通过研究结果来解释变量间的因果关系。

（三）确定变量的注意事项

研究变量的选择主要取决于假设（研究的预期目的）和相关的专业知识，同时也要注意结合统计学的要求。通常每项科研设计很少采用单一变量，确定变量的目的是使最后获得充分资料用于分析和做出更合理的判断。选择变量的多少应根据研究目的和内容而定，不是指标愈多愈好，应选择恰当数目的变量来综合分析问题，着重提高论点的说服力。

四、确定资料收集方法

一个科学的研究设计需具备至少 2 个关键因素：一是研究问题具有切实的社会意义或重要的理论贡献；二是研究方案严谨可行，能够回答研究问题。在研究方案设计中，资料的收集是最具有挑战性的环节之一，也是经过周密设计后通过不同的方法从研究对象处获取资料的过程。真实、准确和完整的资料是研究结果科学性和真实性的保障。

护理研究中常用的收集资料的方法包括问卷法、访谈法、观察法、生物医学测量法、德尔菲(Delphi)法等。其中，问卷法和访谈法又称为自陈法(self-report)。自陈法与观察法又可分为结构式、半结构式和非结构式。结构式资料收集在研究工具选择上具有严格的要求，必须具有较好的信度和效度，一般用于量性研究，如使用结构式问卷法(量表)和观察法，以及生物医学测量法。非结构式资料收集一般用于质性研究，如非结构式或半结构式访谈法、观察法、日记法、档案查询法等。质性研究和量性研究在资料收集方法上可以有交叉，如问卷法、观察法，Delphi 法既可以作为量性研究的资料收集方法，也可以作为质性研究的资料收集方法。在目前流行的混合研究(质性研究和量性研究相结合的研究)中，更是体现了多种资料收集方法的综合使用。

关于科研资料的收集方法详见第六章“护理科研资料收集方法”。

五、选择恰当的统计学方法

将科研活动中收集的资料进行统计学整理和分析，是科研结果呈现的主要方式。统计学方法的选择由研究目的、设计类型、变量的特征等来决定。恰当的统计方法可以最大程度地呈现研究结果，并能有效地控制混杂因素，减少偏倚，使结果尽可能地达到真实值。统计方法的确定将在第八章“科研资料的整理与分析”中进行详细阐述。

第二节 实验性研究

实验性研究又称干预性研究，是研究者采用随机分组、设立对照及控制或干预某些因素的研究方法。实验性研究对象可以是社区人群，如预防措施的干预性效果评价，也可以是对医院病人进行的临床试验(clinical trial)。

一、实验性研究的基本要素

为确保研究结果真实可靠，免受若干已知或未知干扰因素的影响，实验性研究必须具备以下三个特点：

(一)干预(intervention)

亦称操纵(manipulation)，指研究者对研究对象确定有人为的处理因素，研究设计中加有护理(或实验)的干预部分，即研究者有目的地对研究对象施加某些护理措施。而这些施加因素多是作为研究的自变量来观察，其引起的结果则是研究的应变量。干预是实验性研究和非实验性研究的根本区别。如探讨“手机短信提醒对提高哮喘患儿服药依从性的效果”一文中，手机短信提醒即为干预措施。

（二）设立对照（control）

是指设立一组或几组与干预组相平行的组别，该组别内的研究对象除了不接受特定的处理（干预）措施外，其他条件均应与干预组相似，即无统计学上的差异。设立对照的目的是为排除与研究无关的干扰因素的影响，突出干预因素的效应，凡与试验无关的因素，两组应保持基本一致，即对照组和试验组尽可能在均衡的条件下进行观察，以减少误差，提高研究的精确度，使结果更具有可比性。合理的对照是科研设计的重要原则之一。如研究"针灸治疗对面神经炎患者康复效果的评价"一文中，干预组的患者给予针灸治疗，对照组的患者不给予针灸治疗，但两组患者在一般人口学资料、病情严重程度、有无并发症、接受西药治疗等方面应不具备统计学差异。

在护理研究中，选择对照组时应该使对照组和试验组的基本条件一致或均衡，试验组和对照组对某些研究特征的易感性或机会要有可比性，两组的检查方法、诊断标准应该一致，并且两组在研究中应受到同等的重视。这样才能尽可能地控制干扰因素，以降低干扰因素对研究结果（自变量和应变量的关系）的影响，提高研究的科学性和客观性。不是每个研究课题都要设对照组，但绝大多数研究需要设对照组，特别在临床护理科研设计中，研究对象的个体差异如性别、年龄、病情程度、病种、心理社会因素，环境、气候等都可能影响研究结果，采用同期对照方法就可以消除或减少这些因素的影响。

对照的类型很多，根据研究的设计方案分类，护理研究中常用的对照类型有以下几种：

1. *组间对照*　将研究对象分为试验组和对照组，试验组采用新的干预措施或在常规基础上加新方法，而对照组只采用常规方法，最后将两组结果进行比较，相比较的两组数据来自两组不同的受试者。组间对照有两种类型。一种是同期随机对照，即研究对象在同时间、同地点选择的，用随机分配的方式分为试验组和对照组。同期随机对照除了与试验组的干预措施不同外，其余条件要求基本一致。此种对照组较好地保证了各组间的均衡性，可比性强，避免了选择性偏倚，使结果更具说服力。但是该对照设计需要的样本量较大。在护理研究中常用的设计模式有实验前后对照设计、单纯实验后设计、随机临床实验研究设计等。另一种是非随机同期对照，即研究对象是同时间、同地点通过非随机分配的方法分为试验组和对照组。例如在协作研究中按不同病房进行分组，一间病房作为对照组，另一间病房作为实验组。这种设计对照的方法虽然简便易行，易被研究者及研究对象接受。但是由于非随机分配，二者缺乏可比性，致使结论产生偏倚。

2. *自身对照*　将研究对象分为前后 2 个阶段，施以干预措施后，比较两个阶段的差异，主要用于病程长且病情变化不大的慢性反复发作性疾病的干预研究。由于对照组和试验组的数据来自同一组样本，故可消除研究对象自身各种内环境因素的影响，而且节省样本量，但难以保证两个阶段的病情完全一致，可能存在处理先后对结果的影响。

3. *历史性对照*　将目前的干预措施的结果与过去的同类研究作比较，这是一种非随机、非同期的对照研究。此类型对照的资料可来自文献和医院病历资料。这种设置对照的方法易被患者接受，也不会违背医德，而且节省经费和时间。但是不少文献资料缺乏研究对象的有关特征记载，有的医院病历资料残缺不全，难以判断两组研究对象是否有可比性；而且由于科学的进展，诊断手段的改进，再加上护理技术的进步，会影响两组的研究结果，而不能真正反映干预措施的差异。

4. *交叉设计对照*　将整个设计分为两个阶段，先将研究对象随机分为试验组（A 组）和对照组（B 组）。实验的第一阶段试验组接受干预措施，对照组只有常规措施，观察两组的结果。此阶段结束后，两组患者均需经过一段时间进行洗脱。之后再进入实验的第二阶段，将两组接受的治疗措施对调，A 组改为对照组，B 组改为试验组接受干预措施。这种设计不仅有试验组和对照组的组间对照，而且有同一研究组的自身前后对照，从而降低了两组的变异度，从理论上讲受到各种干扰因素和偏倚作用的影响很小，可以提高评价疗效的效率，同时也可用较少的样本完成实验。但采用交叉设计必须有一个严格的前提，即进入第二阶段起点时，两组研究对象的病情和一般状况均应该与进入第一阶段起点时相同。

5. 配对对照　以可能对研究结果产生影响的混杂因素(如年龄、性别、病情等)为配比条件，为每一个研究对象选配一个以上的对照，通常采用1∶1 或1∶2 配对。配对对照的优点是可以保证比较组之间在这些主要影响因素上的均衡性，避免已知的混杂因素对结果的影响。

此外，按照对照组的处理措施，可以将对照分为3 种类型：

1. 标准对照　以目前公认的有效的处理方法(如某病的护理常规、有效的护理治疗方法)施加给对照组，然后与试验组的干预措施(新护理方法)的效果比较。这类研究通常采用随机双盲设计，是临床研究中常用的对照方法。标准对照施加给对照组的处理措施效果稳定，较少引起科研伦理方法的问题。

2. 空白对照　对照组在试验期不给予任何处理，仅对他们进行观察、记录结果，并将其与试验组的结果比较。空白对照仅适用于病情轻且稳定的患者，即使不给予任何处理也不会引起科研伦理方面的问题。

3. 安慰剂对照　又称“假药对照”。所谓安慰剂是外形、颜色、大小均与试药相近，但不含任何有效成分的制剂。使用安慰剂主要解决试验新药时疾病自愈和安慰剂效应问题，排除试药以外因素的干扰，它常与盲法结合使用，便于保密。安慰剂只在研究的疾病尚无有效药物治疗或使用安慰剂后对病情、临床经过、预后影响较小时使用。安慰剂对照设计本质上也是一种空白对照，但其可以产生安慰剂的效应，消除主观因素的影响。

(三)随机化(randomization)

随机化的含义包括两个方面：①随机抽样，从目标人群中选取研究对象时，要符合随机的原则，使研究对象总体中符合条件的每一个体都有同等机会被抽取作为研究对象，即研究样本，用样本所得的结果代表总体的状况，不得随意改变、任意取舍。②随机分组，在随机抽样基础上使研究对象有相等的几率被分到试验组或对照组的分组方法，目的是使每一个研究对象都有同等的机会被分到试验组或对照组中去。随机化是护理研究设计的重要研究方法和基本的原则之一。在护理研究中，由于受到各种因素的影响，应采取随机化的方法对研究对象进行选择和分组，以保证研究结果的准确性。如果违背了随机化的原则，将会人为地夸大或缩小组间差别，使研究结果出现偏差。

护理研究常用的随机化方法如下：

1. 单纯随机法(simple randomization)　一般地，设一个总体含有 N 个个体，从中逐个不放回地抽取 n 个个体作为样本($n \leqslant N$)，如果每次抽取使总体内的各个个体被抽到的机会都相等，就把这种抽样方法叫作单纯随机抽样。目前多用计算机进行，尤其为大样本研究常用。

2. 分层随机法(stratified randomization)　在抽样时，将总体分成互不交叉的层，然后按照一定的比例，从各层独立地抽取一定数量的个体，将各层取出的个体合在一起作为样本，这种抽样方法就是分层抽样。

3. 整群抽样(cluster sampling)　整群抽样又称聚类抽样。是将总体中各单位归并成若干个互不交叉、互不重复的集合，称之为群；然后以群为抽样单位抽取样本的一种抽样方式。应用整群抽样时，要求各群有较好的代表性，即群内各单位的差异要大，群间差异要小。整群抽样的优点是实施方便、节省经费；

整群抽样的缺点是往往由于不同群之间的差异较大，由此而引起的抽样误差往往大于简单随机抽样。

4. 系统抽样(systematic sampling)　先将总体的观察单位按某种与调查指标无关的特征(如入院先后顺序、住院号、门牌号)顺序编号。再根据抽样比例将其分为若干部分，先从第一部分随机抽取第一个观察单位，然后按照一固定间隔在第二、第三等各部分抽取观察单位组成样本。

5. 区组随机分组法(blocked randomization)　是将研究对象按照某一特征进行分组，然后再对每一区组内的研究对象用单纯随机法进行分配，这种方法保证各组人数相等，并便于逐渐累积临床病例。

二、常用的实验性研究设计

(一)实验前后对照设计

1. 设计要点　将研究对象随机分为试验组和对照组，试验组给予干预性措施，对照组不给予干预性措施，比较和分析两组测量结果的差别，得出自变量对因变量的影响(如图 4－1 所示)。

R	E	O_1	X	O_2
R	C	O_1	O_2	

R=随机分组
E=试验组
C=对照组
X=施加干预或处理因素
O_n=第n次观察或测量

图 4－1　实验前后对照设计

如在探讨“针灸治疗对面神经炎患者康复疗效”的研究中，研究者将纳入 60 例面神经炎患者，随机分为两组，在干预开始前对两组的康复情况(如：面肌功能和语言表达)进行测量，确保康复情况无差别；之后在常规西药治疗的基础上，干预组给予针灸治疗，对照组不给予针灸治疗。干预 3 个月后，分别评定两组患者的康复疗效，并进行比较分析。

2. 适用范围　①用于临床护理或预防性研究，探讨和比较某种新的护理措施对疾病的康复和预防的效果。②当所研究的因素被证明对人体确实没有危险性，但又不能排除与疾病的发生有关时，该研究方法可用于病因的研究。

3. 局限性　在常用的研究方法中，实验前后对照设计是目前公认的标准研究方法，其论证强度大，偏倚性少，容易获得正确的结论。但由于该设计方案有一半的研究对象作为对照组，得不到新方法的治疗或护理，在临床实施中有一定的伦理困境，加之工作过程较复杂，因此实验前后对照设计的应用推广受到一定的限制。

(二)单纯实验后对照设计

1. 设计要点　将研究对象随机分为试验组和对照组，试验组给予干预或处理因素，然后观察或测量所研究的依变量(结果变量)，比较两组结果的不同(图 4－2)。

如在探讨“针灸治疗对面神经炎患者康复疗效”的研究中，研究者将纳入的 60 例面神经

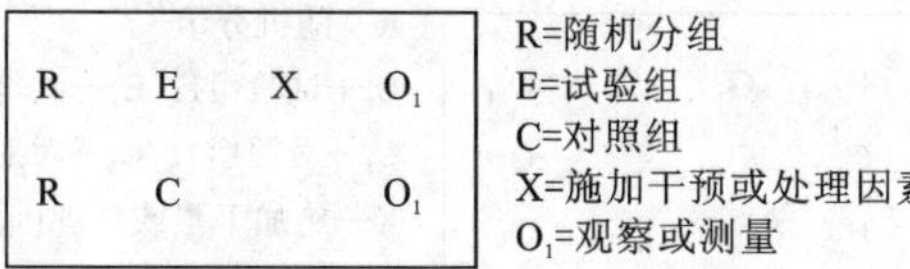

图 4-2　单纯实验后对照设计

炎患者，随机分为两组，但在干预开始前不对两组的康复情况（如：面肌功能和语言表达）进行测量；之后在常规西药治疗的基础上，干预组给予针灸治疗，对照组不给予针灸治疗。干预 3 个月后，分别评定两组患者的康复疗效，并进行比较分析。

2. *适用范围*　该研究减少了因霍桑效应所导致的结果偏倚，适用于一些无法进行前后比较的护理研究。

3. *局限性*　由于设计中缺少干预前的测量，两组在干预前的状态是否均衡不得而知。干预后的效应的差异不能完全由干预措施来解释。

（三）随机临床实验研究设计

1. *设计要点*　将研究对象随机分为试验组或对照组，观察或测量所研究的因变量，然后向各组施加不同的干预或处理因素，再观察或测量所研究的因变量，比较两组结果的变化（图 4-3）。

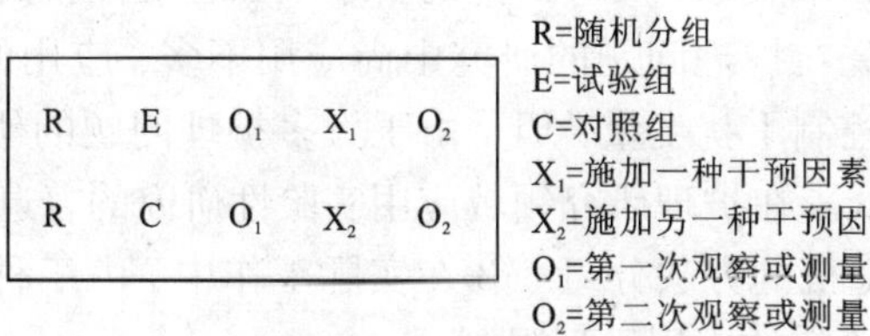

图 4-3　随机临床实验研究设计

如在探讨"针灸治疗对面神经炎患者康复疗效"的研究中，研究者将纳入 60 例面神经炎患者，随机分为两组，在干预开始前对两组的康复情况（如：面肌功能和语言表达）进行测量，确保康复情况无差别；之后在常规西药治疗的基础上，干预组给予针灸治疗，对照组给予面部热敷治疗。干预 3 个月后，分别评定两组患者的康复疗效，并进行比较分析。

2. *适用范围*　该设计适用于临床护理或预防性研究，探讨和比较某一新的护理措施对疾病的康复和预防的效果。当所研究的因素被证明对人体确实没有危险性，但又不能排除与疾病的发生有关时也可用于病因的研究。该设计研究对象明确，由于使用了随机分配使得已知或未知的干扰因素在组间保持均衡，可有效地控制偏倚。而且随机分配的样本，使两组或多组的基本状况相对一致，有较好的可比性。

3. *局限性*　由于随机临床试验研究设计对试验条件的控制因素较多，在降低实验设计偏倚的同时，降低了实际工作中的可行性，增加了试验难度；而且较费人力、物力和时间。

（四）所罗门四组设计

1. *设计要点*　所罗门四组设计实际上是为避免霍桑效应及其他因素的影响，将实验前后对照设计和单纯实验后设计结合起来的一种研究方法（图 4-4）。

R	E_1	O_1	X	O_2
R	C_1	O_1		O_2
R	E_2		X	O_1
R	C_2			O_1

R—随机分组
E_1—试验组1；E_2—试验组2
C_1—对照组1；C_2—对照组2
X—施加干预或处理因素
O_1—第一次观察或测量
O_2—第二次观察或测量

图4－4　所罗门四组设计

2. 适用范围　该设计适用于实验前测量本身可能会对实验结果有影响的情况，特别是涉及情感、态度等方面的研究。

3. 局限性　由于设计的复杂性，以及实际操作的可行性的限制，该设计方法在实际临床试验中应用得较少，而可用于实验室研究设计。

三、实验性研究的优点和局限性

实验性研究能准确地解释自变量与因变量之间的因果关系，反映研究的科学性和客观性较高。但是同其他研究方法一样，实验性研究也存在自身的局限性。

1. 优点　实验性研究是检验因果假设最有说服力的一种研究设计。由于这种设计通过设立对照组最大限度地控制了对人为施加处理因素的干扰，比较准确地解释了处理因素与结果即自变量和因变量之间的因果关系，反应研究的科学性和客观性较高。

2. 局限性　实验性研究在护理问题的研究中尚应用不多，应用的普遍性差。这是因为：①实验性研究需要严格地控制干扰变量，但是由于大多护理问题的研究对象是人，较难有效地控制干扰变量，因此降低了在护理研究领域应用实验性研究的普遍性。②由于伦理方面的考虑，很难做到完全应用随机的方法分组。③在实际工作中，由于种种原因，难以找到完全相等的对照组而使实验性研究的应用受到限制。

第三节　类实验性研究

类实验性研究亦称半实验性研究，与实验性研究的区别是设计内容缺少按随机原则分组或没有设对照组，或两个条件都不具备，但一定有对研究对象的护理干预内容（操纵）。类实验性研究结果虽对因果关系论述较弱，不如实验性研究可信度高，但类实验性研究结果也能说明一定问题，在护理研究中比较实用。由于在实际对人的研究中，很难进行完全的实验性研究，特别要达到随机分组比较困难，故选择类实验性研究的可行性较高。

一、常用的类实验性设计

（一）不对等对照组设计（nonequivalent control group design）

不对等对照组设计是根据标准选择合格的、愿意参加的研究对象，按非随机的方法将研究对象分为试验组和对照组，施予不同的干预措施，然后观察比较其结果（图4－5）。

非随机分配对象是指研究对象的分组不能完全按照随机分配的原则进行，往往是一种自然存在的状态。在临床护理研究中，由于严格的临床随机对照试验实施的难度较大，不对等的对照设计实验研究较常见，对照的选择来自于不同的医院，或不同的病区，或不同的时间

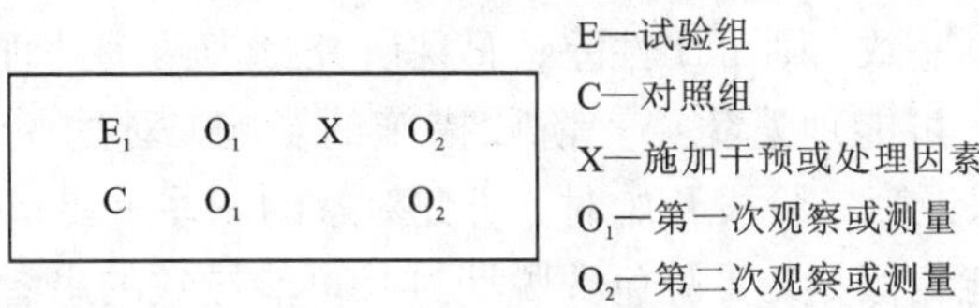

图 4－5 不对等对照设计

段(如 2014 年 9 月—2015 年 8 月在某科室住院的患者为试验组，2013 年 9 月—2014 年 8 月在某科室住院的患者为对照组)等，均属于不对等的对照。如研究某项护理措施对某种疾病的效果时，可以将一个医院的住院病人作为对照组，另一个医院的住院病人作为试验组来进行研究。在这种情况下，对照组病人并不是随机分配的。该方法简单，易于掌握，可操作性强，实施方便。短时间内可获得较大的样本，尤其是当某一医院合格的病例数较少或对某一疾病不同医院实施不同疗法时，本设计方法较为适用。但是若分组不随机，试验组与对照组可比性较差，从而影响结论可信度和说服力。若病人源于不同医院，则医院间的医疗水平、诊断方法、病人病情等都可能存在不可比的情况。因此，不对等的对照试验研究增加了混杂变量对结果的影响，降低了因果关系的证明力。

(二)自身试验前后对照设计(one-group pre-test post-test design)

自身试验前后对照设计是指每个受试对象先后接受试验和对照两种不同措施进行试验研究，最后将两次先后观测的结果进行比较的一种设计方案。自身试验前后对照设计是以个体为自身对照，可以避免个体差异对结果的影响。在研究过程中，试验和对照两种措施的先后安排可以是随机的，也可以是非随机的，但最佳决策是采用随机方法选择试验措施或对照措施作为第一阶段的试验。如方案 A 随机地被选入作为第一阶段的措施，那么，受试者先接受方案 A 的干预试验，当完成试验观察后，则停止干预措施并总结前段的试验结果。然后进入洗脱期，洗脱期结束后，更换为方案 B 进行第二阶段的干预措施。试验结束后观测同样的指标，并将两个阶段的结果进行分析和比较(图 4－6)。

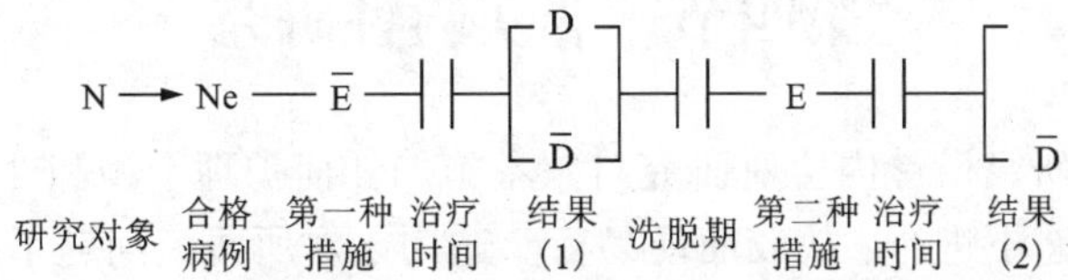

图 4－6 自身试验前后对照设计

本研究方法的研究方向是前瞻性的，属从“因”到“果”的研究。主要适用于慢性复发性疾病的护理试验，因为慢性复发性疾病才有机会使每个研究对象接受前后两种措施。如在第一阶段已治愈的疾病，则不可能也不需要作第二阶段的护理措施，受试者在使用第二阶段护理措施之前，必然是已使用过第一阶段的护理措施，不论其是否有效，在病情未见好转或病情复发时，均应使用第二阶段的护理措施。

自身试验前后对照设计通过受试者自身前、后两阶段疗效比较，可以排除个体差异而不需要分层，所需的样本量小，统计学效率较高，代表性好，结果可信；而且每一病人在研究过程中均有接受新护理措施或新疗法的机会，符合伦理原则。但是若两阶段观察期过长，可能使两阶段开始前的病情不一致，则可比性差；而且研究分为两个处理阶段，两个阶段间需有一个“洗脱期”，目的是尽可能地避免第一阶段措施的影响，对洗脱期的长短应有一适当估计，估计的原则是既要保证第二阶段开始时，研究对象的一些重要指征（如病情等）应同第一阶段开始时相同或尽可能相似；又要避免洗脱期过长可能导致的患者治疗的延迟。

（三）时间连续性设计

其实是对自身实验前后对照设计的一种改进。当自身变量的稳定性无法确定时，可以应用时间连续性设计（图4－7）。

O_1 O_2 O_3 X O_4 O_5 O_6

X=施加干预或处理因素
O_n=第n次观察或测量

图4－7　时间连续性设计

二、类实验性研究的优点和局限性

（一）优点

类实验性研究在实际人群中进行人为干预因素研究的可行性高，同实验性研究相比更为实用。特别是在护理实践中当无法严格控制干扰变量而不能采用实验性研究来回答因果关系时，类实验性研究是较好的研究方法。

（二）局限性

由于类实验性研究无法随机，已知的和未知的干扰因素就无法向随机实验那样均衡分布在各组中，特别是对于无对照组的类实验，效果的判断更是很难完全归因于干预措施，故结果不如实验性研究的可信度高。

第四节　非实验性研究

非实验性研究指研究设计内容对研究对象不施加任何护理干预和处理的研究方法。这类研究常在完全自然状态下进行，故较简便易行。适用于对所研究问题了解不多或该研究问题情况较复杂时选用。其研究结果可用来描述和比较各变量的状况，如描述性研究、相关性研究、比较性研究等都属非实验性研究，其结果虽不能解释因果关系，但却是实验性研究的重要基础，许多实验性研究都是先由非实验性研究提供线索，再由实验性研究予以验证的。

一、设计类型

（一）描述性研究

描述性研究是利用已有的资料或特殊调查的资料进行整理归纳，对疾病或健康状态在人群中的分布情况加以描述，并通过初步分析，提出关于致病因素的假设和进一步研究方向的设计类型。

描述性研究是目前护理领域应用最多的一种研究方法，当对某个事物、某组人群、某种行为或某些现象的现状尚不清楚的时候，为了观察、记录和描述其状态、程度，以便从中发现规律，或确定可能的影响因素，用以回答“是什么”和“什么样”的问题的时候，多从描述性研究着手。

描述性研究可能事先不设计预期目的。也可不确定自变量和因变量（因为常常还不知道），但是在研究开始前，需要确定观察内容和变量，以便做到有系统、有目的和比较客观地描述。在护理研究课题中如现况调查、相关因素和影响因素的调查、需求的调查等属于描述性研究的范畴。

描述性研究设计包括现况调查和纵向研究等方法。

1. 现况调查　根据事先设计的要求，在某一特定人群中，用普查或抽样调查方法，在特定时间内收集某种疾病的患病情况，分析疾病患病率以及疾病与某些因素之间的关系，是护理描述性研究中最常用的一种方法。

（1）调查用途：①描述疾病或健康状况在特定时间内，在某地区人群中分布情况；②描述某些因素或特征与疾病之间的关系，寻找病因及流行因素线索，以逐步建立病因假设；③研究医疗卫生与护理措施效果；④了解人群的健康水平，找出卫生防疫和保健方面应该开展的工作，为卫生保健工作的计划和决策提供依据；⑤监测高危人群，在人群中筛查病人，达到早期发现病人、早期诊断和早期治疗的目的；⑥进行疾病监测，研究某些疾病的分布规律和长期变化趋势。

现况调查适用于病程较长而发病率较高的疾病（如慢性疾病），对于病程较短的疾病多不采用，因为调查时许多人可能已逐渐痊愈。

（2）现况调查的类型：分为普查和抽查两类。

普查：是根据一定目的，在特定时间内对特定范围内所有对象进行调查或检查。主要用于：①在人群中早期发现病人；②了解疾病的基本分布情况；③了解人群健康水平，建立生理标准等。

普查优点在于通过普查能发现人群中的全部病例，使其能及早得到治疗，而且可以普及医学知识，通过对普查的资料制成相应的图、表，可较全面地描述和了解疾病的分布与特征，有时还可揭示明显的规律性，为病因分析提供线索。但是普查亦存在一些缺点，如当普查工作量大时工作难免遗漏造成偏倚；由于工作量大仪器不够用而影响检查的速度与精确度；另外，普查方法不适用于患病率很低且无简单易行诊断手段的疾病。

抽样调查：从研究人群的全体对象中抽取一部分进行调查，根据调查结果估计出该人群的患病率或某种特征的情况，是一种以局部估计总体的调查方法。在实际工作中，如果不是为了查出人群中全部患者，而是为了揭示某种疾病的分布规律或流行水平，就不需要采用普查的方法，而可以从该人群中有计划地抽出一定数量的人进行调查，这就称为抽样调查。抽样调查比普查花费少、速度快、覆盖面大且正确性高。由于抽样调查范围远远小于普查范围，容易集中人力、物力，并有较充足的时间，因而具有精确细致等优点，一般较为常用。抽样调查的缺点是不适用于患病率低的疾病，不适用于个体间变异过大的资料，并且设计、实施和资料的分析均较复杂。

2. 纵向研究（longitudinal study）　也称随访研究，是对一特定人群进行定期随访，观察疾病或某种特征在该人群及个体中的动态变化，即在不同时间对这一人群进行多次现况调查的综合研究。纵向研究主要用来分析一段时间或某个时间点总体的平均增长趋势和个体间的差异。换言之，纵向研究主要用来解决两个问题，一个是描述总体的平均增长趋势，另一个是用来描述不同个体之间增长趋势的差异。纵向研究与横向研究相比，最大的优点是纵向研究设计可以合理推论变量之间存在的因果关系。例如对超体重者进行随访观察，同时了解其饮食习惯、体力活动等情况，观察其发展为糖尿病、冠心病的可能性有多大。

随访的间隔和方式可根据研究内容有所不同，可短到每周甚至每天，也可长至一年甚至十几年。纵向研究观察的对象常常影响结论的适应范围，除了环境因素外，患者个体特征也影响疾病转归，如病人年龄、性别、文化程度、社会阶层等。因此，纵向研究时尽量考虑观察对象的代表性。纵向研究是无对照研究，所以在下结论时要慎重。此外，纵向研究往往所需的时间长、费用昂贵，并且很可能因为不可预期的干扰而导致数据缺失或项目终止，如观察对象死亡或搬迁、观察对象很难坚持参与长期调查、项目赞助停止等。

(二)相关性研究

相关性研究是探索各个变量之间的关系或探索是否存在关系的研究。相关性研究同描述性研究的相同点是没有任何人为的施加因素，差异是相关性研究要有比较明确的几个观察变量，以便回答所观察的变量间是否有关系，比描述性研究有更多的“探索”原因的作用，可为进一步的研究提供研究思路。如了解结核病人的信息支持水平和自护能力之间的相关性研究，通过相关性研究初步确定变量之间的关系，可以为进一步形成实验性研究提出研究思路。

(三)分析性研究

分析性研究是在自然状态下，对两种或两种以上不同的事物、现象、行为或人群的异同进行比较的研究方法。分析性研究同描述性研究的区别在于描述性研究是对一种现象的描述，而分析性研究是针对已经存在差异的至少两种不同的事、人或现象进行分析比较的研究。根据其研究的目的，可以将分析性研究分为队列研究和病例对照研究两种。

1. 病例对照研究　是将现已确诊患有某疾病的一组病人作为病例组，不患有该病但具有可比性的另一组个体作为对照组。通过调查回顾两组过去的各种可能存在的危险因素(研究因素)，测量并比较病例组与对照组存在各因素的比例差异。病例对照研究方法，从不同的角度分析不同的特征。从获得有关因素的方向来看是回顾性的，而有关危险因素的资料是通过回顾调查得到的，从因果关系的时间顺序来看是从果查因的研究方法，也就是从已患病的病例出发，去寻找过去可能与疾病有关的因素。病例对照研究的示意图如图 4 -8 所示。

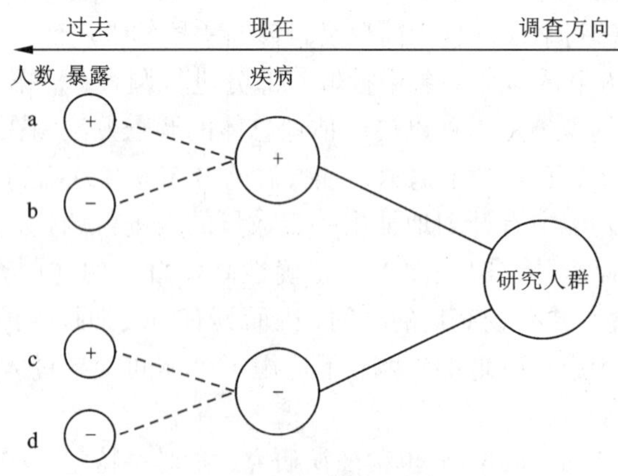

图 4 -8　病例对照研究示意图

病例对照的关键步骤之一是设置对照，其作用在于使除了研究因素（如某种干预措施或是治疗措施）以外的其他可能影响结果变量（如患病与否、康复效果等）的因素在观察组和对照组之间均衡（无统计学差异），也就是说如果研究因素与所研究的结果变量不存在联系的话，观察组与对照组在结果变量上应该无统计学差别；如果发现显著差别，既然对照组与观察组在其他有关方面都可比较，由此可以推断结果变量可能是与研究因素有联系。为使两者具有可比性，首先可以通过限制选择观察组与对照组的范围（例如年龄范围、性别、种族等），使有关因素尽可能齐同。观察组与对照组的某些特征不应存在显著差别，即应该均衡。

另一个选择对照的重要方法叫匹配（matching，曾译“配比”），又称匹配抽样（matched sampling），就是在安排观察组与对照组时，使两者的某些特征或变量相一致。具体做法有两种：一种叫成组匹配或频数匹配，即在选择好一组病例之后，在选择对照组时要求其某些特征或变量的构成比例与观察组（病例组）的一致（即在两组的总体分布一致），例如性别、年龄构成一致，具体做法上类似分层抽样。另一种做法叫个别匹配，就是以每一病例为单位，选择少数几个特征或变量方面与病例一致的一个或几个对照者组成一个计数单位或计数和分析单位。一个病例匹配一个对照的（即1∶1匹配）一般称为配对，也就是说由一个病例和一个对照组成对子（pair）为一个计数单位。个别匹配，特别是1∶1匹配，最常被采用。理论上，一个观察病例可以匹配多个对照，但研究证明观察病例与对照之比超过1∶4时，统计效率不会明显增加，但工作量却增大。如果观察病例与对照来源都充足，调查费用又差不多，则以1∶1匹配最合适；如果观察病例数有限而对照易得，则可采用一个病例匹配几个对照的办法以提高统计效率。

在病例对照研究中采用匹配的目的，首先在于提高研究效率（study efficiency），表现为每一研究对象提供的信息量的增加。匹配后再按匹配的因素进行分层分析，可使每一个匹配层中都有一定数目的病例与之对照，不至于因有的层只有病例有的层只有对照而无法对比，不能提供信息。其次，在于控制混淆因素的作用。所以匹配的特征或变量必须是已知的混淆因子，至少也应有充分的理由这样怀疑，否则不应匹配。无论是否采用匹配设计，为控制混淆作用都需在分析阶段用分层、标准化或多元分析，但匹配后再按匹配因素作分层分析可以提高分析的效率，也就是提高了控制混淆因素的效率。

病例对照研究适合于罕见疾病和潜伏期长的疾病的病因研究。例如对已经确诊为2型糖尿病3年并且出现并发症和未出现并发症的两组患者进行比较，了解在确诊以来两组患者预防并发症发生的自护行为，例如是否严格遵循医疗方案、随诊频率、自我保健意识和行为等，以找出造成目前两组患者病情差异的原因。现在这种研究方法已普遍地被应用，特别在病因学研究方面发挥了独特的作用。

该研究方法省时、省人力、省物力，能充分利用资料信息，而且只需少量的研究对象即可进行，一次研究可探索多种可疑因素。但是该研究中选择性偏倚和回忆偏倚控制的难度大，而且对照组的选择较困难，难以完全控制外部变量。

2. 队列研究 属于前瞻性的研究，是观察目前存在差异的两组或两组以上研究对象在自然状态下持续若干时间后，分析比较两组情况。

研究方法是从一个人群样本中选择和确定两个群组，一个群组暴露于某一可疑的致病因素（如接触X线、联苯胺、口服避孕药等）或者具有某种特征（如某种生活习惯或生理学特征，如高胆固醇血症），这些特征被怀疑与所研究疾病的发生有关。这一群组称为暴露群组；另一个群组则不暴露于该可疑因素或不具有该特征，称为非暴露群组或对照群组。两个群组除暴露因素有差别外，其他方面的条件应基本相同。这两个群组的所有观察对象都被同样地追踪一个时期，观察并记录在这个期间所研究疾病的发生或死亡情况，即观察结局，然后分别计算两个群组在观察期间该疾病的发病率或死亡率，并进行比较，如果两组的发病率或死亡率确有差别，则可以认为该因素(或特征)与疾病之间存在着联系。队列研究的示意图如图 4 -9 所示。

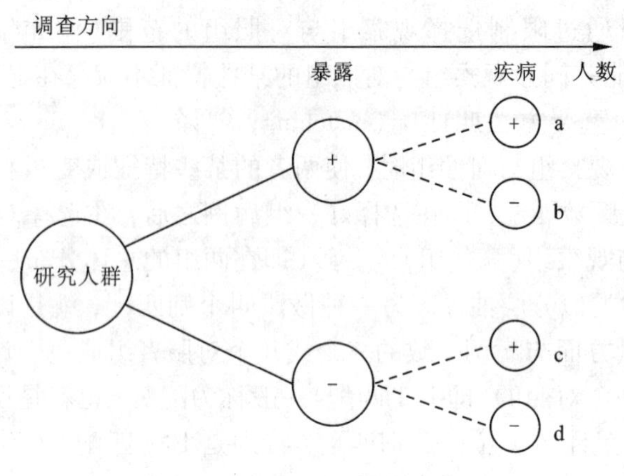

图 4 -9　队列研究示意图

队列研究有两种类型，一种是前瞻性队列研究：首先根据研究对象在加入研究时的暴露情况分组，以后通过直接观察或其他信息渠道确定其在某段时间内(对慢性病通常为 10 年至二三十年)发生或死亡的病例，最后比较各组的观察变量的变化情况，如发病率或死亡率。另一种是回顾性队列研究：其研究对象是根据其在过去某时点的特征或暴露情况而入选并分组的，然后从已有的记录中追溯从那时开始到其后某一时点或直到研究当时为止这一期间内，每一成员的观察变量的变化，如死亡或发病情况。这工作，性质上相当于从过去某时点开始的前瞻性队列研究的随访，但实际做的是在现在调查过去的既成事实，这时暴露与疾病或死亡均已成事实，而前瞻性队列研究的随访则是查寻在过程中新出现的结果变量，如新发病例或死亡及其死因。回顾性队列研究与前瞻性队列研究相比，人力、物力可以大为节省，特别是因为研究开始时所研究的结果变量(疾病)已经发生，所以无须多年随访等待。但进行回顾性队列研究的先决条件是存在每个成员的完整翔实的暴露记录，这样才能正确划分暴露组与非暴露组，还要存在完整翔实的每个成员的结果变量(如疾病或死亡记录)，这样才能查清每一成员的转归。

队列研究有如下特点：①群组的划分是根据暴露因素的有无来确定的；②暴露因素是客观存在的，并不是人为给予的；③研究方向是纵向的，前瞻性的，即由因到果的研究方向，也就是说在研究开始时有“因”存在，并无“果”(结局)发生，在“因”的作用下，直接观察“果”的发生；④可直接计算发病率，并借此评价暴露因素与疾病的联系。

队列研究与病例对照研究相比，队列研究能够直接获得两组的发病率或死亡率，以及反映疾病危险关联的指标，可以充分而直接地分析病因的作用。由于病因发生在前，疾病发生在后，并且因素的作用可分等级，故其检验病因假说的说服力比病例对照研究强，并且队列研究可以同时调查多种疾病与一种暴露的关联。但是队列研究所需投入的力量大，耗费人力、财力，花费的时间长，而且不适用于少见病的病因研究，因研究少见病时，需要调查的对象人数众多，而在实际中难以达到。

二、非实验性研究的优点和局限性

(一)优点

非实验性研究是在完全自然的状态下进行研究，因此是最简便、易行的一种研究方法。同时，非实验性研究可以同时收集较多的信息，特别适用于对研究问题知之不多或研究问题比较复杂的情况，用来描述、比较各种变量的现状。另外，非实验性研究可以为实验性研究打下基础，是护理研究中最常用的一种研究方法。

(二)局限性

非实验性研究没有人为的施加因素，也无法控制其他变量的影响，因此一般情况下无法解释因果关系。

以上介绍的实验性研究、类实验性研究及非实验性研究三种研究方法的设计内容不同，并不能完全说明研究水平高低，而只有根据题目选用恰当的研究方法，所得研究结果才能真正说明问题和水平。

第五节　研究的内部效度与外部效度

一、内部效度

(一)概念

内部效度(internal validity)指研究中自变量与因变量之间关系的确实性程度，是实验结论的真实性程度。内部效度通常需要回答的问题是：研究结果是否真实可信？研究结果是否由处理因素引起？因此，一项研究的内部效度高，就意味着因变量的变化确实是由特定的自变量引起的。由于除了自变量以外，任何外变量都可能对因变量产生影响，导致研究结果的混淆，这样就难以判定自变量与因变量之间关系的确定性。因此，要使研究工具有较高的内部效度，就必须控制各种外变量。

(二)内部效度影响因素

1. 生长和成熟　除了自变量可能使个体发生变化外，个体本身的生长和成熟也是使其变化的重要因素，尤其是在以儿童为被试而又采用单组实验前后测量的情况下，生长和成熟因素的影响就更大。

2. 前测的影响　在一般情况下，前后两次测量的结果会有一定的差异，后测的分数将比前测的高。这中间包括练习因素、临场经验以及对研究目的的敏感程度，从而提高了后测的成绩。特别是当前后两次测量时间较近时，这一因素的影响就更显著。

3. 研究对象的选择偏倚　在对研究对象进行分组时，如果没有用随机取样和随机分配的方法，在实验处理之前，他们在某些方面并不具备同质性，从而造成研究结果的混淆，降低了内部效度。

4. 研究对象的缺失　常见的是在一个较长的追踪观察期内，由于研究对象迁移、外出、拒绝继续参与或死于非终点疾病而造成的失访偏倚(lost to follow up bias)。即使开始参加研究的被试者样本是经过随机取样和随机分配的，但由于被试者的中途缺失，常常使缺失后的被试者样本难以代表原来的样本，降低了内部效度。一般来说，失访率小于5%对结果产生的影响不大，失访率达到30%或以上则认为研究结果极不可靠。

5. 研究程序的不一致　在研究过程中，实验仪器、控制方式的不一致，测量方法和程度的变化，均会影响到研究工具的稳定性信度，从而影响结果的真实性。如在一项体重控制的干预研究中，前后测量使用的体重计零点校正不一致，从而导致干预后测量的体重比实际值偏重。

6. 处理扩散或污染　处理扩散(diffusion of treatment)是指因不同组的受试者互相交流，而使处理因素在两组间不分明，致使难以判断处理因素对因变量的影响。临床护理干预性研究中经常遇到此类问题，如对某病室某种疾病术后病人进行音乐疗法以减轻术后焦虑的研究，干预组给予音乐播放，对照组不予实施，但由于同在一个病室住院，对照组的家属可能获取该信息而效仿实施，从而导致结果的不真实。

7. 实验者期望(experimenter expectancy)　是指研究者非常相信某个假设，并不是出于别有用心的不道德行为，而是间接地将实验期望告诉了受试者。比如，如果研究者深信经静脉注射吸毒的艾滋病病毒感染者受到了来自家庭对吸毒和艾滋病的双重歧视的话，则在面对面问卷调查的过程中，可能会通过目光接触、谈话语调、姿势、带有偏见性的回应方式，以及其他的非语言的交流形式，暗示被试者受到了家人的双重歧视。

8. 霍桑效应(Hawthorn effect)　这个名称来自于埃尔顿·梅奥(Elton Mayo)在20世纪二三十年代在伊利诺伊州霍桑市的西屋电子工厂所进行的一系列实验。主要指受试者做出某种反应，并不是真正的处理因素的作用，而是因为受试者感觉自己受到了关注而呈现的类似于处理效应的反应。

9. 安慰剂效应(placebo effect)　是指当受试者收到的是安慰剂，却出现接受真正处理因素时所发生的状况。例如，一个戒烟的实验中，受试者不是接受药物处理以降低他们对尼古丁的依赖，而是收到安慰剂，如果接受安慰剂的受试者也停止吸烟，说明受试者认为他们接受的也是可以降低对尼古丁依赖的药物。

(三)提高内部效度的方法

1. 排除法　将混杂因素整个消除，例如你认为周围环境的噪音可能对你的研究结果造成影响，可以通过在隔音环境中进行研究，从而杜绝这个因素的影响。

2. 将外变量作为处理因素　研究者将自变量以外的混杂因素作为次要变量也纳入到研究中进行测量，以便能对混杂因素对因变量的影响进行评估。

3. 随机化法　随机抽取样本，以确保样本具有较好的代表性；或将被试随机分配到各个组中，确保被试在接受处理之前是同质的。

4. 设立对照　相对于单组的实验前后自身对照研究，设立对照组，可以消除成长或成熟以及时间变化等因素对结果的影响。

5. 盲法　单盲法，即受试者不知道自己的分组情况，可以消除受试者为迎合研究者的期望而有意作答的情况；双盲法，即受试者和资料收集者均不知道分组情况，可以消除研究者期望效应；三盲法，即受试者、资料收集者和资料分析者均不知道分组的情况，则又消除了资料分析者对结果操纵的可能影响。

6. 重复测量　在接受实验处理时，每名被试同时又都是自身的控制组，因变量的变化会在每名被试之间进行比较，即每名被试都既在实验组又在控制组，性别、智商、动机水平等都保持恒定。

7. 统计控制法　将混杂因素看作协变量进行测量，通过统计分析方法——协方差分析将它的影响移出统计过程，从而移出混杂因素对因变量的影响。

二、外部效度

(一)概念

外部效度(external validity)指研究结果能够普遍推广到样本来自的总体以及其他同类现象中去的程度，即研究结果的普遍代表性和适用性。外部效度是自变量与因变量之间关系的推广程度，涉及实验结论的概括力和外推力。

(二)外部效度的影响因素

外部效度的影响因素一般涉及三个方面，分别为其他总体、其他环境和其他时间，即在多大程度上，从一个研究所得出的结论能够同样推广到不同的人、环境和时间上。例如，一项研究探讨了每周体育锻炼与糖尿病患病率之间的关系。然而，该研究只对女性研究对象做了调查。这就存在一个问题，即对女性的研究结果是否可以推广到男性研究对象。判断一个结论是否适合于不同的人群，必须把不同的人群作为研究设计的一部分。在因素设计中，可以加入不同的人群作为一个因素。例如，可以重新设计上述研究，把性别作为一个变量，这样就要比较 4 组之间的不同：体育锻炼的女性、不锻炼的女性、体育锻炼的男性、不锻炼的男性。性别和锻炼之间在糖尿病预防能力上的交互作用，说明锻炼对男性和女性具有不同的收益。

三、内部效度和外部效度的关系

如果说内部效度确保了研究结果的真实性，探究的是研究的深度，那么外部效度确保了研究结果的可推广性，探究的是研究的广度。然而内部效度与外部效度不是两个独立的主体，内部效度的目的在于排除另类解释，使研究变量之间的关系纯化、凸现，能经得起重复验证，是外部效度的先决条件，没有内部效度就无所谓外部效度。因此，影响内部效度的一些因素，如受试者效应、霍桑效应等也是外部效度的影响因素。外部效度为内部效度的推广开拓了空间，没有外部效度，内部效度就相对狭隘。它们相伴而生，既相互对立，又相互统一。

（李现红）

思考题

1. 实验性研究、类实验性研究和非实验性研究的设计主要特点是什么？各有何优缺点？

2. 一名心内科护士拟进行一项“音乐疗法对降低心梗术后病人焦虑的效果”的实验性研究。该院心内科有两个病房，每个病房 40 张床位，每天入住的心梗病人在 8 人左右。请问该护士该如何随机取样和随机分组？

第五章 质性研究概述

学习目标

识记：

1. 能准确复述质性研究的内涵和特征。
2. 能正确说出质性研究抽样的方法。
3. 能简述质性研究常用的资料收集方法及其优缺点。
4. 能简述质性研究资料分析方法的步骤。
5. 能简述质性资料分析中不同的编码方式。

理解：

1. 质性研究的哲学基础。
2. 能比较几种不同的质性研究方法的异同。

运用：

1. 根据所学的知识，能设计一个质性研究项目书。
2. 根据访谈技巧，能够完成 1 ~2 个访谈，并进行初步分析，撰写备忘录。

近十几年来，护理领域的学者们一直在思考“什么是照护?”“如何为患者提供最佳的、最满意的照护?”“护患之间互动关系的实质是什么?”“如何建构护理实践或照护标准?”传统的量性研究显然不能很好地回答以上问题。于是，20 世纪 70 年代，作为社会学主要研究方法的质性研究被引入到护理研究领域。护理学者们通过质性研究逐步建构了护理学自己的知识体系、专业标准，并发展了护理专业的相关理论，为护理学科成为与临床医学平行的一级学科的发展作出了大量贡献。

第一节 质性研究的哲学基础及其特征

一、质性研究的概念

质性研究又称定性研究，目前学术界对其尚无统一的定义。在我国被广泛认可的是社会学家陈向明对质性研究特征的高度概括，即质性研究是以研究者本人作为研究工具，在自然情境下采用多种资料收集方法对社会现象进行整体性探究，使用归纳法分析资料和形成理论，通过与研究对象互动对其行为和意义建构获得解释性理解的一种活动。

二、质性研究的哲学基础

哲学探究的是人与自然的关系，即持什么样的“本体论”和“认识论”，以什么样的“方法论”去探究人与自然的关系。所持有的本体论和认识论不同，选择的方法论也不同。质性研究和量性研究作为两种科学的研究方法(方法论)，就源于其研究者具有不同的本体论和认识论。

量性研究的哲学基础是实证主义。实证主义的本体论认为社会真实(reality)脱离于人的意识而客观存在，是不受人类的意识而左右的，是客观而唯一的。因而在认识论上，实证主义认为只有经过自然科学主义的方式得到的知识，才可能成为有意义的知识，如对社会现象的调查是独立于调查对象的，只有调查过程和调查对象分离，调查结果才具有客观真实性。在方法论上，实证主义者主张通过实证调查(观察)或实验、通过假设演绎的方式认识世界，并最终获得一般化的因果法则。这里“假设”的意思是指不含任何价值倾向的客观的理论前提。

质性研究是在诠释主义、社会批判主义、建构主义哲学观指导下的研究流派，强调情景的多元化和主观体验，主张用语言进行描述以反映丰富的人类心理过程和社会互动过程。质性研究者在本体论上，也认为客观真实存在，但不是唯一的，强调了人类的主观意识对真实阐述的作用。在认识论上，质性研究者坚持社会现象并不是与主观相分离的客观事实存在，认为一个社会内的个人在一定时间空间内“同意(agreement)”的事实即是“真实”，并认为这种在社会和历史条件上已注定的“同意”并不是依据事实(fact)，而是对话(dialogue)和辩证/明晰(justification)的过程与产物。因此，在方法论上，质性研究者主张以日常语言表示的解释性知识为真实，并站在社会现象的行为者的立场上，对社会现象做出意义性的理解和阐释，其最终的目的在于说明由于社会现象的复杂性，需要通过个别解释性的阐述，了解其意义。

质性研究的哲学基础，概括起来主要包括：①整体性的世界观(holistic world review)；②任何真实都不是唯一的，不是一成不变的，每个人的感知不同，对真实的表述也不同；真实随时间推移而有改变；③对事物的认识只有在特定的情形中才有意义。因此质性研究的推理方法是将片断整合、归纳，以整体观分析事物。质性研究的哲学基础见表5－1。

表5－1　质性研究的选择性范式

哲学范式	本体论	认识论	方法论
后实证主义	客观实体存在；但真实性不可能被穷尽	了解的真实只是客观实体的一部分，用严谨的方法逐步接近真实	自然主义：在实际生活情景中收集资料
批判主义	客观实体存在(实证主义)	“现实”是历史的产物；研究者的价值观影响被研究者	使用辩证对话的方式，通过两者间平等的交流与对话
建构主义	相对主义；事实是多元的，因历史、地域、文化、情景等的不同而不同	人类生活现象是由个人主观意念建构的产物	辩证式对话，诠释人类的经验和行为是如何被建构的

三、质性研究的特征

质性研究是一个从实际收集的资料中发现共性问题的过程，属于探索性和叙述性的研究。质性研究的特征包括：①质性研究的设计具有灵活性，可在资料收集过程中随时调整。而定量研究的研究场所往往是固定不变的，并控制研究条件的一致性。②质性研究一般综合多种资料收集的方法，如会谈法、观察法、档案资料收集法等等。③质性研究具有整体性，深入探索事物的内涵和实质，而不只截取某一个片段。④质性研究为非干预性研究，质性研究关注特定的现象和社会情景，其目的是深入了解事物或现象的本质和真实状况，但不对此作预测和改变。因此质性研究不对研究对象施加任何干预，无自变量和因变量。⑤质性研究要求研究人员深入研究情景，并在此情景中生活或工作相当长时间。⑥质性研究往往采用立意取样，或理论取样的方法选取研究对象，即根据研究人员对研究对象的特征的判断和相关理论的应用有目的地选取研究对象。⑦质性研究一般不设计资料收集格式，无特定的资料收集工具。⑧质性研究的资料收集与资料分析同步进行，是一个连续的过程，用以确定下一步的研究策略、何时完成资料收集工作等。⑨质性研究最终形成的是适合于所研究的现象和情景的模式或理论。⑩研究人员往往以主观的态度描述研究过程、自己的角色以及可能的偏差。

通过以上特征，我们可以清晰地了解到量性研究和质性研究在认识论和方法学上的主要区别，详见表 5 - 2。

表 5 - 2　量性研究和质性研究的方法学比较

量性研究	质性研究
演绎（deductive）	归纳（inductive）
强调客观性	注重主观性
承认只有一个真实存在	承认有多个真实存在
研究目的是控制、预测	研究目的是发现、描述、理解
研究方法为测量	研究方法为诠释
研究过程是预先设计和机械性的	研究过程是变化、交叉重叠、有机的
认为部分等于总体	认为总体大于部分的总和
研究者与研究对象分离	研究者是研究过程的一部分
所研究的人群称研究对象	所研究的人群称参与者
排除一切情景因素，封闭系统	依赖于情景，是个开放系统
结果依靠统计分析	结果报告以丰富的文字描述

四、质性研究在护理领域的应用

目前护理领域已形成了一些基本概念，例如病人、疾病状态、健康、护理、护理效果，但这些概念往往还比较孤立。过去我们认为病人处于一种被动的、依赖性的位置，不对其护理承担责任，而现在我们认为病人已更多地主动参与护理过程，并对自己的健康承担责任，这一观念的改变需要我们以整体、开放的眼光看待护理。传统的量性研究方法是提出假设，通过量化的方法来验证假设。往往有些研究的统计分析结果支持了假设，但有些却显示出相反的结果，例如：某些术前教育反而增加了病人的焦虑。这样的差别迫使我们尝试采用质性研究的方法去探索其原因，并通过这种研究方法建立新模式、发现新知识和新理论。

在护理领域，许多护理现象可以用质性研究方法进行探讨，例如：①人们对应激状态和适应过程的体验，如化疗的癌症病人在住院期间的体验；②护理决策过程，如病人出院过程中护士的行为；③护士与病人之间的互动关系，如护士与病人之间沟通方式的研究；④影响护理实践的环境因素，如某种文化形态与护理行为。此外，由于护理学是一门年轻的一级学科，护理理论的发展、护理实践标准的界定等均可以借助质性研究的方法来实现。

量性研究和质性研究均是科学的研究方法，在护理领域中可以结合使用。在护士与病人相互作用的过程中，许多行为可以同时用定性和定量研究的方式得出结论，例如研究病人的焦虑和恐惧，质性研究通过会谈、观察、深入病人的生活情景等方式了解病人对焦虑和恐惧的体验；而定量方法则用评定量表测试病人是否存在焦虑和恐惧，以及焦虑和恐惧的程度。因此质性研究与量性研究有各自的特点，不可片面地看待两者。

第二节 质性研究的主要方法学

质性研究主要包括现象学研究法(phenomenology research)、扎根理论研究法(grounded theory research)、人种学研究法(ethnographic research)、历史研究法(historical research)、个案分析法(case study)、社会批评理论研究法(critical social theory research)等类别。尽管各自在方法上侧重点不同，但其共同的目的都是探索事物的实质和意义。

一、现象学研究法

(一)基本概念

现象学研究法(phenomenological research)是观察特定的现象，分析该现象中的内在成分和外在成分，把其中的要素(essence)提炼出来，并探讨各要素之间及各要素与周围情景之间的关系的一种质性研究方法。现象学研究法最初由 Husserl 和 Heidegger 提出，多用于探讨人们的生活经历(life experience)。由于人类是有意识的，对存在的现象是有感知的，因此人类的任何经历和体验都是有深远意义的。

(二)现象学研究法的目的

现象学研究法的研究目的是：①观察某特定的现象；②观察该现象中要素；③捕捉要素之间的关系。这些目的通过 4 个步骤完成：分隔、直觉作用、分析、描述。

(三)现象学研究法资料收集的过程

资料收集过程中，研究人员就某一个主题请研究对象描述他们的经历。某些病史、档案、历史记录等资料可用来补充会谈和观察资料。深入访谈法是现象学研究法收集资料常用的手段，即研究者与被研究者面对面有目的地交谈。研究对象一般在 10 人左右，但也可根据研究规模扩大研究对象的数量。通过深入会谈，研究人员请研究对象描述某方面的生活经历，但不主导会谈的内容和方向。研究人员应努力体察研究对象的世界，除深入会谈外，现象学研究法还通过参与、观察、档案资料查询以及反思对研究对象的经历进行了解。

（四）现象学研究法资料分析的过程

现象学研究方法的资料分析通过编码、分类、解释现象的实质和意义，提炼主题和要素来完成。

二、扎根理论研究法

（一）基本概念

扎根理论研究法（grounded theory research）最早由 Glaser 和 Strass 于 1967 年创立，并由 Strauss 和 Corbin 于 1990 年进一步完善。扎根理论旨在能对所描述和解释的现象概括出理论或概念框架，其目的就是对研究对象最主要问题的基本社会过程进行描述。George Herbert Mead 和 Herbert Blumer 提出，扎根理论要求理论和现象应从资料中产生，其哲学依据源自"符号互动理论（symbolic interactionism theory）"。此理论认为人们的行为和互动建立在人们如何对生活中特定的"符号（symbol）"理解和表述，比如衣着的风格、说话的方式、非语言的表达等。该方法重视事物的过程而不只单看事物的静态情况。研究者必须系统地收集资料、分类资料，找出核心类别，重复上述过程，直至发展出理论。因此扎根理论研究是一个循环的过程。

扎根理论研究方法的基本特征为：①扎根理论的概念框架来自于资料而不是先前的研究；②研究者努力去发现社会情境中的主要进展而不是描述调查单位；③研究者将所有的资料与其他所有的资料相比较；④研究者可以根据先前的理论对资料收集进行调整；⑤资料一旦获得，研究者就立刻进行整理、编码、分类、概念化并写有关研究报告的最初感想，这个过程与资料收集循环进行。

（二）扎根理论研究法研究对象的选择和资料收集的过程

扎根理论研究法常采用理论选样的方法获取研究对象，首先采用目的选样或便利选样选择最初的研究对象，然后采用最大差异法选择各种特征的研究对象，在这一过程中研究者根据所形成的概念化的程度调整选样重点，即研究者在收集资料、编码、分析资料、形成理论的同时进一步选择适当的研究对象，直到出现类别的饱和。一般情况下，扎根理论研究法的研究对象在 20 ~ 30 名左右。

扎根理论研究法采用参与性观察法收集资料，重点观察现象的社会关联性。研究人员一般深入研究现场，和研究对象共同生活，在其社会环境中观察、了解、叙述他们的社会结构和行为方式，然后形成假设。记录现场笔记是扎根理论研究法积累原始资料的重要途径。随时记录是扎根理论研究法的重要技巧。

（三）扎根理论研究法资料分析的方法

扎根理论研究的资料分析可以大体上分成三个阶段。第一个阶段是初始编码（initial coding），或称为开放性编码（open coding）。第二个阶段是集中性编码（focused coding），将初始编码中意义相近的归类到一起，重新加以命名和定义。第三个阶段是扎根理论特有的理论性编码（theoretical coding），即通过持续比较法（constant comparative method）使得主要的概念以及概念之间的联系逐渐显现，此时，为逐渐显现的理论发展之需要而进行的编码。

扎根理论研究法采用持续比较法发展和提炼理论的相关概念，这一特征是其资料分析方法的独特之处。持续比较法将实际观察到的行为单元反复相互比较，发掘和归纳出共同的性质从而得到"类别"，再将提炼出来的类别不断地与以往资料中的事件、现象进行比较、对照，以找出同一性和变异性，并据此不断收集新资料，不断对照，渐渐澄清类别的范畴、定义，明确类别之间的关系，直至呈现出概念和理论。持续比较法可探求新类别的结构、时间特征、原因、发生情景、范围、结果、与其他类别的关系，这些是产生严谨、有实际涵义的理论的基础。因此该方法属于归纳方法，由特定的社会现象归纳发展出一般性的理论。

三、人种学研究法

(一)概念

人种学研究法或民族志研究法(ethnographic research)起源于人类学研究，是对人们在某种文化形态下的行为的描述和解释。文化是一组特定的社会人群中普遍接受的获得性的行为、价值观、信仰、常模、知识、习俗的总称。人种学研究法通过实际参与人们自然情形下的生活、深入观察、深刻会谈并在档案或文史资料中查寻资料，探讨一定时间内人们的生活方式或体验。人种学研究法所研究的文化特征包括：文化行为、文化产品和工具、文化语言等等。人种学研究法的目的是从所研究的文化群体中学习，以理解他们的价值观念、行为特征、习俗等。

根据研究规模，人种学研究法可分为小型人种学研究和大型人种学研究，前者重点在特定的小范围收集资料。人种学研究包括对文化内的研究(emic)和文化外的研究(etic)，前者研究文化内涵，后者比较相似文化的异同。在健康保健领域，人种学研究法最适合于探讨不同文化环境中人们的健康信念、健康行为、照护方式等。

人种护理学研究法(ethno nursing)最早是由Leininger在1985年提出，着重对人们习以为常的生活方式或某种特定文化进行系统的观察、描述、记录、分析，以研究文化对护理行为及其中的观点、信念、方法的影响，探索护理本身的文化特性、临床过程以及护患关系。护理人种学家Leininger(1970)将文化定义为："特定人群的生活方式……指导这群人的思想、行为、情感等……是这群人解决问题的方式，表现在其语言、衣着、饮食、习俗上。"人种护理学研究的目的在于发掘护理知识。

人种学研究的特点包括：①适于研究人类全然无知的现象；②适于研究整体的生活方式；③适于探讨隐含于周围情形中的涵义，因为它不是只收集独立片段的资料，而是收集整体性资料；④适于护理现象及相关的人类文化；⑤可以收集到别的方法无法得到的详细深入的文化相关情景资料。

(二)人种学研究方法的类型

根据柯塔克(Kottak 2008)的归纳，人种学研究方法有下列几类：

1. *观察与参与观察* 对于日常行为的直接、第一手的观察，包括参与观察。民族志研究者在各种场合观察个人行为与集体行为。他们往往在田野地点停留超过一年，可因此观察一整年的循环。

2. *相处共话、访谈* 研究者运用许多正式程度不同的访问方式进行访谈，包括有助于维持互信关系的闲话家常、提供当下活动的知识、长时间访谈。访谈可能是有结构或无结构的。

3. *系谱法* 早期研究者发展出系谱记号与象征，来研究亲属、继嗣与婚姻。系谱是非工业化社会的组织基础，当地人每天都与近亲共同生活及工作。人类学家需要收集系谱资料，以了解社会关系并重建历史。

4. *重要文化报道人* 每一个社群都有一些人，由于他们的机遇、经验、天分或训练，而能提供某些生活面上的全部讯息或有用讯息，也因此成为重要文化报道人。

5. 生命史　某些村民比起其他人，对研究者更感兴趣，而且更有助益、风趣与愉快。当某个人特别引起人类学家的兴趣，他们可能会收集他（她）的生命史。

6. 主位观点与客位观点　民族志研究者往往结合两种研究策略：主位观点（emic，当地人取向的观点）、客位观点（etic，观察者取向的观点）。这些语汇源自于语言学，主位观点探究当地人如何思考感知与分析这个世界。客位观点则是观察者所注意到的且重要的事情。

7. 问题取向的民族志研究　民族志的趋势，已从全貌观的叙述转向更具问题取向与实验性质。想要研究全部事情是不可能的，大多数的人类学家在进入田野前，往往带着一个准备处理的问题，收集关于这个问题的资料。

8. 长期研究　长期研究是针对某个社区、区域、社会、文化或其他单位的长时间研究，这往往建立在多次重访的基础上。现在的民族志多半包括二次以上田野研究的资料。

9. 团队研究　新进的研究者以先前学者的接触与发现为基础，学习关于如何与当地人经营新关系的知识。学术应是一项集体事业，先行者将过去的资料放在这整个事业中，让新时代学者继续运用。

10. 调查研究　越来越多人类学家在大规模社会中从事研究，他们发展了结合民族志研究与调查研究的创新方式。由于调查研究处理大型复杂群体，其研究结果必须运用统计分析。

第三节　质性研究的抽样方法

一般而言，研究的目的决定了抽样的具体方法。如量性研究的主要目的是通过抽样的方法统计推断目标人群的某些特征，样本必须要有代表性，因此，随机抽样的方法较常用。

而质性研究的目的是为了发掘信息丰富的资料，信息的深度比广度更重要。质性研究的最终目的是为了发掘深层次的意义而非推广结果，在内容上注重“概念”而非“数字”。因此，质性研究要选择信息丰富的调查区域和研究对象。

一、常用的抽样方法

（一）方便抽样（convenient sampling）

方便抽样指的是由于受当时当地的实际情况的限制，抽样只能随研究者的方便进行。往往用于研究的初期。

（二）滚雪球或链锁式抽样（snowball sampling）

滚雪球或链锁式抽样即由被研究者介绍其他的研究对象。该抽样方法比方便抽样更具有成本效益和实用性；通过介绍人的引荐，研究者更容易获得下一位研究对象的信任，研究者更易指定他们希望的下一个研究对象应具备的特征。在一些隐秘人群如性工作者、同性恋、吸毒人群中较为常用。

（三）目的抽样（purposive sampling）

又称立意抽样，即选择最有利于研究开展的案例。目的抽样的策略有几十种，最常见的有以下几种：①极端或偏差型个案抽样：在这种抽样方式中，研究者通常选择非常极端的、被一般人视为不正常的情况进行调查。②强度抽样：指的是抽取较高信息密度和强度的个案进行研究。③最大差异抽样：指的是被抽中的样本所产生的研究结果将最大限度地覆盖研究现象中各种不同情况。④同质型抽样：指的是选择一组内部成分比较相似的个案进行研究。

⑤典型个案抽样：指的是选择研究现象中那些具有一定代表性的个案进行研究。⑥分层目的抽样：指的是研究者首先将研究现象按一定标准进行分层，然后在不同层面上进行目的性抽样。⑦关键个案抽样：指的是选择那些对事情产生决定性影响的个案进行研究。⑧效标抽样：指的是事先为抽样设定一个标准或一些基本条件，然后选择符合这个标准或这些条件的个案进行研究。⑨证实和证伪个案抽样：在这种抽样方式中，研究者已经在研究结果的基础上建立了一个初步的结论，希望通过抽样来证实或证伪此结论。

（四）理论抽样（theoretical sampling）

理论抽样常用于扎根理论研究，后者是在资料收集的过程中产生理论，研究者通过资料收集、编码、分析，产生初步的概念或理论，这些概念和理论指导下一步收集什么样的资料，因此，理论抽样是为了促进理论的形成。理论抽样不同于目的抽样，其旨在发现类别或概念以及它们之间的关系。

（五）综合式抽样

综合式抽样（mixed sampling strategy）则根据研究的实际情况结合使用上面不同的抽样策略选择研究对象。

（六）同伴驱动抽样（respondant - driven sampling，RDS）

这是近年来发展的一种新颖的抽样方式，是指在研究人群中选择一些种子对象，每个对象有3～5张转介卡，转介的人再有3～5张转介卡，以此发展到一定级别。通常用于隐秘人群，如同性恋人群、艾滋病感染者等。

第四节　质性研究的资料收集方法

质性研究中的“资料（data）”与量性研究不同，只指文字的资料，详见表5－3。

表5－3　质性研究与量性研究中“资料”的比较

质性研究	量性研究
主观的	客观的
非数字的	数字的
非统计学分析	统计学分析
小样本	大样本
开放式收集资料	结构性收集资料
研究者本人即是研究工具	使用辅助工具
陈述性结果展示	用表格/图表展示结果

质性研究的资料收集方法多样，一项研究中研究者也可以采用多种方法进行资料收集，比如：个人深入访谈法、小组访谈法、观察法、档案/文献法、投射法等。在质性研究中研究者本人即是资料收集的工具，因此，在进入研究现场进行资料收集前，首先需要对研究者自身进行反思，进而做好资料收集前的准备工作，最后进行资料收集。

一、对研究者本人身份的反思

1. *研究者的个人因素对研究的影响* 研究者的个人因素包括研究者的个人身份、个人倾向和个人经历三个方面。

(1)研究者的个人身份对研究的影响有：①性别。性别不仅仅指人的生理特征，而且更主要的是指由这些生理特征而带来的心理倾向和性别角色意识。包括已经内化的价值观念和外显的行为规范。性别影响研究者如何选题；性别对研究的具体操作也有一定的影响；从研究者与被研究者的互动关系来看，双方性别方面的异同也会对研究产生一定的影响。②年龄。年龄不仅仅指人的生理发育程度，而且包括与年龄有关的人生阅历和生活经验、社会上一般人对年龄的看法以及年龄带给人的象征意义。从选题来看，研究者的年龄是影响选题的一个重要因素；研究者的年龄也会对研究的实施和结果产生一定的影响；在实际操作中，研究者与被研究者之间的年龄差异也可能会影响访谈的质量。③文化背景和种族。研究者的文化背景和种族的不同，会给研究者理解研究对象的某些行为和表述带来困难。④社会地位与受教育程度。社会地位差异较大，则很难建立研究者和研究对象之间的信任关系；受教育的程度差别太大，则直接影响双方的沟通交流。⑤性格特点与形象整饰。这是研究者和研究对象之间的信任关系建立的重要影响因素。

(2)研究者的个人倾向对研究的影响有：①研究者的角色意识。研究者的角色意识是指研究者在研究中对自我形象和功能的设计和塑造。②研究者看问题的视角。研究者看问题的视角是指研究者看待问题的角度以及对研究问题的看法。③研究者的前设。不仅会促成自己对某一类课题情有独钟，而且还会对自己的研究设计产生影响。④研究者个人对研究问题的价值判断。有可能影响到自己与被研究者的关系以及对被研究者的态度。⑤在研究结果阐释方面，研究者个人的观念和想法，也经常留下一些明显的痕迹。

(3)研究者的个人经历对研究的影响有：①研究者的个人经历不仅影响到他们对特定研究课题的选择，而且影响到他们对自己的职业乃至终身研究方向的选择。②研究者的个人经历还会对研究的具体实施和结果产生一定影响。③研究者在研究过程中的个人经历也会影响到研究的进行以及对研究结果的阐释和评价。

2. *研究者与被研究者的关系对研究的影响* 质性研究所说研究关系主要是指研究者与被研究者之间的相互角色以及双方在研究过程中的互动方式。可以从隶属关系(局内人与局外人)、亲疏关系(熟人与生人)、公开与否(公开者与隐蔽者)、参与程度(完全的参与者与完全的观察者)等维度进行分析。局内人是指那些与研究对象同属于一个文化群体的人。局外人是指那些处于某一个文化群体之外的人。在大多数情况下，研究者由于受到内外条件的限制，自己没有办法选择做局内人还是局外人。研究者的局内人或局外人的角色不是固定不变的。从一定意义上讲真正的局内人是不存在的。

质性研究认为对研究关系反省至关重要。因为任何研究不可能在一个客观的真空环境中进行，研究者在从事某项研究时必定与研究对象之间存在着一定的关系。这种关系的定位与变化不仅决定双方如何看待对方，而且还会影响到双方如何看待自己以及如何看待研究本身。

二、资料收集前的准备

研究者进入研究现场前，需要首先了解即将研究的群体的特征、当地的权力结构、使用的语言、人们的信念和习俗以及行为规范等。研究者可以通过预调查或非正式研究的方式了解以上特征。正式调查前还要写好介绍信，找到当地的守门人(gatekeeper)，或是主要合作联系人，建立与该群体的信任和合作关系。研究者还需备好1支以上的录音笔、足够的电池、笔和本子等用物。

三、主要的资料收集方法

(一)个人深入访谈法

访谈就是研究者寻访、访问被访谈者并且与其进行交谈和询问的一种活动。访谈是一种研究性的交谈，是研究者通过口头谈话的方式从被研究者那里收集第一手资料的方法。访谈法按照操作方式和内容可以分为结构式访谈和非结构式访谈；按照访谈对象的人数可以分为个别访谈和集体访谈。结构式访谈又称为标准化访谈、问卷访谈，是按照统一设计的、有一定结构的问卷所进行的访谈。非结构式访谈又称为非标准化访谈、深入访谈、自由访谈，是一种无控制或半控制的访谈。

个人深入访谈法(individual in-depth interview)是研究者与被研究者通过一对一的访谈而收集资料的方法。访谈可以是非结构式的，即研究者事先没有准备具体的问题，因为研究刚开始时研究者还不知道从哪里开始问以及问什么，这种方法常用于现象学研究、扎根理论和人种学研究；也可以是半结构式的访谈，即研究者事先制定了访谈的提纲，但是访谈提纲也可以随着研究的进行而进行修订，这种访谈往往适合于初学者。个人深入访谈可以获得研究对象较深入的想法，尤其可获得有关敏感问题的丰富信息。

1.访谈计划的制定 访谈计划包括确定访谈的目的和内容、确定访谈的方式、确定访谈的地点和时间、编写访谈提纲等。对于质性研究初学者，最好能制定好访谈提纲，并做好演练。

访谈提纲中的访谈问题不同于研究问题，研究问题聚焦于研究的结果，是研究的主要目的；而访谈问题聚焦于某个事件、现象、体验或是感受，是为了更加全面地了解某个事件或是体验。访谈的问题应能引出访谈者陈述，因此，尽量使用开放性问题提问。此外，研究者还应避免诱导性提问，如“当你的孩子腹泻的时候，你有哪些担心呢?”提问带有明显的诱导性，暗示对方一定很担心。如果能这样提问则更好：当你的孩子腹泻的时候，你是什么样心情呢?

访谈提纲需要简洁、明了，既需要事先设计，又需要可灵活应变，研究者可以根据访谈内容的发展而调整提纲中问题的提问顺序，访谈问题也可以不断修改使其更适应访谈内容的发展，或更全面了解某个主题。因此，访谈提纲主要起提示的作用，研究者应不拘泥于访谈提纲。

2.访谈的步骤及技巧 访谈的步骤一般包括：问候、解释、提问、专注、鼓励、重复/澄清/探究、结束语。质性研究的时间一般比较长，往往1~2个小时，除了问候和结束语外，其他的步骤与技巧是一个循环往复的过程。访谈的技巧很多，以下几种可供参考。

(1)提问的技巧。①敏感问题迂回谨慎；②内向的被访者多问细节；如，“你当时的具体反应是什么?”③第一句话开场白可以是国家大事、衣服、个人兴趣、最近的健康情况等；④

多用开放型问题，少用封闭型问题；⑤一句话问一个问题，避免双重提问；⑥问题要具体，避免过于抽象，如“你的世界观是什么样的?”；⑦适时运用追问(probing)的技巧，如“你当时的反应是什么?”“可以举个例子吗?”以帮助更全面地理解某个现象或概念，但是不要在刚开始就频繁进行；⑧不要带着自己先入为主的一些观念或概念进行提问(keep a blank mind)；⑨不要隐瞒自己的无知。

(2)听的技巧。倾听是一种艺术，可以分为：①行为层面的听：表面的听(似乎在听，但是访谈者可能正在关注被访谈者的衣着，或是想其他的事情)、消极层面的听(访谈者虽然听到了被访谈者的话语，但是并没有理解其深层次的意义)、积极层面的听(访谈者将自己的全部注意力都集中到谈话中，能够理解对方的情绪、话语的意义，并能做出恰当的回应)。积极层面的听是研究者应该掌握的。②认知层面的听：强加的听(用自己的意义体系理解对方的谈话，对谈话的内容作自己的价值判断)、接受的听(主动捕捉信息、注意本土概念、探询语言背后的含义)、建构的听(在反省自己的“先见或假设”的同时与对方进行平等的交流)；质性研究者应掌握“接受性的听”，并逐渐发展“建构性的听”。③情感层面的听，包括三种：无感情的听(访谈者在听的同时没有自己的感情表露，对被访谈者的感情表露也无动于衷)、有感情的听(访谈者对对方的谈话有情感表露，能够接纳对方的情绪反应)、共情的听(访谈者与被访谈者在情感上达到了共振，双方一同欢喜，共同悲伤)；质性研究者访谈中应做到有感情的听，或是共情的听。

(3)回应的技巧。①认可：是访谈者对受访者的话表示已经听见了，希望继续说下去，表示认可的方式通常包括2类，一是语言行为，如“嗯”“对”“是的”“是吗”“很好”“真棒”等等；二是非语言性的行为，如点头、微笑、目光的鼓励等。②重复、重组或总结：重复对方所说的话(重复)，或是将对方的话换一个方式表述出来(重组)或用一两句概括出来(总结)，以达到澄清细节、核实、情感共鸣等目的。③自我暴露：指访谈者根据被访谈者所谈的内容就自己有关的经历或经验做出回应。此技巧可以使被访谈者相信访谈者有一定的能力可以理解自己，因其也有类似的经历，并且可以起到“去权威”的作用，使被访谈者感觉到对方也是一个普普通通的人，而不是什么“专家”或“权威”。

(4)鼓励对方。访谈中聊到很敏感的话题或是很私人的问题的时候，被访谈者可能会很犹豫，此时访谈者可使用一定的回应方式安抚对方，表示自己并不要求对方这么做，对方可以选择不谈这个话题。这是一种迂回的鼓励方式。

(5)结束的技巧。结束访问是访谈法的一个重要环节，像任何工作一样，访谈过程也不能够虎头蛇尾。结束访问时，一方面要善于控制时间，另一方面要善始善终，做好最后的收尾和道别工作。访谈结束时经常用到的一个问题是：“关于XXX，你还有什么想和我分享/聊聊的吗?”，最后感谢对方为访谈付出的时间和精力。

(二)小组焦点访谈法

1. 概念　小组焦点访谈法(focus group interview)，中文译为小组访谈，或小组座谈法，是质性研究收集资料的常用方法。其采用小型座谈会的形式，由一个经过训练的主持人以一种无结构、自然的形式与一个群体中具有代表性的个体进行交谈，从而获得对有关问题的深入了解。小组访谈可以在短时间内获得针对某一问题的多种观点和反应，由于其经济、时效，被广泛应用于企业、机关、学校和科研机构。

2. *小组焦点访谈法的优缺点*　小组访谈作为质性研究中收集资料的主要方法之一，有着其独特的优势。其最显著的特点是：参与访谈的小组间人员可以互动。通过互动，可以在短时间内搜集到针对某一问题的大量信息，可以获得支持率较高的某一主题，获得一些意想不到的建议。当然，小组访谈这种资料收集方法也有其固有的劣势。例如：针对某一群体，在选取参与小组访谈人员时，可能存在选择性偏倚；在访谈过程中，可能存在“领导者”这样的成员，即该成员善于表达、占用较多的时间，且能够影响小组成员对某一问题的看法。这就要求主持人具有较高的访谈主持能力，能够把控整个访谈的过程，对“领导者”要适当地限制，而对不善言辞的要鼓励其表达。此外，由于小组访谈时，成员发言的随机性，录音在转录时便存在着较大的挑战，需要在访谈结束后及时转录。总体而言，小组访谈收集的资料的广度远大于资料的深度，而且不适用于敏感主题资料的收集。

3. *实施过程*　小组焦点访谈法的实施主要包括了三个步骤：一是访谈前的准备工作，二是访谈的具体实施，三是访谈后的整理工作。

(1)准备工作。访谈前的准备工作非常重要，一定要准备充分，反复核查。

首先，要确定主题，列出访谈提纲。根据访谈目的，确定访谈主题和分主题。一般而言，分主题不宜过多，2～3个即可，否则整个小组访谈持续的时间会太长。小组访谈的时间一般控制在2个小时左右为宜。接下来根据访谈的分主题，列出访谈提纲，通常情况下不超过10个问题。请注意访谈提纲的问题尽量使用开放性提问，将最主要的问题放在前面，将不太重要的问题放在后面，以免访谈的时间过长而来不及提问后面的问题。

其次，小组访谈能够成功与否，很大程度上取决于主持人的主持能力。因为主持人是整个访谈过程的主导者，需要针对访谈提纲提出问题，引导小组成员有序地展开讨论，控制“领导者”的影响，鼓励沉默者发言，能够积极、有策略地回应发言者，就某一主题尽可能广泛地收集资料，并核实主题的支持率。小组访谈能否流畅、有序地开展，能否按时结束，均在主持人的掌控下。因此，对主持人的选择有主持能力方面的要求。主持人要有一定的观察能力，观察小组成员的互动情况、观察访谈的氛围是否融洽、及时识别“领导者”和寡言者；主持人要有较好的人际关系和沟通能力，能够与小组成员间建立信任关系；主持人还要有较强的阐述能力，能够对成员的发言做恰当的回馈，能够对某一主题做合适的总结。因此，定性研究者在平时要注意训练此方面的能力。

再次，记录员也需要提前选定。通常每个小组访谈有1～2个记录员。记录员主要协助主持人做好访谈过程中的记录，包括关键的主题、意想不到的主题，也要做好小组成员的肢体语言、访谈过程中各种意外情况的记录。记录员可以使用笔记本电脑或是手工记录。记录员一般坐在访谈房间的一个角落，或是在监控室内。记录员不参与小组的发言，但是可以提醒主持人。

最后，访谈开始前，需要确定有哪些人参加。小组成员可以通过招募的形式或是关键人物介绍、滚雪球等形式召集。可以明确参加访谈的报酬，以提高参与度。根据研究主题有目的地选择小组成员，保证研究对象的同质性，即针对某一关键变量具有相同的特征。但是也要尽量使小组成员的人口学特征多样化，比如，既要有男性，也要有女性，既要有年龄大的，也要有选择性地纳入年纪轻的等等。小组成员一般在6～10人较为合适，特殊情况下也可以3～5人，但是不宜过多。小组成员之间尽量不要太熟悉，或存在工作上的等级关系，以免就特殊问题发言时存在顾忌。

(2)正式的访谈。主持人的开场白有一定的范式可循。首先对大家的到来表示欢迎！介绍自己、项目和访谈的目的；请大家一一自我介绍；明确此次讨论的主题，制定发言规则，如关掉手机、轮流发言、发言无对错之分；请认真聆听其他人的发言，不嘲笑他人等。当主持人抛出一个问题后，要激发小组成员积极谈论。在通过访谈前的见面、问候、开场白等逐渐建立的相互信任的基础上，主持人要避免对发言观点的评判，对任何一个观点都表示欢迎，并能够恰当地做出回应和追问，要会对一个问题的观点做小结，并征询大家正确与否，有无补充。请注意，有时候沉默也是一种回应的技巧！不要急于打破沉默。通过与小组成员的互动，以达到控制整个访谈的氛围的目的。在小组访谈进行的过程中，请确保录音设备运行正常，记录员有效地观察和记录，并能对主持人提供提醒的服务。

(3)访谈结束。小组访谈结束后，主持人和记录人员暂时不要离开会场，开一个小小的讨论会，对刚刚的访谈情况相互反馈，各自阐述对访谈主题的第一印象，讨论出现的大的主题，对整个访谈过程进行评价。请注意，整个过程也需要录音和记录。这也是资料的来源之一。整个访谈过程的录音应及时转成文本，以免时间过长造成的转录困难，如无法将录音资料与访谈者一一对应等。如确有重要信息忘记收集，可考虑做单独的补充调查或访谈。

(三)观察法

1. 概念和特点　观察法也叫实地观察法，是观察者有目的、有计划地运用自己的感觉器官和辅助工具，能动地了解处于自然状态下的社会客观现象的方法。它的主要作用就在于收集到真实可靠的资料，并通过对资料的科学分析得出正确的结论。它通常用于在实地调查中收集社会初级信息或原始资料，而且通常结合其他调查方法共同使用。

观察法的特点：它以人的感觉器官为主要调查工具；是有目的、有计划的自觉活动；它是在一定理论指导下的观察；观察的是保持自然状态的客观事物。

2. 观察法的基本原则　在运用观察法时，应遵循以下基本原则：客观性原则；全方位原则；求真务实原则；法律和道德伦理原则。

3. 观察法的类型　观察法从不同的角度可以有不同的分类。根据观察程序的不同，观察法可分为结构式观察和非结构式观察两大类；根据观察场所的不同，观察法可分为实验室观察和实地观察两大类；根据观察者的角色不同，观察法可分为非参与式观察和参与式观察两大类；根据观察对象的不同，观察法可分为直接观察和间接观察两大类。参与式观察是最重要的实地观察之一；根据参与程度不同可以分为完全参与式观察和不完全参与式观察。在实际的观察过程中，各种观察类型是互相联系、兼容和交叉的。

4. 观察法的实施　各种类型观察法的实施都包括三个阶段，即准备阶段、实施阶段和整理分析观察记录阶段。

(1)准备阶段。主要任务是制定观察计划和进行必要的物质准备。

(2)正式实施。观察首先要保证能够顺利进入观察现场。观察现场的确定应主要考虑三个条件：符合调查研究收集资料的要求；具备必要的人、财、物等条件；当地部门和观察对象不反对。在进入观察现场时，要注意选择恰当的方式，主要方式有隐蔽和公开两大类。观察者顺利进入观察现场之后，即可根据特定角色和观察方式的要求进行观察。对于非参与式观察来说，完成观察任务的关键是不能惊扰观察对象。而在参与式观察中，完成观察任务的关键是与观察对象建立良好的关系。为此，观察者应当注意解决好如下问题：消除观察对象的种种顾虑；深入到观察对象的生活之中；遵从观察对象的生活习惯和生活方式；重视个别交往；热情帮助观察对象。

观察的内容包括：场所、物体、人物、活动、时间、目标、情感等。在观察的实施过程中，除了要与观察对象建立良好关系和遵守观察的一般原则之外，还要注意两个具体问题：观察要先从大处着眼；注意转换观察视角。

观察记录是对所观察到的现象的文字描述。观察记录的过程是观察者对观察现象思考、分类和筛选的过程，也是一个澄清事实、提炼观点的过程。观察记录包括两方面工作：一是正确和详细地进行记录；二是科学地整理与分析记录。观察记录的方式主要有两种：一种是当场记录，一种是事后追记。当场记录是最常用的一种记录方式。事后追记是一种补救性的记录方式。

任何观察都会有一定的误差，而观察误差的大小会对调查结果产生很大影响。观察误差来自观察主体和观察客体两个方面。针对造成观察误差的原因，可以采取相应的解决措施。通过这种努力，尽管仍然不可能完全消除观察误差，但是却可以将其减少到最低程度，观察结果也可以做到基本准确。

(3)观察资料的整理和分析。观察资料的分析与观察记录往往同时进行，既可以记录观察到的客观事实，也可以记录研究者的反思、对资料的分析和总结。

(四)文献/档案回顾法

文献回顾法(literature review)常用于研究的初始阶段以及研究的分析和撰写研究报告阶段。研究者在研究初始阶段可以通过查阅文献先了解即将研究的领域的概况，但是在进入研究现场时，应将这些“先入为主”的概念或观点“悬置”，保持一个“空白”的头脑进入研究现场。在分析阶段，可再次查看这些文献，与量性研究不同的是，在质性研究中某些文献也是可以作为资料进行分析的。

档案回顾法(document review)是对一些特定的现场或事件的追溯，其常见的资料来源有：医院、学校、行政管理部门等机构的有关记录和档案资料，如病史、医嘱、护理计划等。在“论点分析性研究”中则广泛从报纸、信件等公开或未公开的资料中获取资料。

该方法的优缺点：①经济，无需对象合作，无应答偏差；②有选择性，资料可能不够完整；③涉及伦理问题：无论档案资料的来源如何，例如无论是门诊病史记录还是住院病史记录，无论是公开的还是非公开的，资料的收集者都必须遵守职业道德，注意保密，以保护当事人的利益。

(五)投射法

投射法是以研究对象最少的合作获得期望得到的测量结果的一种测量方法。可让研究对象进行自由的幻想、想象，以反映其态度、期望、个性特征等。投射法包括以下类别：

1. *图片法*　用图画、卡通图片刺激对方描述发生了什么，需要做什么。
2. *词汇法*　以词汇激发研究对象以获取资料。
3. *表达法*　运用图画、角色扮演等方法获取资料。

一般采用投射法时，研究人员必须经过专门的培训才能对资料进行解释。

第五节　质性研究资料的整理与分析

与量性研究不同，质性研究的资料分析与资料收集工作是同步进行的，如完成一个访谈，马上开始整理资料(转录文字、补充笔记等)，进行开放性编码和做备忘录；再进行第二个访谈，再转录、编码和做备忘录，并进行比较，如此交叉、反复进行。

一、资料整理

1. 转录(transcription)　转录指将访谈的录音内容以文字的形式呈现，以方便研究者更加直观地进行编码。转录有几个原则：

(1)尽量“完整”的原则。访谈者和被访谈者说的任何字眼或者话都应该被逐字逐句转化为文字材料。如被访者在访谈过程中发出的“嗯”，在转录为文本时不应该遗漏，因为“嗯”可能表达了特定的信息，比如可能是被访谈者对于所要说的内容有所顾虑，或是因为时间太久需要回忆，或是自己在重新组织语言找到更合适的词语表达等。但是在转录的过程中，对于访谈者由于倾听回应的需要而发出的“嗯”可以不转录，从而保证被访者陈述的连贯性，也便于编码时的连贯性。此外，在转录文本资料过程中还应将受访者的叹气、啜泣或者笑声以及较长的语言停顿等标注在相应地方的括号中，如(哭泣2分钟)。在录音资料转化为文本之后，研究者要重新确认录音资料转化得是否正确。研究者可以边听录音资料边对照文本，以确保资料的准确性。同时，研究者可以将自己在访谈过程中现场记录的内容添加到文本资料相应的地方，如被访谈者的表情、手势、身体姿势、动作、哭、笑、叹气、语气停顿等。

(2)及时转录的原则。研究者获取访谈资料后一定要尽快将其转化为文本资料，避免由于时间过长而对资料中的部分信息或者现场记录的内容难以回忆或者记忆模糊。另外，由于质性资料的分析与资料收集过程是相互交叉、不断循环的，因此，资料的整理和分析应该越早越好，不应拖到积累了很多资料以后才进行。越早进行访谈录音的文本转换，越可以帮助研究者对已经收集的资料有一个比较系统的把握，并为下一步的资料收集提供方向和聚焦的依据，从而使资料收集更具有方向性和目的性。

(3)资料安全的原则。保证转录资料在研究期限内能够安全保存，不遗失、不泄露。录音资料和电子文本资料需要加密并保存在加密的不可上网的电脑上；涉及访谈者的个人信息要注意保密；打印的纸质资料存储在加锁的抽屉中，只有研究人员有权限打开。一般所有的资料在研究结束后予以销毁。

2. *补充研究笔记、撰写备忘录(memo)*　访谈过程中，或是田野收集资料的过程中，由于研究者主要致力于与研究对象的互动，没有足够的时间写研究笔记。从研究现场归来后，或是访谈结束后，研究者应及时补充完整研究笔记，并撰写备忘录。备忘录可以记录此次访谈的背景、访谈是否成功、访谈中的主要感受、对访谈者的主要印象、研究者的访谈技巧以及研究者身份对研究质量的影响等。

二、资料分析

质性研究对资料的分析，实际上是通过反复阅读资料，对文字资料进行缩减(reduction)、分类、理解和诠释的过程。资料分析的基本方法就是编码(coding)。随着对资料深度的挖掘，编码可以分为不同的层次，如初始编码或开放性编码、集中编码或轴性编码(或主题编码)、以及理论性编码或选择性编码。

(一)阅读资料

分析资料的第一步是认真阅读原始材料，熟悉资料的内容，仔细琢磨其中的意义和关系，标记有意义的词语和陈述。在对资料进行分析之前，研究者起码应该通读资料两遍，完全沉浸到与资料的互动之中。

(二)编码

1. *初始编码(initial coding)*　也称开放性编码(open coding)，是指对文字资料中的信息进行全面而深入地提取。开放性编码经常涉及：①反复出现的事物；②现象或事件的过程/行动(action)；③现象或事物的变异性；④本土化的概念等。本土概念是指被研究者经常使用的，用来表达他们自己看世界的方式的概念，通常有自己的个性特色。本土概念不一定是研究者或研究者所述文化群体不知道的概念，只为被研究者群体使用的特殊语言。如“面子”是中国人群中的本土化概念；“霸蛮”和“策”是湖南人群中使用的一个本土化概念。

初始编码的方式可以有以下几种形式：

(1)以“词”为单位进行编码(word-by-word coding)，是指对访谈文本资料中的每个词语都进行编码，经常在现象学研究中使用，主要是研究者对每个词语表达的意义和呈现的图像进行的反思。

(2)以“行”为单位进行编码(line-by-line coding)，是对访谈文本资料的每一行的文字都进行编码，编码可以是一个或是多个。当然不是每一行文字都表达了一个完整的意思，也不是每一个表达的意思都是有意义的。但是以“行”为单位进行编码，迫使研究者仔细深入地了解和思考：“这里发生了什么?”“这是什么意思?”“这里有什么意义?”。该方法通常在扎根理论研究和人种学研究中广泛使用。

(3)以“事件”为单位编码(event coding)，主要是通过比较两个或多个事件而进行编码。如在探讨“躯体丧失某部分功能的体验”的研究中，将一个丧失听力的人讲述的“丧失”时的体验，和另一个丧失上肢的人讲述“丧失”时的体验，两个文本并排放置，进行比较性的编码。这种编码方式经常在扎根理论研究中使用，旨在了解对待某种事件的体验的相同之处和不同之处。

2. 集中编码(focused coding)或轴性编码(axial coding)　这两种编码的名称不同，但均在初始编码之后使用，旨在将意义相近、最有价值的一些初始编码汇总，是逐渐呈现概念和主题的重要步骤。集中编码包括了对初始编码的再编码，即重给予一个新的命名；也可以使用某个初始编码中的编码来代表该组编码。

3. 理论性编码(theoretical coding)　是扎根理论研究中为发展理论的需要进行的编码。编码具有一定的方向性和目的性，是在集中编码(轴性编码)的基础上，随着相关概念或概念之间的关系逐渐显现，通过理论抽样获得发展相关理论所需的信息而进行的编码。在扎根理论研究资料分析的最后阶段，也常称之为选择性编码(selective coding)，是指为了逐渐呈现的理论而选取的能够高度概括某个现象或是社会过程(social process)的核心类别(core category)。核心类别呈现的是一个故事线(story line)，其他类别是该故事线上的主要概念(key concepts)，它们之间相互联系，共同阐释某个社会过程或是体验。

(三)备忘录和关系图

备忘录(memo)和关系图(diagram)可以在研究开始前、访谈结束后、资料分析中使用。备忘录在资料分析时使用可以更有效地帮助研究者从初始编码进入集中编码，最后进入理论编码，可以帮助研究者理解“意义”、探索“关系”、以及发展“理论”。因此备忘录和关系图就是质性资料分析的一种手段。撰写备忘录和画关系图的过程实际上就是研究者和资料进行“对话”的过程。因为在研究者进行编码的时候，会不断地问问题，如“这有什么意义?”“这个俚语在这里有什么特别的含义?”“这个概念和另一个概念之间是什么关系?”“这个概念是不是核心概念? 为什么?”等等。而撰写备忘录和画关系图就很好地记录和表达了自己智力思考的过程和结果，从而有效推动了质性资料分析的进程。

(四)内容分析法

内容分析法(content analysis)是将语言及行为资料整理、分类所做的分项过程。是质性研究进行资料初步分类的步骤，同时也是对叙述性资料进行客观、系统、量化的描述，也可用于定量研究。内容分析法在质性研究中主要用于描述性质性研究(descriptive qualitative study)。

内容分析法注重某些词句出现的频率，以及有关文字的语气。表面层次上的分析，只需将文字编码，统计出来；含义层次上的分析，是将文字的含义、行为动机等通过分析、编码等方法整理出来，以推论文字的表面层次后面的含义。内容分析法的步骤包括：①决定分析的单元；②设计项目的分类类别；③说明如何将各项归类；④将定性资料转变为定量资料。

(五)主题分析法

主题分析法(thematic analysis)是通过对访谈资料的深入阅读，系统地归纳与研究问题有关的意义本质，以主题的方式呈现，用来帮助解释文本所蕴含的深层意义，换句话说，主题分析是要从这些书面叙述资料中去寻找共同主题，并用最贴切的语言来捕捉这些共同主题的意义(高淑清，2001)。主题分析法是诠释现象学常见的分析方法之一，其目的是发掘蕴含于文本中的主题，以发掘主题命名中语词背后的想象空间与意义内涵之过程。

“主题”(theme)代表文本中常出现的元素，包括主张、惯用语或情境脉络下的意义，而“主题分析”即是将这些主题再现的过程。在访谈文本中，不断重复出现且具有共通性的，就是我们要探寻的共同主题，所以整个分析流程是循着“整体—部分—整体”来回于文本与诠释之间。主题分析法的步骤包括：熟悉资料、初步编码、寻找主题、比较主题、定义主题、撰写报告。

从分析的思路来看，主题分析法与扎根理论资料分析法中的集中性编码或轴性编码有些类似，适合于处理无结构访谈所得到的资料，是在一边阅读、分析访谈资料的过程中产生编码，而不是用事先建构好的编码架构(内容分析法中通常称为类目架构)去分析访谈资料。主题分析法不同于内容分析法，因为内容分析法是以事先建构好的类目架构对文本进行分析，并且是计算类目出现的频率，因而无法让文本中的意义自己浮现出来。

(六)质性资料分析软件

质性研究者作为研究工具，既是资料的收集者，也是资料的分析者。质性资料分析的过程是人脑智力思考的过程，是任何分析软件所不能替代的。但是质性研究者可以借助某些软件工具协助自己整理资料。目前常用的质性分析软件有：NVivo、Atlas. ti 等。质性资料分析软件不能真正地分析质性的资料，但是可以帮助研究者很好地呈现和管理各级别的编码、图表、研究笔记和备忘录，并建立相关的链接，方便研究者对某一个编码追踪溯源。质性资料分析软件也可以进行词频、编码等的描述性分析，并以更加直观(比如树状、文字大小显示、关系图等)的方式呈现出来。此外，质性软件也方便了团队合作，使2个以上的成员可以同时对一份访谈资料进行编码，之后分析者可以相互阅读并进行比较，从而在编码上达成一致。

以上质性资料的分析是概括性的总结阐述。由于质性研究方法学的不同，不同的方法学采用的资料分析方式也略有不同。比如，对资料进行反复阅读和进行初始的编码(即将资料进行打碎，拆分成小的单元)在多种方法学资料分析中是相似的，但是如何进行归纳、缩减就不同了。扎根理论研究中以产出理论为主要目的，而阐释性现象学中以产生有意义的主题为目的。因此，具体到某一种方法学时，请参考该方法学特有的分析方法。

（李现红）

思考题

1. 质性研究和量性研究在哲学基础、资料收集方法和分析方法上各有什么不同？各有何优劣势？

2. 量性研究对测量工具要求具有良好的信效度，那么，质性研究中，研究者作为“研究工具”，其“信效度”（研究的可靠性和真实性）如何评价？

第六章　护理科研资料收集方法

学习目标

识记:

1. 描述护理研究常用的资料收集方法。
2. 能正确描述问卷设计的基本步骤和要求。
3. 说出生物医学测量法和档案记录收集法的适用范围。

理解:

1. 正确区分护理研究中常用的收集资料方法。
2. 理解结构式观察法的内容和记录。
3. 理解 Delphi 法。

运用:

1. 正确应用结构式访谈法收集资料。
2. 正确应用问卷收集资料。

一个好的研究结果必须来源于真实、完整、准确的资料，这是研究结果科学性、真实性和说服力的基础。因此护理研究者感兴趣的研究问题，只有转换为可被观察记录的变量，采用适合收集资料的具体方法，才能开展科学研究工作。资料的收集(data collection)是研究步骤中最具有挑战性的环节之一，也是经过周密设计后通过不同的方法从研究对象处获取资料的过程。护理研究中资料收集的方法很多，常用的有自陈法(包括访谈法和问卷法等)、观察法、生物医学测量法等。

第一节　科研资料收集的准备及计划

资料收集是指收集研究问题相关信息和测量研究变量的过程，是一个系统的有计划的过程。它是回答研究问题，证实研究假设的重要步骤。一个好的护理研究离不开收集准确、真实的资料。

一、资料的种类

广义的科研资料可指课题研究过程中产生的全部资料，包括反映课题研究基本情况的资料(课题申报书、开题报告、课题研究方案、专家的论证材料和鉴定意见等)和研究过程中产生的过程性资料(研究中采集的数据、访谈记录等)以及课题实施的各个阶段与客体研究结束的各类总结性资料(阶段性总结、论文、验收报告、课题验收鉴定书、成果推广应用材料等)。

其中研究过程中产生的过程性资料是研究中内容最丰富、最有价值的资料。

狭义的科研资料是指为达到研究目标，用系统的方式收集、储存和处理的信息。它是研究中产生的过程性资料，最终用以回答研究问题。根据资料的不同属性，科研资料可分为量性和质性资料，其中量性资料通常可量化为数字形式，质性资料通常是文字、图像、声音、录像的形式。

二、资料的来源

资料的来源可分为直接来源的资料和间接来源的资料。

1. 直接来源的资料　又称为一手资料，是指研究者根据研究目的，按照研究计划，通过使用不同资料收集方法所收集的一手资料，包括对研究对象直接进行调查、观察、访谈等方式收集的资料。

2. 间接来源的资料　又称为二手资料，是指研究者未亲自参与收集设计和采集实施的现有资料，是研究者在其他课题的现有资料基础上进行二次分析，得出新的研究结论，包括期刊论文、病历、档案、会议资料、各种疾病信息登记库等。间接来源的资料具有省时、省人力、经济的特点，因而比较受欢迎。然而使用这种来源的资料存在很大的风险。因为研究者未亲自参与资料收集设计和实施过程，所以所拥有的资料可能有信息不全、不准确或不完全符合研究目的等问题。因此，在使用间接来源的资料之前，必须评估和分析资料的准确性和时效性，确认资料质量可靠。

三、常用的资料收集方法

护理研究中常用的资料收集方法包括自陈法、观察法、生物医学测量法、Delphi 法等。其中，自陈法包括问卷法、访谈法及日记法等，资料直接从研究对象处获得，可通过口头会谈的形式，也可通过填写书面问卷的形式获取。自陈法和观察法根据是否有事先设计的特定结构可分为结构式、半结构式和非结构式三类。结构式资料收集在研究工具的选择上有严格的要求，以确保资料的信度和效度，一般用于量性研究。问卷法即属于结构式或半结构式的自陈法。非结构式资料收集一般用于质性研究，常用于探索新领域和新知识。

四、设计收集资料方案前应考虑的问题

(一)研究目的

研究目的决定所需资料的性质，因此明确研究问题和目的是确定收集资料方案的关键步骤。如果研究目的是开展某类人群的调查、进行理论或假设验证、开展项目效果评价，则需要客观的定量资料，可采用结构式方法收集资料，即按事先设计的特定结构(例如问卷)进行资料收集。例如某研究探讨自我效能理论在艾滋病患者疾病自我管理中的作用，其所采用的资料收集方法为问卷调查法，通过评定量表收集研究对象的自我管理的评分。但此类方法不适用于质性研究，因其研究目的具有探索性，此时非结构式资料收集法具有更大的弹性。即研究者向研究对象提出开放性问题，在一个或几个主题下让研究对象自由阐述。例如某研究探索在中国受教育的护士到人口老龄化严重的日本工作后的适应情况，其所采用的收集资料方法是深入访谈法。

(二)研究设计的复杂性

开展研究时，研究者会自然地考虑到研究的成本(人力、物力、财力)和研究可利用的资

源，分析研究设计的复杂性，帮助研究者估计研究资料收集中可能遇到的阻力和可以采取的应对措施。如人力上包括研究组成员是否具备资料收集所需要的知识和技巧，是否接受过相关培训。在物力上，是否有可及的研究场所，研究所需要的设备、材料等。财力上包括是否有足够资金支付研究过程中所产生的人工费、材料损害费、专家咨询费等。分析研究的复杂性，细化研究步骤是制定收集资料方案的重要步骤。如研究者需要明确"研究对象是什么人群?""怎样找到研究对象?""需要研究对象参与多长时间?""需要参加几次?""每次需要多久?""收集到的资料如何储存和保管?"等。

(三)研究对象的特点

研究对象自身特点是影响资料收集方法的一个重要因素。研究对象的年龄、受教育程度、文化背景、语言能力、听力及体力，是否为弱势群体，都会影响到资料收集方案的实施。例如，研究对象为失足妇女或吸毒的艾滋病患者时，由于研究对象身份敏感，研究问题多涉及研究对象的个人隐私，观察法相较调查法更有利于研究者较为顺利地进入研究现场，获得相对真实的资料。如对其进行问卷调查，则需要花费更多的时间进行前期沟通以取得研究对象信任，保证获得研究资料及其相对真实。再如，若研究对象为养老院老年人群，长篇幅的问卷调查不利于在这一人群中收集资料，研究者应控制问卷篇幅的长度。

(四)是否存在霍桑效应

霍桑效应(Hawthorne effect)是指如果研究对象意识到他们正在参与研究，则可能或多或少地改变自己的行为和反应状态，从而影响到收集的资料的真实性和有效性。然而，若不让研究对象知道其参与研究，则违背伦理原则。当这一矛盾不可避免时，为尽量缩小霍桑效应，需要对研究人员进行培训，特别是资料收集的方法和技巧的训练，使研究人员以中性的不加评判的态度进行资料收集。

第二节　自陈法

自陈法(self-report)是研究者通过与研究对象的沟通来获取资料，护理研究中最常用的两种自陈法包括问卷法和访谈法。

一、问卷法

问卷法(questionnaire)是通过使用问卷或表格获得研究所需信息(自理状况、知识水平、态度、感知觉、信仰和观念等)的收集资料的方法。问卷法是一种标准化的、书面的、定量的自陈法。问卷法的研究工具包括成熟的量表(scale)和自行设计的问卷(self-developed questionnaire)。成熟的量表经过严格的信效度检验和大样本应用，往往形成了常模，应用广泛。量表可用于获取研究对象态度和特征方面的信息。自行设计的问卷在结构、条目、答案格式、信效度方面往往还需要更大样本和更多研究验证。

(一)编制问卷

在选择研究工具时，研究者应首先选择经过严格的信效度检验和大样本应用的量表。如无类似研究，则查询在不同文化背景人群中研究相同概念的量表或问卷，进行翻译或文化调适，以适用于本研究的目标人群。如二者均无，则需要通过文献检索、专家咨询、与研究对象访谈等自行设计问卷。

1. 问卷编制的步骤　问卷编制有其特有的步骤，只有遵循编制问卷的步骤，才能保证问卷良好的质量。

（1）明确问卷的编制框架。围绕研究目的，列出主要研究概念，确定该问卷拟收集或测量什么内容、领域有哪些、范围有多广等问题，通过概念分析和广泛深入的文献研究来明确问卷的框架。

（2）建立问题库。问题的来源主要有两个途径。

①运用已成型条目：查找文献，在已运用的成熟问卷中查找测量相关概念的条目，在经原作者同意下，可修订整个问卷或部分条目，使其满足自身研究需求。运用现成条目的一个优点是可以确保条目的效度，但是若现成条目运用于不同文化人群，需要通过预调查以确保其适用性。

②编写新条目：新条目可按照推理法进行编制，即研究者围绕研究目的和理论依据推论出能测评出这些内容的项目，对要测量的概念进行操作性定义。这一般包括研究者查阅相关文献、回顾以往经验、参考专家意见、访谈相关研究人群、参考相关调查表等。如研究对象及其家属、医生、护士、社会学家、课题组成员等围绕研究目的自由发表意见，提出各种可能的相关问题。

在条目编写初期，强调条目的丰富性，将尽可能多的条目纳入条目库，以备甄选。甄选时研究者应对提出的问题进行归类、合并、删除、排序等处理，消除无关或重复的问题，形成一个具有完整结构的问题体系或问题库。

（3）设计问卷初稿。根据研究概念，将问题库中的条目进一步筛选，根据研究概念，将条目分成几类；将问题标准化、规范化；根据问题答案的种类，将类型相同的问题放在一起，以利于研究对象填写答案；按一定逻辑结构（时间、从全局到个人）安排问题的顺序；对有关条目进行量化处理；合理编排组成结构完整的问卷初稿。

（4）试用和修改。问卷初稿完成后不能直接用于正式调查，必须经过试用并进行修改。

①专家效度评定：请该领域资深专家对问卷初稿进行内容效度评价，指出不妥之处，并进行修订和调整。

②预试验：在研究对象中随机抽取一个小样本进行问卷的预试验。认真检查和分析预试验的结果，从回收率、有效回收率、填写错误、填写答案不完全等方面发现初稿的问题和缺陷，并进行修订。

问卷的长度应适当控制，一般用于成人的问卷，完成时间不应超过 30 分钟；需要儿童完成的问卷完成时间不应超过 15 分钟。每份问卷前应有简短的指导语，用于说明问卷调查的目的和内容、填写方法、填写问卷大致需要的时间。

（5）信效度检验。自行设计的问卷的最终质量要通过信度和效度检验来评价。一般每个条目需 10 个样本进行测试，达到合理数值方可推广应用。

2. 问卷的结构　包括指导语、填表说明、问题、答案和编码。

（1）指导语。是致研究对象的一封短信，通常放在发放的问卷问题之前。其作用是说明调查目的、调查单位或调查者身份、调查的大概内容和花费时间、匿名保证、研究者的联系方式等。无论采用何种方式发放问卷，指导语都必不可少，尤其对于邮寄问卷或网络问卷。指导语要求语言简明、中肯，一般在 200～300 字。

（2）填表说明。是用于指导研究对象填写问卷的各种解释和说明，对问卷中的一些概念和名词给予通俗易懂的解释，并指导研究对象填写，常可用举例示范的方法说明填写方法。

（3）问题。包括设计问题的形式和类型、问题的数量和顺序等。

①问题形式：主要包括开放式问题（open-ended question）和封闭式问题（close-ended question）两种形式。

开放式问题又称非结构型问题，只列举问题，没有对答案进行任何预先设定，即无备选答案，研究对象根据自己情况自由回答。这种形式的优点是不受研究者等其他局限，可得到研究者意想不到的结果，适用于探索性研究。其缺点包括：对研究对象的文化水平、知识层次要求较高，受各方面局限可能产生无用资料；研究对象需要花费较多时间，容易产生较高的拒答率；资料难以编码和不利于统计分析，也不方便进行相互比较。

封闭式问题又称结构型问题，是指不仅列举问题，而且附设备选答案，答案预先设定，让研究对象根据自己的情况在事先设定的答案中进行选择。封闭式问题的优点包括：答案标准化，便于统计分析；回答简单，应答率高，尤其是研究对象不能用语言表达观点或问题涉及其隐私时，封闭式问题更有优势。但同时封闭式问题也具有一些缺点，包括：研究对象只能在事先设计好的备选答案中进行选择，创造性被限制，不利于发现新问题；当备选答案中没有适合于研究对象的答案，或研究对象不理解所列举的问题时，容易随便选择而使资料产生偏倚。

②问题的类型：根据问题测量的内容，问题可分为特征问题、行为问题和态度问题三类。

特征问题又称为人口学问题，即收集有关研究对象个人资料的信息，包括年龄、性别、受教育程度、宗教信仰、职业、民族、婚姻状况、经济状况、出生地、居住地等。几乎所有的研究都包含了该类问题，用于描述研究对象特征，并可探讨人口学特征与研究关键变量之间的关系。

行为问题收集有关研究对象的行为事件，了解是否做过某事，做某事的频率等，如吸烟、饮酒、卫生行为、患病、就医等。特征问题和行为问题统称为事实问题，是有关研究对象的客观事实，通常容易作答。

态度问题用以测量研究对象对某一事物的看法、认识、意愿等主观因素，揭示某研究对象产生的原因，常常是问卷中很重要的测量内容。此类问题往往能挖掘人的内心，易引起人本能的自我防卫心理而不愿发表意见或随便作答或故意选择与真实想法不符的答案，故而在调查中了解态度变化问题比了解事实问题难度大很多。

③问题的数量和顺序：问卷中问题的数量根据研究内容、样本性质、分析方法及人力、物力、财力、时间等因素来决定，没有固定标准。一般而言，通常以 20 分钟内完成为宜，最多不可超过 30 分钟，针对儿童的问卷以 15 分钟内完成为宜。问题太多，容易引起研究对象的厌倦情绪和生理疲劳，影响调查质量。

问卷中问题的排列顺序应遵循一定的规则，其目的是便于回答者思考，减少拒答的可能性。具体规则有：一是简单易答的问题放前面，复杂难答的问题放在后面。如关于研究对象的人口学问题放前面，而关于态度、意见、看法等方面的问题放在后面；封闭式问题放在前面，开放式问题放在后面等。二是问题按照一定逻辑顺序排列，同类或相关问题放在一起。如可按时间先后顺序排列，或由近至远或由远至近，或由外侧至内侧或由内侧至外侧顺序排列。三是敏感问题放在后面。例如对某一社会问题的看法、个人隐私等方面问题如果排在前面，回答者可能会产生反感、顾虑或紧张情绪，影响调查的质量。

（4）答案。封闭式问题的答案是预先设计好的，制作问卷就需要设计答案。

①答案的分级：问卷中许多问题需测量相关变量的程度，这就需要对答案进行分级。有些问卷采用二分法分级，即以“是”或“否”回答问题，更多问卷采用多级答案。分级少时，测

量的敏感度不足，分级较多时，则分级标准不易掌握，影响评定者间的一致性。因此问卷的答案一般以3～7级为宜，以5级多见。同时注意答案分级数应该为奇数，以便有中位数，方便研究对象选择。答案分级时还应注意符合穷尽性和互斥性原则。穷尽性即覆盖全面，答案包括了所有的可能情况。为避免遗漏，常用“其他，请注明”进行补充。互斥性即互不相容，答案之间不能有交叉重叠或相互包含，使研究对象回答时能准确地找到唯一一个符合实际情况的答案。如把研究对象的年龄分为35岁以下、35～60岁、60岁以上三个年龄段，就存在年龄分组上相互重叠的情况，属于35岁的研究对象不知该如何选择，从而影响问题的回答和结果的判定。

②答案的格式设计：填空式答案，研究对象直接填入答案。例如，收集研究对象年龄时直接询问年龄，研究对象直接填写年龄就可以。

二项式答案：又称是非题型问题，答案以“是”和“否”的回答方式表示。适合于收集事实性信息，也适合于收集小儿的资料。例如，需要了解研究对象读报时是否需要戴眼镜，直接询问“你读报时需要戴眼镜吗？”给出“是□否□”的答案，研究对象依据自己的事实进行选择。

多项式答案：一般每个问题下设立了2个以上的备选答案，这些答案是独立的事物，它们之间不存在程度上的区别，研究对象根据自身实际情况选择1项或多项答案。多项式问题适合于收集态度和意见方面的资料。设计这类问题要包含所有答案，对设计者要求较高。如果不能确定是否已包含所有可能的选项，可设“其他”选项，并请研究对象加以说明，以保证收集到全面准确的信息。例如，需要了解研究对象的婚姻状况，给出“A. 单身；B. 已婚；C. 同居；D. 离异；E. 丧偶”的答案，研究对象依据自己的事实进行选择。

编序式答案：要求研究对象对所列的选择项目按某种程度排序，常见的有难易程度、偏向程度及重要程度等。一般排序项目不应超过10个，可以是在所列项目中排出前几个，也可以是将所有项目进行排序。例如，需要了解研究对象的对某些事物的重视程度，可进行询问“以下列举一些人们认为重要的东西，请你按照自己的观点将下列项目从最重要到最不重要排序”，给出“A. 成就；B. 家庭；C. 友谊和社会关系；D. 健康；E. 金钱；F. 宗教信仰”的答案，研究对象依据自己的事实进行排序。

等级评分式答案：要求研究对象对某一事物按某种属性进行程度评分，可用文字、数字、线段表现。等级评分又可分为数字评分和李克特(Likert)条目。数字评分是将某一问题的答案的程度以1～10来计分，研究对象依据自己的情况选择合适的评分。Likert条目是评分加总式量表中最常用的一种，属同一概念的这些条目是用加总方式来计分，单独或个别项目没有意义。Likert条目的答案一般分为5级，要求研究对象表明对所阐述问题的态度是“强烈赞同”“赞同”“反对”“强烈反对”或“未决定”。根据需要，有时词语略有不同，如把“赞同”改为“同意”等。例如，需要了解研究对象对某些事物的认同程度，可陈述“我的朋友们能真正地帮助我”，给出“A. 极不同意；B. 很不同意；C. 稍不同意；D. 中立；E. 稍同意；F. 很同意；G. 极同意”的选项，研究对象依据自己的事实进行选择。

语义差异答案：用于测量人们对事物、事件和概念态度和看法的评定，语义差异中的选项包含一系列形容词以及各自反义词，在每个形容词和反义词之间设有7～11个等级。研究对象依据自己的观点、看法和感觉，在这些等级中选择适合自己的位置。如评估研究对象感情的语义差异量表(例6－1)：

【例6－1】 在下列表6－1问题中有数对意思相反的形容词，请您根据目前的感觉选择合适的答案：

表 6-1　评估研究对象感情的语义差异量表

	1	2	3	4	5	6	7	
变化的	□	□	□	□	□	□	□	稳定的
举棋不定的	□	□	□	□	□	□	□	自信的
沮丧的	□	□	□	□	□	□	□	高兴的
孤立的	□	□	□	□	□	□	□	合群的
混乱的	□	□	□	□	□	□	□	有条理的
漠不关心的	□	□	□	□	□	□	□	关切的
冷淡的	□	□	□	□	□	□	□	热情的
被动的	□	□	□	□	□	□	□	主动的
孤僻的	□	□	□	□	□	□	□	友好的
不适的	□	□	□	□	□	□	□	舒适的
神经质的	□	□	□	□	□	□	□	平静的

视觉模拟答案：用于测量人们对某种经历的感受，例如疼痛、乏力、恶心、呼吸困难等。不同于 Likert 条目评分，视觉模拟问题描述的是连续性的范围。如对疼痛的评判，从研究对象的角度来看不一定只有轻、中、重的区别，而有更大的范围区别。传统的视觉模拟是用一条 100 mm 长的直线表示程度的差异，现有脸谱、阶梯等形象图形。

例如，您的睡眠怎么样？（图 6-1）

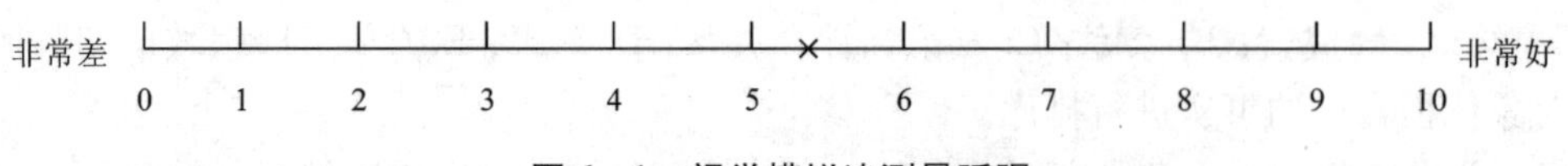

图 6-1　视觉模拟法测量睡眠

0：表示睡眠非常差；10：表示睡眠非常好；在 0～10 之间：越靠近 0 表示睡眠越差，越靠近 10 表示睡眠越好。图例标出的答案（×的位置）：5.4 表示睡眠一般。

（5）编码。是将各种文字变成计算机能识别的数字或英文字母的过程，这是因为一般护理研究中所得到的资料均使用计算机处理。编码既可以在问卷设计的时候完成，称为预编码；或在调查后进行，称为后编码。在实际研究工作中，以预编码应用为多。编码应遵循以下原则：

①编码必须单一：每个编码只能代表一种特定的答案，不能重复代表不同答案，否则计算机识别同样的编码不能代表同一答案，编码会导致信息的模糊和丢失。

②编码必须包含所有可能的情况：每种答案都有自己唯一的编码。如对答案中的文化程度的最高学历进行编码：初中及以下=1，高中或中专=2，大学专科=3，大学本科=4，硕士研究生=5，博士研究生=6，其他=7。

③编码简单，符合逻辑：通常用阿拉伯数字进行编码，有时答案本身即为数字，编码可

取其本身。如：您接受学校教育的时间是12年，则编码为12。

④无应答问题的编码：无应答或拒绝回答本身就是一种答案，不应出现空格，应给予特殊编码，一般常用9、99或999来表示。如：您的职称是？实习期=1，初级=2，中级=3，副高级=4，正高级=5，一般研究对象职称的编码为1～5，但如果拒绝回答则编码为9。

3. 注意事项　编制问卷的问题应帮助研究者达到收集研究对象信息的目的，设计问卷时研究者必须注意以下几方面。

(1)用词选择：问卷的语言总体要求简洁、易读、易懂、直截了当，避免烦琐、冗长，尽量避免使用专业术语。如"您是否认同HIV感染者的疾病管理自我效能?"该问题会使研究对象觉得不知所云。此外，问卷的难度要与研究对象的文化水平相适应。如果研究者对研究对象的文化背景不是很确定，比较保守的阅读水平应在小学五年级。

(2)避免双重问题：双重问题(double-barreled question)是指一个条目问题询问两件事，或一个事情的两个方面，但只允许一个答案。这种问题容易引起偏差，因为不能确定研究对象回答的是针对哪一个问题或问题的哪一方面。在设计问题时，一个条目只代表一个意思。通常可以通过检查问题中"和""或"等连接词的使用来判定。如"您对与家人和朋友的关系是否满意?"，此条目就询问了一个事情的两方面，而研究对象只能回答一个答案，收集资料时会导致信息的丢失。

(3)避免暗示答案：问题提法应该客观，尽量减少偏差，不要带有倾向性或暗示答案，不要用否定形式提问。否则容易给研究对象造成暗示，造成群体答案偏倚。因此，在问卷中询问时，尽量使用中性词语，减少暗示。如针对留守儿童询问"与你生活的祖辈从来不关注你的心理吗?"，则可能会引起群体偏倚。

(4)确保研究对象的匿名性：在问卷设计过程中，遵循医学伦理中的隐私原则，问题不能暴露研究对象的个人信息。比如，一般问卷中不询问研究对象的姓名和家庭住址。

(5)处理敏感问题和个人资料的方法：设计问卷时应考虑到问题的措辞是否可能遭人拒绝，例如年龄、家庭收入等，采用列出范围让研究对象选择的方法比用开放式让对方写出具体数字更能获得有效答案；问题应无倾向性，应制造一种包容的氛围，对答案的对与错不加评判，例如文化程度中出现"文盲"或自理能力中出现"低下"往往被认为具有歧视性；另外某些敏感性问题采用对象转移法或假定法来间接询问更能让人接受，例如："我接受肛门造瘘手术使我感到外出拜访朋友时很尴尬"，改为"接受肛门造瘘手术让人感到外出拜访朋友时很尴尬"

(二)通过问卷法收集资料

问卷法可用于以人为研究对象的不同设计，包括横断面调查、实验性或类实验性研究。

1. 问卷的发放方式　包括邮寄问卷法、现场问卷法、电话问卷法和网络问卷法。

(1)邮寄问卷法：此法发放问卷范围广，省时、省力，但回收率低，常需重复邮寄。一般回收率在60%以上可以接受。邮寄法的回收率往往与问卷的内容、研究对象的时间和兴趣、答卷、问卷的排版、印刷质量等因素有关。标准的邮寄问卷应包括首页(cover page)、问卷正文(questionnaire)、写明回寄地址并贴好邮票的信封(return envelop)三部分组成。首页部分应对研究的目的和意义、研究者的身份、研究对象参与的方式、如何尊重研究对象隐私等进行说明。语言尽可能比较正式、非营利性的、给人以信任感和责任感，陈述时尽量诚恳、简明。若在一定时间内(2～3周)尚未收到寄回的问卷，研究者可通过再次寄信或电话提醒研究对象，在信中有时应再寄一份问卷以防研究对象遗失前一次的问卷。

(2)现场问卷法：是一种把部分研究对象组织起来，现场填写问卷的方法。现场问卷法研究者可以解答研究对象在填答过程中所遇到的问题，可减少错答和漏答情况，回收率也很高。当场发放当场回收的方法大大节省了时间、人力。此方法适用于研究对象来自学校、医院、社区等情况，对于许多社会调查来说，若样本不能集中填答，则不能使用现场问卷法。此外，将研究对象集中起来，有时会形成一种不利于个人表达看法的“团体压力”或“相互作用”，使得研究结果发生偏倚。

(3)电话问卷法：是通过电话一对一的收集资料。相对于邮寄问卷法，电话问卷法有一定的互动，可以提高问卷的应答率和准确率；相对于现场问卷法，电话问卷更经济，不受限于空间。电话问卷法对调查者的语言能力和沟通技巧要求较高，但相对更有利于研究对象对某些敏感问题做出诚实回答。因为面对面情况下，研究对象对某些敏感问题可能不会直接作答。电话问卷的缺点是缺乏面对面的交流，研究对象对研究者的信任度和依从性往往低于面对面现场问卷，电话问卷交谈的时间不能太长，且调查过程中也容易出现中断。另外，当样本量较大时，电话问卷法的人力、财力、时间花费也会比较大。

(4)网络问卷法：是指在互联网上针对特定的问题进行的调查设计、收集和分析资料等活动。网上问卷调查一般有两种：E-mail(电子邮件)法与站点法。①E-mail 法是用 E-mail 将问卷发送给研究对象，由其填写问卷，再将问卷答案发回指定邮箱。E-mail 相对于传统邮寄具有更好的时效性，且更经济。但 E-mail 调查的交互性很差，并且数据的处理会很麻烦，每份问卷的答案都是以邮件的形式发回，必须重新导入数据库进行处理。②站点法又称在线调查，即将问卷放在网络站点上，由访问者自愿填写。

在线调查通过互联网及其调查系统把传统的调查、分析方法在线化、智能化，研究对象利用网络平台填写问卷。目前，在线调查应用越来越广泛，网络调查软件的技术也越趋成熟，研究者可通过网站提供的问卷设计指南，在线设计适合自身研究的问卷。站点网络问卷法具有省时、省力、及时、调查范围广及隐匿性好等优点。但同时，随着网络调查越来越多，研究对象容易产生倦怠感，调查的价值受到其填答意愿的限制。

2. *提高问卷法应答率* 问卷法一个很大的缺点是回收率低，这增加了研究成本和资料收集不确定性，应采取相应方法提高问卷应答率(response rate)。

(1)精心准备指导语：在正式问卷之前，附上一份全面、合适的问卷首页(指导语)，指导语要介绍研究背景、研究目的，填写问卷的要求和参与方式，对研究对象参与研究的感谢，让研究对象认同研究，愿意完成问卷。在指导语上附上研究者的个人签名，获取研究对象的信任，以及写明如何确保研究对象的匿名性，使研究对象可以消除顾虑，提高应答率。

(2)语言清晰易懂：问卷整体设计是否清晰、易懂、易完成直接影响研究对象的第一印象。在发放问卷之前，需要确保问卷卷面整洁，内容具有可读性。

(3)选择合适的调查时机：开展问卷调查尽可能考虑研究对象对调查的接受程度，不给他们额外的压力或者尽量减少为其带来的麻烦。研究对象若为一般人群，最好在非假期期间发放问卷。研究对象为患者时，除非研究目的必需，最好避开其刚入院期、病情诊断初期、危重期。

(4)其他：在邮寄问卷时，附寄贴好邮票写好地址的回信信封，可以减少研究对象参与研究带来的额外麻烦，增加回收率。另外一个可行的办法是提供小礼品激励研究对象参加填写问卷。

3. *问卷填写方式* 根据研究对象完成问卷的方式，分为自填式(self-administratered)和他填式(interviewer-administered，一般是调查员协助)。前者由研究对象独立完成整份问卷内容，研究者只给予适当的指导与帮助。在某些特殊情况下，如研究对象体力不支，阅读能力有限，研究对象不能独立完成问卷，就由研究者根据问卷内容向研究对象逐个提问完成问卷。不管是自填式还是他填式，在资料收集完成后，研究者都应对问卷的完成情况进行检查，看是否有遗漏的问题，并进行编号，注明资料收集人的姓名和收回日期。若有遗漏，需要请研究对象补充作答，尽量减少无效问卷的产生。

4. 采用问卷法收集资料的步骤　问卷法收集资料需要经过一系列步骤，包括确定目标人群、抽取研究对象、获得知情同意、发放问卷、填写问卷、资料核对、输入数据库、录入核对和数据分析。

二、访谈法

访谈法(interview)是指研究者采取口头交谈的方式从研究对象处收集资料的方法。访谈法是一种口头形式的自陈法，可用于收集有关研究对象事实性、观念性的信息，如生活经历、个人观点、态度、价值观等。访谈法广泛用于质性研究，也可用于描述性研究及实验研究的某些阶段。

(一)访谈的类型

1. 根据研究者是否具有访谈结构的规定，访谈法可分为三种类型

(1)结构式访谈(structured interview)：访谈者严格按照事先设计好的书面程序和访问表对研究对象进行访谈。结构式访谈过程中，访谈者严格控制访谈程序。访谈中所提到的问题及顺序、提问方式、对疑问的解释以及访谈结果的记录都严格按照事先设计好的格式进行。结构式访谈法收集的资料可以量化并进行精确的统计分析，但是研究者需要花费较多的时间和精力设计研究工具，而且收集的资料不够深入。结构式访谈法适用于研究者对研究问题比较了解时资料的收集。

(2)非结构式访谈(unstructured interview)：访谈者以开放式问题的形式询问研究对象一个或几个范围较广的主题，是一种类似自然交谈的方法。非结构式访谈虽然围绕一定目的进行，但访谈内容、顺序、语言都可以由访谈的双方共同选择。非结构式访谈比较灵活，收集的资料比较深入，无需设计或寻找合适的研究工具，但是非结构式访谈对访谈者的要求较高，耗时较多，结果容易受到访谈者的研究能力和研究对象的双重影响，而且资料较难分析，非结构式访谈法常用于对新的研究问题进行探索性研究，不要求研究者对该领域掌握丰富的信息。

(3)半结构式访谈(semi-structured interview)：访谈者按照事先准备好的访谈提纲对研究对象进行访谈。访谈过程中，访谈者只部分控制访谈的进展，鼓励研究对象对事先拟定的几个问题进行谈论。由于提纲的内容比较粗放，访谈者可以对研究的程序进行适当的调整，以收集到所需要的资料。半结构式访谈既可以避免结构式访谈的呆板、缺乏灵活性、难以对问题进行深入探讨等局限，也可避免非结构式访谈容易离题，难以做定量分析等缺点。

2. 根据访谈的规模，访谈法可分为个人访谈(individual interview)和小组焦点访谈(focus group interview)

详细内容见第五章第四节。

(二)访谈问题的设计

访谈问题设计的原则是从广泛、普遍的问题开始，逐步过渡到具体、敏感的问题。广泛、

普遍的问题有利于访谈者和研究对象展开话题，为进一步深入交谈打下基础。访谈的问题一般按内容分组，内容的安排应具有逻辑性和层次性，以利于访谈内容的逐步深入。访谈问题的表述应简洁、明了、通俗、易懂，适合研究对象的年龄、文化程度和喜好。对于不能够简化的问题，可将问题打印出来分发给研究对象，帮助其更好地了解问题。

（三）访谈者的培训

如果访谈对象较多，需要多个访谈员收集资料时，必须在正式收集资料前对所有访谈员进行统一的培训，以免造成人为的偏差。培训内容包括如何向研究对象描述研究目的、内容，详细的访谈过程，每次访谈的意义和注意事项等。对尚无访谈经验的访谈员应加强沟通能力的培训，例如，如何开展话题，如何引导研究对象进一步深入表达观点与感受，身体语言的恰当应用（手势、姿势、与研究对象之间的身体距离）等。所有访谈人员应同时参加培训，从而保证所有访谈者得到相同指导。研究者可以通过模拟访谈、角色扮演等方法对访谈人员进行培训。

（四）访谈的准备

在访谈前，访谈员应准备好访谈的主题、访谈提纲或访谈问题，初步了解访谈对象。与访谈对象预约访谈的时间和地点。对于时间的选择，应首先从研究对象立场考虑，最好选择在访谈对象工作、学习不太繁忙，病情稳定、心情比较舒畅的时候。如研究对象为患者，则应避开医生查房、家属探视及护理操作集中的时间。访谈的地点应安静、隐秘、避免干扰，尽可能在访谈对象比较熟悉的环境中进行。访谈正式开始前，访谈者应将研究的目的、程序以及保密原则向访谈对象进行解释以取得其配合。例如："下面我将询问您一些关于……的问题，您可在下列答案中选择您的回答……（结构式），或谈谈您的看法（非结构式），如果您不介意我会对您的答案做适当的记录，如果不清楚，可能需要请您做些解释……"。

（五）访谈的记录

访谈的记录可分为现场记录和事后记录；记录的形式有书面记录、录音和录像记录；记录的内容包括访谈内容、访谈对象重要的非语言行为，如身体姿势、手势、重要表情变化，以及访谈者对访谈对象的评价。

1. *现场书面记录*（written recording） 是传统的记录方式，能保证访谈内容不被遗忘，但会一定程度上影响访谈的进行，而且可能会遗漏某些信息。事后记录常常会造成访谈内容的部分遗忘。

2. *录音式记录*（tape-recording） 即用录音机或录音笔将整个访谈过程记录，访谈结束后研究者再逐字将声音转录成文字，这包括访谈之外的声音，如叹息、大笑等。录音式记录较书面记录可以更全面地记录信息且省时，不影响访谈的进行，是最常用的辅助记录方式。由于访谈录音要长时间保存，也有可能在某些学术场合公开，研究者必须将使用范围告知研究对象，签署知情同意书。录音式记录访谈在数据分析阶段，由于需要经过逐字转录，往往比较费时费力。

3. *录像式记录*（video-recording） 这种记录方式是将访谈过程全程录像。相对于其他的访谈记录方法，录像可记录研究对象的语言回答、身体语言以及与研究者的互动过程，因此记录的信息很全面。但缺点是成本高，且很多研究对象面对镜头不自在不能够自然表达其观点、看法，因此有可能影响数据的丰富性、真实性和可靠性。而且，与录音式记录一样，录像必须取得研究对象的知情同意。

(六)访谈的技巧

详细内容见第五章第四节。

三、问卷法与访谈法的比较

(一)问卷法的优缺点

1. 优点　①方便经济，可以节省时间、财力、人力，效率较高；②能确保匿名性；③预先设计好结构式或半结构式问卷，调查项目和内容可控，很少因为调查者不同而造成资料偏倚；④问卷是最容易检测信度、效度的研究工具之一；⑤调查范围广，不受时间、空间的限制，可以同时从多个地区获得大量资料。

2. 缺点　①问卷的回收率难以保障，回收率的高低依赖研究对象的合作程度；②答卷者可能经过思考、斟酌将理想中的情形写下，而未收集到真实的资料；③问卷的填答质量不能保证，可能有遗漏条目未回答；④研究对象必须具有一定的阅读能力；⑤由于缺乏及时指导，研究对象可能误解研究者本意；⑥单纯使用问卷，深度常常不够，不太适合处理复杂的问题，很难对其进行深入调查，具有一定的局限性。

(二)访谈法的优缺点

1. 优点　①应答率高，大多数人对该方法能接受；②应用广泛，既适合于问卷调查的研究对象，也适合于那些因文化程度不高或受客观条件限制不能填写问卷的研究对象；③访谈者与研究对象面对面的直接调查，能及时解决问题本身所致的模糊、混淆等现象，观察到研究对象的非语言行为和言语动作，所获得的资料较为完整、丰富；④访谈者可控制提问的顺序，灵活处理调查过程中的问题，有效地控制调查过程。

2. 缺点　①人力、财力和时间耗费较大，研究成本较高；②可能存在霍桑效应：研究对象可能因为知道参与研究而有意改变自己的谈话内容，造成结果偏差；③人与人之间的互动关系会影响资料的收集以及所收集的资料的质量：如研究对象的年龄、性别、种族、社会地位，以及访谈者与被访者的关系等；④对访谈者的访谈技巧要求较高，访谈前需要接受统一的培训；⑤非结构式和半结构式访谈收集的资料较难分析；⑥样本量较小，结果的外推性较差。

第三节　观察法

观察法(observation)是指研究人员有目的、有系统、有计划地通过感官或辅助器械，对客观事物、研究人群活动及互动情况进行仔细观察、分析，以获得第一手事实资料的一种科学研究方法。观察法较多地应用于质性研究中，但也可用于量性研究中。

一、观察法分类

从不同的性质和方法角度，观察法有不同的分类。

(一)按观察情形分类

1. 自然观察法(naturalistic observation)　研究人员对研究情形不施加任何改变和控制，在完全自然状态下观察和记录研究对象的行为和事件的发生、发展过程，如在护士上班时观察其洗手的情况。自然观察法观察到的行为范围较广，而且能观察到研究对象在现实状况下的真实行为特征，能够反映客观环境对个体行为的影响和约束；但不同观察者可能得出不同的结论，观察前期应定义统一的标准，测定观察员之间信度的一致性，从而确保观察质量。

2. 实验观察法(experimental observation) 又称为标准观察(standard observation)，是在人工控制的实验环境下，系统地观察研究对象对特定刺激的反应，如使用APN制排班(A是上午班，am；P是下午班，pm；N是晚班，night)后观察护士的精神面貌。因实验环境和刺激条件已经固定，所收集的资料具有较好的可比性，但是可观察到的行为范围和深度比自然观察法局限。

(二)按观察是否有事先设计的结构分类

1. 结构式观察法(structured observation) 观察前有详细的观察计划书、明确的观察指标体系、有现成的正式的记录格式，规定研究员要观察哪些现象和特征，用哪种方式进行记录，要求观察员在观察时严格按照计划进行，能对整个观察过程进行系统的、有效的控制和完整全面的记录。也就是说，观察者根据事先设计好的资料收集工具，按照统一的程序对观察对象的行为进行观察和记录。结构式观察法一般在研究者对观察内容已经有较多认识的情况下使用。

2. 非结构式观察法(unstructured observation) 观察者只有一个总的观察目的和要求，或者只有一个大致的观察范围和内容，没有详细的观察计划和观察指标体系。观察者观察时要依据观察目的按自己的理解有选择地记录观察结果，一般无正式的记录格式。

(三)按观察者的身份是否公开分类

1. 隐蔽观察(covert observation) 观察者在研究对象不知晓的情况下观察记录其行为。因观察者不暴露自己的身份，被观察者的言行不受影响，可以保证观察结果的真实性和准确性。但这种观察方法容易违背伦理原则，除观察公共行为外不得在未获得被观察者的知情同意的情况下将其纳入研究对象。

2. 公开观察(overt observation) 观察者身份公开，在征得被观察者同意后观察记录其言行，由于观察者身份公开，可以得到被观察者的支持，使研究者掌握较充分的资料；但可存在霍桑效应，从而影响结果的真实性。

(四)按观察者是否参与观察对象的活动分类

1. 局外观察者(nonparticipant observer) 观察者不参与观察对象的活动，以旁观者、局外人的身份，从侧面对观察对象进行观察。观察者可在告知观察对象研究目的的情况下，通过单面透视玻璃或录像等方法对其进行观察，以减少对观察对象的影响。

2. 参与性观察者(observer-as-participant) 观察者参与到观察对象的群体，活动以参与为主，观察为辅。例如研究人员在参与护理工作中观察护士活动。活动开始时，因观察者十分清楚地知道自己在被观察可能刻意改变自身行为而影响结果的真实性。只有延长观察时间，观察者和观察对象建立自然的互动关系，才可获得真实自然的资料。

3. 观察性参与者(participant-as-observer) 观察者参与观察对象的群体，但活动以观察为主，参与为辅。例如护士在护理过程中观察病人的行为，病人不会觉得是在被观察，因此能达到接近自然情景的效果。

4. 完全参与者(complete participant) 观察者完全深入到观察对象的群体，作为其中一员参与他们的活动。由于观察者本身就是群体中的一员，可以获得一些局外人不能获得的资料，但是观察者容易忽视某些群体中的常见现象，且有时不能进行客观分析。

为减少人为造成的“不自然”性并保证观察结果的真实性，以第三、四种互动关系较好。

(五)按观察时是否借助仪器设备分类

1. 直接观察法(direct observation) 观察者直接通过感官进行观察，具有强烈的现实感，生动、直观、具体。

2. 间接观察法(indirect observation) 观察者借助仪器设备进行观察，如通过摄影、录制等方法，延伸了人的感觉器官，扩大了观察范围，可以获取和保留更客观、准确的材料。

二、观察法收集资料的步骤

(一)非结构式观察法收集资料的步骤

1. 观察内容 应用非结构式观察法收集资料，观察者首先要搜集观察场景环境特征方面的资料，例如养老机构的娱乐场所的房间结构、物品摆设、光线、活动人员、装饰品等。观察者对观察的整体现场获得一定感性认识后，再根据研究目的寻找观察的重点，包括研究对象的基本特征、研究对象的活动和相互作用方式、研究对象活动的频度、持续时间以及其他相关因素(如非语言沟通方式等)，以了解隐藏在行为背后的信息。观察时可以时间为单位，也可以观察事件为单位。

2. 记录方法 记录的内容可根据目的有各自的侧重点，总体而言需要记录的内容包括：①客观环境(建筑特征、物品摆放等)；②人物特征(衣着、行为方式、交流方式等)；③活动内容(日常活动过程和特殊事件)；④对话；⑤事件日记(按时间顺序记录一天发生的事情)；⑥反思日记(观察者进入观察情景前和在观察情景中的经历、感受和体会，可能会对观察结果产生影响)。

记录的时间可以采取现场记录或事后记录。现场记录可以确保观察的内容及时记录下来，不会遗忘，但是在此过程中，可能给被观察者造成压力。另外，某些观察对象可能要求查看观察笔记，而对记录的内容进行干涉，从而不利于观察的进行。观察中要尽量避免该类情况的出现，一个方法是可以通过和观察对象建立良好的关系，互相沟通，取得对方的信任；另一个方法是在观察对象不在场的情况下记录。不同时间的记录有各自的优缺点，事后记录可以是紧接着观察时间，在观察场所附近进行，如医院花园、休息间等，这样可以避免对观察对象的行为造成影响，比较准确地回忆观察内容，但还是容易遗漏一些内容。

(二)结构式观察法收集资料的步骤

1. 明确观察目标和观察内容，确定观察重点 观察要有重点，具体内容要根据研究目的而定，因为如果没有主次之分，观察范围过大，容易收集到没有价值的资料。

2. 设计观察的分类系统 即将观察内容具体化为可观察、可测量的观察指标，进行分类的过程。

(1)确定观察指标。首先要对所观察的行为和特征进行详细的操作性定义。例如观察护士实施护理程序情况，应首先界定“护理程序”这个概念。再如，要观察护士清洁洗手的行为，界定其概念为“用肥皂(皂液)和流动水洗手，去除手部皮肤污垢、碎屑和部分致病菌的过程”。然后对清洁洗手进行操作性定义，“按照6步洗手法进行洗手，共包括手掌—手背—指缝—指背关节—拇指—指尖6个步骤，洗手的时间不少于15秒”。

(2)设计分类系统。不同的行为归于不同的类别，而不能有类别的重复。设计分类系统时应遵循以下步骤：①寻找临床问题；②应用数据库寻找证据；③评价证据的真实性和证据等级；④与同事讨论证据；⑤结合临床确定证据适用性；⑥应用证据到临床实践；⑦评价证据应用效果。

分类系统可采用“列项”和“评定量表法”。列项即先列出各类可能的行为，然后观察这些行为出现的频率，如表6－2。

表6－2　脑卒中后患者日常活动的分类系统

活动类型	活动名称	次数/天	活动类型	活动名称	次数/天
饮食行为	用手抓饭吃 用匙吃饭 用吸管喝水 用杯子喝水		穿衣服的技巧	解/扣扣子 拉/解拉链 系/解皮带	
个人卫生	洗脸 刷牙 剪指甲 梳头				

评定量表法可以使用成熟的评定量表，也可使用自行设计的等级评定表格。评定量表不仅可以记录行为和现象出现的频率，还可以对观察内容进行一定的定性评价，如表6－3。

表6－3　汉密尔顿焦虑量表(HAMA)

由经过训练的两名评定员进行检查，采用交谈与观察的方式评定，评分为0～4分，5级：0无症状，1轻微，2中等，3较重，4严重。

	无症状	轻微	中等	较重	严重
焦虑心境	0	1	2	3	4
紧张	0	1	2	3	4
害怕	0	1	2	3	4
失眠	0	1	2	3	4
认知功能	0	1	2	3	4
抑郁心境	0	1	2	3	4
躯体性焦虑:肌肉系统	0	1	2	3	4
躯体性焦虑:感觉系统	0	1	2	3	4
心血管系统症状	0	1	2	3	4
呼吸系统症状	0	1	2	3	4
胃肠道症状	0	1	2	3	4
生殖泌尿系统症状	0	1	2	3	4
植物神经症状	0	1	2	3	4
会谈时行为表现	0	1	2	3	4

3. 确定观察样本　观察对象的选择是方便抽样还是随机抽样，应根据研究目的和研究对象确定。观察样本可以按时间选样(time sampling)，如对住院患儿分离性焦虑的观察可以随机选取10名住院患儿组成观察对象，然后在为期1小时的时间内，分别对10名患儿的分离

性焦虑进行观察和记录，具体时间段的选择可以通过预试验确定；对于发生频率低的现象进行观察时，也可以按事件选样(event sampling)，如护士接待新病人的过程。

4. 制订观察计划　确定观察方式、观察时间、地点及范围、观察设备和记录手段。观察时间的选择首先要考虑被观察者的活动集中程度，这可经过实地考察、预观察或咨询熟悉被观察者活动的专家来实现。其次，观察地点的确立需要相关部门的批准，通过多方面的协商，以确保观察不影响日常医疗活动，观察也不会被一些外界因素打断。再次，准备观察时需要的辅助工具。应用观察法收集资料，特别是某些健康状况和身体功能方面的资料，可准备一些辅助工具帮助资料的获取，如听诊器、血压计、体温计等。同时可用录像的方式记录观察信息，以便事后反复观看，捕捉细节变化，但应事先获得观察对象的同意。

5. 培训观察员　由于观察法容易因人为的感觉和判断力造成影响，当观察者不止一人的时候，要对所有观察者进行统一培训，从而确保观察者间信度，减少研究误差。培训时应制定观察员手册，以提高效率。

(1)培训内容：包括研究目的、选样方法、如何在观察过程中保持中性和非判断性的态度去看待所观察的现象和行为、归类系统、记录工具的应用等，以统一观察标准，保证资料的准确性。

(2)培训方式：可应用实例分析或者场景模拟，使观察者感觉身临其境。在培训过程中，同时要对分类系统和观察记录表格进行预试验，通过观察者的反馈，对观察方法进行完善。

(3)无论是运用结构式观察法还是非结构式观察法，观察者都应该在正式观察和记录之前，用一定的时间与被观察者接触和沟通，建立起初步的关系，双方尽量熟悉、充分放松(特别是应用照相机或录像机进行记录的观察)。

6. 观察和记录　实施观察，将观察到的内容记录在事先设计好的观察表上，对一些复杂的行为可以利用摄像机等设备对观察情境进行录像。

7. 观察记录的整理　观察结束后，要对观察记录及时整理，分类登记和存放，以便查找和进行分析。

三、观察法的优缺点

1. 优点　①能提供深入、真实的资料；②适合于对行为、活动的研究：对于一些不能直接访问或不便访谈的对象，如婴儿、昏迷者、精神病病人等的行为和病情，适合通过观察法直接或间接获取资料。

2. 缺点　①伦理问题比较突出，如何处理好观察内容和尊重被观察对象隐私的关系是研究者需要持续考虑的问题；②霍桑效应：由于观察者一直处于被观察者的活动区域，被观察者可能因为知道被观察而有意改变自己的行为，失去真实性，造成结果的偏差；③资料的主观性带来的偏差：观察结果受观察者的主观判断能力和分析能力的影响较大，因此观察法具有相当的主观性，尤其是非结构式观察法；④耗时：观察法需要花费大量的时间观察研究对象以收集相关资料。

第四节　生物医学测量法及其他方法

随着护理学科的进步和其他学科的交叉，越来越多的资料收集方法开始应用于护理学研究。能够综合使用多种资料收集方法，是拓展护理研究领域，提升护理研究质量的重要途径。本节将阐述生物医学测量法、档案记录法和 Delphi 法。

一、生物医学测量法

生物医学测量法(biophysiological measures)是指借助仪器设备和技术，从研究对象中获取所需资料的过程，如测量血压、体温、血氧饱和度等与护理有关的基本生理过程。生物医学测量法收集到的资料比其他研究方法获得的资料准确和客观，但必须使用设备，因此收集资料的成本比较高。另外生物医学测量法收集资料时也可能对研究对象造成一定的影响，在开展研究之前需要经过医学伦理会讨论审批。

(一)生物医学测量法的种类

根据测量的数据是否直接从机体获得，生物医学测量法可分为机体指标的测量(vivo measurement)和实验室指标的测量(vitro measurement)。

1. 机体指标的测量　是指直接监测机体获得的结果，如心率、血压、血氧饱和度等。

2. 实验室指标的测量　是先抽取标本，后通过实验室检验获得的结果，包括化学测量法、微生物测量法、组织细胞学测量法、分子生物学测量法等，如检测血气分析指标、细胞菌落计数、生物活体组织进行病理检查等。实验室指标的测量一般需要专门的检验技术人员完成。

(二)生物医学测量法的应用

生物医学测量法为护理研究提供了客观的评价指标，提高了护理研究的水平和深度。近年来，生物医学测量法在护理研究中运用越来越多，主要用于以下几方面：

1. 评价护理干预效果　应用患者生物学指标来评定新的护理方法的效果，通常用于随机对照试验或类试验。例如研究放松技术和意念想象疗法对冠心病患者生理心理功能的影响，心率、血压就是重要的测量指标。

2. 测量患者的生理功能　在描述性研究中，评价生理性指标与患者个体行为关系时，应用到生物医学测量法。如研究癌症患者的睡眠质量，除使用相应量表外，还可通过心电图、肌电图、脑电图等方法进行测量、评价。此外，生物医学测量法也可用于研究癌性疲乏与血红蛋白量的关系，压疮与血糖、血红蛋白等的关系。

3. 改进标本采集方法　护理操作流程的改进需要一些客观指标来衡量。例如比较不同标本采集时间对血糖标本测量结果的影响，以改进标本采集的方法。

4. 基因监测　基因监测(genetic testing)是通过收集血液、其他体液或细胞，进行 DNA 检测，可应用于诊断疾病，也可用于患某种疾病的风险预测。虽然基因检测在护理研究中并不多见，但也是一种趋势。

(三)生物医学测量法的优缺点

生物医学测量法的优点是所获得的结果是各种资料收集方法中最为准确和客观的一种，可信度高。

生物医学测量法的缺点：①必须使用特定的设备、仪器及试剂，因此成本较高；②仪器的功能和精密度、测量人员的技术等都会对测量结果造成影响；③涉及伦理问题，生物医学测量法部分是有创的，或者可能对研究对象造成影响，因此在开展研究之前，必须将收集资料的方法连同研究方案仪器提交医学伦理委员会，经审批同意后方可实施。

二、档案记录收集法

档案记录法是查询现有的相关档案资料(pre-existing document)作为研究资料的方法。资料可来源于医院、学校、行政管理部门等机构的有关记录和档案资料。

档案记录法的优缺点：①经济、无需对象合作，无应答偏差；②有选择性，资料可能不够完整；③涉及伦理问题，无论档案资料的来源如何，无论是门诊病史记录还是住院病史记录，无论是公开的还是非公开的，资料的收集者都必须遵守职业道德，注意保密，以保护当事人的利益。

三、Delphi 法

德尔菲法（Delphi mcthod）又称为专家咨询法，是数轮问卷咨询专家意见和反馈，对某一主题或事项达成统一意见的方法。Delphi 法是以古希腊城市德尔菲命名，名字包含集众人智慧的意思。

Delphi 法在各行各业的研究领域，尤其是在指标体系的研究和预测等方面得到了广泛的应用。Delphi 法也是目前在护理研究领域中应用非常广泛的研究方法之一，主要应用方面有评价护理研究的优先顺序、护理教育的发展、角色的改革、能力发展、护理评估、护理诊断和护理管理等。应当指出，Delphi 法所达成的一致意见并没有对或错，也不能认为是标准答案，只是有效的专家意见（valid expert opinion）。

（一）Delphi 法的基本特征

1. *匿名性*　参与调查的任何成员都只按意见本身的价值去评价，从而避免受其他发表意见人的声誉、地位的影响。

2. *反馈性*　经过若干轮调查和反馈，每一轮都把收集到的经统计处理后的意见反馈给专家，经过这样的信息反馈，使意见不断修正，逐步集中。

3. *收敛性*　要求参加调查的专家参照上一轮结果进行回答，在反复进行数轮之后，通过匿名方式交换意见，使专家的意见集中起来，从而形成专家的共识。

4. *统计性*　Delphi 法具有独有的统计学要求和方法，在对专家的回答进行统计处理后，最后可以得到一个定量的预测结果。

（二）Delphi 法的步骤

Delphi 法的基本过程是在对所要预测的问题征得专家意见之后，进行整理、归纳、统计，再匿名反馈给各位专家，再次征求意见，再集中，再反馈，直至得到稳定的意见。

1. *设立项目小组*　Delphi 法的实施需要研究者设立项目管理小组，该小组的主要任务是项目评估、编制以通信方式咨询专家的调查表、选择专家、实施数个轮回完成专家咨询等，并对专家提出的意见及结果进行一系列的整理、统计分析等工作。

2. *选择专家*　Delphi 法是一种对意见和价值进行判断的方法，选择专家是 Delphi 法成败的关键。专家不是随机选择，而是选择对研究问题有渊博知识或很有自身见解的专家。除了是该领域的专家，Delphi 法还要求研究对象经过数轮即较长时间的参与，因此研究对象对研究问题的积极性和热情也是选择样本的重要考虑。专家数目和多样性取决于研究目的、设计及时间，通常一般以 15～50 人为宜，但对于一些重大问题，专家人数可适当扩大至 100 人以上。

3. *数轮专家咨询*　经典的 Delphi 法一般分为四轮。

第一轮：寄发给专家的咨询表一般是开放性问题，咨询专家就某一议题的观点，是一个质性研究的过程。咨询表中除了问题，研究者还需要附寄封面信、指导语，说明期望完成的时间以及要寄还的信封。这阶段可能出现的问题是专家反馈太少或太多。可以通过界定条目或者优先领域，既可保证信息量，又不至于给专家过多压力而影响回收率。与问卷法一样，Delphi 法过程中可使用电子邮件或电话形式，提早提醒专家在一定的时间内返还咨询表。

第二轮：要求专家对第二轮咨询表中所列的各个问题做出评价，较多使用 Likert 量表形式，根据重要程度赋分或赋予等级，并标明理由。领导小组根据再次返回来的咨询表，对专家们意见进行统计分析。

第三轮：可以将达成一致意见的条目省略，以减轻专家负担。但是如果本身条目不多的咨询表，也可以将所要问题保留，直至 Delphi 法结束。

第四轮：在第三轮的基础上，专家们再次进行判断和论证，或仍保留第三轮的意见。

对于何时结束 Delphi 法，目前尚无统一定论，一般到统计分析结果显示专家意见趋于统一，咨询表的轮回即可结束。

4. 统计分析　首先对专家的性别、年龄、职务、从事专业的年限等个人特征进行描述性分析，以了解专家的基本情况，便于说明结果的可信与可靠程度。而对于咨询结果的统计量主要包括：专家积极系数、专家意见的集中程度、专家意见的协调程度和专家的权威程度。

（三）Delphi 法的优点和局限性

1. Delphi 法的优点　①参与者之间相互匿名，可以避免传统的面对面专家会议法的相互影响，如盲目跟风、屈从于小组中最有名望或权力的成员、遇批评易受伤害、不愿在其他人面前认错或改正等；②由于每轮结果都是集中趋势良好的回答结果被采纳，故预测较为客观；③可邀请不同地域和专业的专家参与。

2. Delphi 法的局限性　①完全的匿名性导致专家缺乏责任感；②多轮咨询容易导致专家疲乏；③过分强调专家达成共识，不重视分歧，专家之间缺少交流，会使专家意见缺乏深刻的论证。

（黄　玲）

思考题

1. 设计收集资料方案前应考虑哪些问题？
2. 编制问卷时处理敏感问题和个人资料的方法有哪些？

第七章　研究工具性能的测定

学习目标

识记：

1. 陈述研究工具信度和效度的概念。
2. 列举研究工具信度和效度的常见类型。

理解：

1. 能分析研究工具信度和效度的高低。
2. 能正确计算研究工具的信度和效度。
3. 能按照步骤翻译和应用国外的量表。

运用：

能根据研究工具的特点与所测概念的性质评价研究工具的性能，并在相关报告中说明研究工具的信度和效度。

开展研究离不开测量，它是资料收集的重要方法，是根据某一法则赋予某个指标、事件或状态具体数值的过程。研究中的测量多采用研究工具，它是在科学理论的基础上应用具体标准或法则发展而成的测量工具。对于研究中的具体指标，我们可以采用相应的直接测量方法，例如收集研究对象的身高、体重、皮褶厚度、血压等生理指标。而对于测量研究中的抽象概念(如态度、观念等)，我们缺乏直接测量的方法，在护理研究中最常用的测量方法为使用问卷或量表间接测量。根据研究的目的和内容，研究者可自制量表或问卷，也可引用公认的、成熟的工具。无论具体还是抽象的指标都需要研究工具测量，低质量的研究工具会影响所收集资料的准确程度和可靠性，进而威胁到整个研究的科学性，因此在开展研究前应该对研究中的每个工具进行质量评价。并且将以往研究中报道的高质量的研究工具应用于新的研究时也应重新评价其质量，因为每一份问卷或量表都是原作者根据特定的研究目的、针对特定的人群而编制的，不一定完全适用于新的研究目的和研究人群。

信度和效度是用来评价研究工具质量的两个指标，具备高信度和高效度的研究工具是良好研究的必备条件。本章主要介绍研究工具的信度和效度及其计算方法，以及国外量表的翻译和应用。

第一节　信度

一、概念

信度(reliability)是指使用某研究工具所获得结果的一致程度或准确程度，即测量工具测量到所测属性或变量的稳定程度，同时，信度也反映测量结果受随机误差的影响程度。当使用同一研究工具重复测量某一研究对象时所得结果的一致程度越高，则说明多次测量的随机误差越小、该测量工具的信度越高，越能准确地反映研究对象的真实情况。例如，使用同一血压计、在同一环境下、应用相同的方法每隔5分钟重复测量同一研究对象的血压，共测量10次。倘若每次测量结果均有较大的差异，即有时收缩压不一致，有时舒张压不一致，有时两者都不一致，你就会怀疑该血压计的信度了。

二、信度的计算方法

信度检验集中在研究工具的稳定性、内在一致性和等同性三个特征上。量表或问卷的不同特征对应不同的计算方法，具体选择哪种方法来描述研究工具的信度取决于研究工具的特性和研究者的关注。评价研究工具信度的高低时常采用相关系数的形式来表达。信度系数取值范围在0～1，值越趋近于1，信度越高，即表示该测量结果越一致、稳定和可靠。

1.稳定性(stability)　是评估量表或问卷信度的重要特征之一，指使用同一工具在不同时间对同一组研究对象进行重复测量，所得结果的一致程度。稳定性的大小常用重测信度表示。重测信度(test－retest reliability)是指用同一工具在同样的条件下两次或多次测定同一研究对象，所得结果的一致程度。一致程度越高，研究工具的稳定性越好，重测信度也就越高，这也表明环境中日常随机因素的影响越小。

(1)计算：重测信度用重测相关系数来表示，相关系数越接近1，则重测信度越高。具体做法是使用研究工具对研究对象进行第一次测试，隔一段时间以后对同一研究对象再使用同一研究工具进行测量，然后计算两次测量结果的相关系数，这个系数反映了研究工具重测信度的高低。重测信度的计算可以通过公式或使用计算机软件进行，如目前较为流行的SPSS统计分析软件，将两次重测数值输入计算机后，即可通过计算机运算求得重测相关系数。当变量为分类变量时，可采用Cohen's Kappa系数来评价重测信度；当变量为等级资料时，可采用Spearman秩相关分析法计算相关系数；当变量是连续变量时，多采用Pearson积差相关分析法计算，所得的Pearson相关系数(r)即为重测信度。对于连续变量或等级变量，也可使用基于方差分析的内部相关系数(intraclass correlation coefficient，ICC)来评价工具的重测信度。SPSS统计分析软件中Analyze分析菜单下的Reliability Analysis(信度分析)模块可实现信度的计算，其调用过程见表7－1。一般认为量表或问卷可接受的重测信度应该在0.7以上。

表7－1　SPSS统计重测信度分析的调用过程

信度的测量方法	调用过程	分析结果
重测信度	Analyze → Scale → Reliability Analysis → Intraclass Correlation Coefficient 选项	内部相关系数ICC(测量变量为连续变量或等级变量)
	Analyze → Descriptive Statistics → Crosstabs → Kappa 选项	Kappa系数(测量变量为分类变量)

(2)注意：重测信度的使用基于这样的假设：两次测量时所测因素是保持不变的，两次测量结果的任何差异是由随机误差导致的。这就要求在使用重测信度时注意以下几点。

①两次测量之间的间隔时间应合适：在评价物理测量工具或仪器的重测信度时，可以在第一次测量之后立即进行第二次测量，或者可以在使用一段时间后进行再测量，都可获得较客观的重测信度。但使用此方法对纸笔版量表进行重测信度检验时不一定能达到起初设想的效果，其原因可能是：此过程存在"记忆效应"，即重测时受试者可能记得上次的回答而不加思考选择同样的答案进而高估了重测信度；也可能受试者因第一次测量引起了对某些测量项目的反思，在重测时进行相应的修改，进而低估了重测信度。因此对于纸笔版量表，间隔的时间长短要合适，具体时间长短取决于测验目的、性质以及被试的特点，一般为2~4周。原则是时间的间隔要长到使第一次的测量对第二次的测量结果不会产生影响，但是也不能太长以至于客观情况已有了转变。不管间隔时间如何，测定重测信度时，很重要的是两次施测的间隔期内被试者没有接受过与所测特质/变量相关的学习和训练。

②研究工具所测量变量的性质必须是稳定的：由于重测信度的计算需要间隔一段时间进行再次测量，因此适宜用作性质相对稳定的问题的测试，如个性、价值观、自尊、生活质量、成人身高等，而不适合于测量性质不稳定的变量。然而护理研究中的很多现象或研究因素如态度、行为、情感、知识等变量，可能会在较短时间内发生改变，重测后两次结果的变化主要是这些因素确实发生了变化而非工具不稳定所引起的。如用问卷在不同时间点测量大学生对当今社会的态度，可能会遇到对象得知或经历某个正性或负性的事件后改变其对社会的态度，因而得到完全不一样的结果，这不是问卷本身的稳定性问题，而是态度问题不适宜用重测信度测量。

③测量环境、方式等应一致：重测时，应尽量保证第二次测量的环境与第一次测量环境、方式等相同，以减少外变量的干扰。即重测时两次测量相同的测试者，应尽量使用相同的测量程序，在相同的测量时间及相似的周围环境测量，避免因外界的影响造成结果之间的差异。

2. *内在一致性*(internal consistency) 是指组成研究工具的各项目之间的同质性或内在相关性，主要反映的是项目之间的关系。内在相关性越大或同质性越好，说明组成研究工具的各项目都在一致地测量同一个问题或指标，也就是说明工具的内在一致性越好，信度越高。例如某问卷是用于测量护士的工作责任心，如果组成这个问卷的所有项目均与工作责任心有关，则说明此问卷的内在一致性好，信度高；如果其中有一项或几项是用来测量护士对社会的态度，则此问卷的内在一致性就差，信度就低。内在一致性的测量是信度测量中应用最多的，一方面与重测信度相比它只需进行一次测量，经济且方便，另一方面它更适合于评价心理社会方面的研究工具。

研究工具的内在一致性常用折半信度、Cronbach'α 系数与 KR－20 值来衡量。

(1)折半信度(split－half reliability)：是古老的测定内在一致性的方法，是将组成研究工具的各项目(如组成一份问卷中的各个题目)分成两部分(常用前后折半法、奇偶折半法或完全随机法)，对某一人群测量后分别加以计分，对这两个部分的数值进行相关分析，计算 Pearson 相关系数(r)，这只能反映两部分的相关程度，整个测量的实际信度需要采用 Spearman－Brown 公式校正后得出：

$$r_{xx}=2r_{hh}/(1+r_{xx})$$

其中：r_{xx}代表研究工具的折半信度，r_{hh}代表两折半组间的相关系数。

为避免顺序效应常用奇偶折半法，而非前后折半。折半信度比较经济和简便，缺点是它反映的只是两半测试项目之间的一致性，还有不同的折半方法会导致不同的结果，使得折半信度的计算带有一定的随机性。

(2)克朗巴哈系数(Cronbach'α 系数)与 KR－20 值(Kuder－Richardson formula 20)是计算研究工具中所有项目间的平均相关程度，以反映该工具的内在一致性，它们相当于所有可能组合的折半法信度系数的平均值，避免了折半信度计算的缺点。Cronbach'α 系数是目前最常用的信度系数，适用于测验结果以多值计分的情形。很多量表或问卷测量的内容包括几个领域或维度，宜分别计算 Cronbach'α 系数。

计算公式为

$$\alpha = \frac{k}{k-1}\left(1 - \frac{\sum S_i^2}{S_t^2}\right)$$

其中：k 为工具条目数，S_i^2 为每一项目得分的条目内方差，S_t^2 为全部条目测试总得分的方差。

KR－20 值是 Cronbach'α 系数的特殊形式，适用于回答"是"或"否"与"对"或"错"等的二分制答案的研究工具。Cronbach'α 系数与 KR－20 值的计算比较复杂，常用 SPSS 统计分析软件计算。当问卷条目的应答方式是二分类时，Cronbach'α 系数即相当于 KR－20 值，具体的调用过程见表 7－2。

表 7－2　SPSS 软件折半信度和 Cronbach'α 系数的调用过程

信度的测量方法	调用过程	分析结果
Cronbach'α	Analyze→Scale→Reliability Analysis→Model 中 Alpha 选项	Cronbach'α 系数
折半信度	Analyze→Scale→Reliability Analysis→Model 中 Split－half 选项	折半信度系数

3. 等同性(equivalence)　指不同研究者使用相同工具同时测量相同对象，或两个大致相同的研究工具同时测量同一对象时所得结果的一致程度。评定者间信度和复本信度均可以用来表示研究工具的等同性这一特征。

(1)评定者间信度(interrater reliability)是指不同评定者使用相同的工具，同时测量相同对象时，不同评定者间所得结果的一致程度。一致程度越高则该测量工具等同性越好，信度越高。如两个观察者使用同一评定工具同时观察某护士在进行护理操作中的洗手情况，可用两个观察者最后所得的两份评定表中取得一致结果的项目数除以评定表中总的项目数来简单估算信度。假设两个观察者同时使用含有 20 个条目的洗手行为观察表格进行观察，观察结束后对比两人之间的评定结果。两份评定表中评定结果相同的条目有 15 条，其余 5 条评定结果不一致，因此评定者间信度就可计算为 15/20＝0.75。

如使用观察法收集资料时，不同观察者使用同一评定工具进行观察时会产生观察者偏倚，这种情况下研究工具应包括所使用的评定工具及观察者。当评定者为两人时，根据评定结果的资料类型的不同，评定者间信度可通过 Pearson 积差相关系数(连续变量)、Spearman 秩相关系数(连续等级变量)或 Kendall 等级相关系数(两个分类变量均为有序分类)表示。如果评定者在两人以上，需采用等级记分(其他形式的资料需转化为等级资料)，然后采用 Kendall 相关系数来评价评定者间信度，评定者间信度的数值介于 0～1 之间，数值越趋近于 1

说明研究工具的评定者间信度越高。一般认为评定者间信度至少应达 0.6，当≥0.75 时认为该工具的评定者间信度非常好。

(2)复本信度(alternate forms reliability)指两个或两个以上大致相同的研究工具同时被用于同一研究对象所得结果的一致程度。复本信度主要用于标准的知识性测试工具的开发与评价，在临床研究中少见。

等同性的计算可通过公式计算，也可通过统计软件 SPSS 实现，其调用过程见表 7-3。

表 7-3　SPSS 软件评定者间信度和复本信度的调用过程

信度的测量方法	调用过程	分析结果
复本信度/评定者间信度	Analyze→Correlation→Bivariate→根据需要可选择 Pearson、Kendall's tau-b 和 Spearman	Pearson 积差相关系数、Kendall 等级相关系数和 Spearman 秩相关系数(适用于两列资料)

三、信度的评价和报告

在正式开始研究之前，研究者应进行预试验，以便对量表的信效度进行评价。它常用于量表编制过程中筛选条目、根据预试验的结果修改与完善量表，以及正式研究前通过预试验评价研究工具的质量。在发展量表或进行条目筛选时，所需样本量为条目数的 5～10 倍。在进行预试验时，需要 10～20 例样本或总样本量的 10% 进行信度测试。信度系数表示信度的高低，信度系数越大，表明测量的可信程度越高，目前尚无统一的信度标准。一般认为，信度低于 0.60 的问卷最好不要，信度高于 0.70 是理想的问卷。对于一个已发展成熟的心理社会学测量工具，在新的研究中其信度值至少应达到 0.80，如果是生理学测量工具，所要求的信度值会更高，而对于一个新研制的心理社会学工具，信度值达到 0.70 即可接受。

评价研究工具的质量时，一定要同时报道出其信度与效度的水平。信度的报告不仅包括其数值，还应包括其计算方法，从而为其他研究者判断研究工具的适用性提供参考。每种信度只反映调查研究中所产生的误差的一部分，并不代表该调查研究全部的可靠性，并非所有的研究工具均需报告出其稳定性、内在一致性和等同性。研究者应根据工具的特点以及所测变量的性质来决定，如有关测量个体人格类型的问卷，因所测量变量的性质相对稳定，所以研究者可以报告它的重测信度(表示测量工具稳定性的特征)和 Cronbach'α 系数(表示测量工具内在一致性的特征)。如测量工具是用来测量患者对护理工作的满意度，则不适合报告此工具的重测信度，因为它所测量的变量“满意度”不稳定，会随外界情况改变而改变，此时可以仅报告该工具的 Cronbach'α 系数。

第二节　效度

一、概念

效度(validity)是指某一研究工具能真正反映它所期望研究的概念或特质的程度，反映研究测量结果的有效性或正确性。效度越好表示研究工具的测量结果越能代表所要测量对象的真正特征，如某护理研究者发展了一个测量患者对自身健康促进的责任的量表。研究工具的效度可以用内容效度、结构效度、效标关联效度等来反映。

效度的好坏并不像信度那样易于评价，甚至没有客观的统计学依据。信度主要反映研究工具的测量结果的一致性、稳定性等，而不涉及结果是否有效或能否正确测量到所测的特质，效度则针对工具的目的，重点考察测量结果的有效性。它们之间的差别在于所涉及的误差不同，信度衡量的是随机误差的影响，效度是反映由于测量了与目的无关的变量所引起的系统误差。对研究工具而言，效度是其首要条件，而信度是效度的保障，有效的工具必须是可信的，但可信的工具未必是有效的。因此，研究者在选择研究工具时，既要评价该工具的信度，也要考察其效度，这样才能完整地评定研究工具的质量。

二、效度的测定方法

1. 内容效度(content validity)　指一个研究工具实际测到的内容与所要测量的内容之间的吻合程度，即量表/问卷能否反映所要测量的特质、能否达到测量的目的或要求。内容效度是根据理论基础及实际经验来对工具是否反映了所要测量的变量、是否包括足够的项目而且有恰当的内容分配比例所作出的判断。

常用来评价量表/问卷内容效度的方法是专家评议法，而最广泛的指标是内容效度指数(content validity index，CVI)。内容效度的评价需建立在大量文献查阅、工作经验以及综合分析、判断的基础之上，多由有关专家委员会进行评议。

(1)专家评议法：专家人数不得少于3人，不多于10人，5人较为合适。专家的选择应与研究工具所涉及的领域有关。专家们对研究工具中的各项目是否与所要测量的概念有关作出评价。如研究者编制了含20个条目的人类免疫缺陷病毒(HIV)感染相关歧视态度的量表，所请的专家应对HIV感染的医学知识、歧视态度比较熟悉，同时也应包括一位在工具构建和心理测量学方面有丰富经验的专家。专家组对量表条目与原定内容范围的吻合程度(相关性)及代表性作出判断，可以采用表格的形式对专家的意见进行整理。

(2)内容效度指数：内容效度指数分为两类：①条目水平的内容效度指数(item-level CVI，I－CVI)，即对各个条目的内容效度作出评价。在内容效度评价的专家咨询问卷中要求专家就每一条目与相应内容维度的关联性或代表性作出评价。通常，可采用4等级评分：1＝不相关，2＝弱相关，3＝较强相关，4＝非常相关。这样，就每一条目，给出评分为3或4(反映关联性较好)的专家人数除以参评的专家总数即为相应条目的内容效度指数。②量表水平的内容效度指数(scale-level CVI，S－CVI)，即对整个量表的内容效度进行评估，是量表所有条目I－CVI的平均值，可表示为S－CVI/Ave。

当I－CVI≥0.78，S－CVI/Ave≥0.90时，即可认为研究工具的内容效度较好；当I－CVI＜0.78时，提示研究者需要根据专家意见认真修改、删除或增补条目，在对量表进行修改后进行的第2轮专家评议中，专家人数可减少为3～5人，然后再次计算I－CVI与S－CVI。

2. 效标关联效度(criterion－related validity)　侧重反映的是研究工具与其他测量标准之间的相关关系，而未体现研究工具与其所测量概念的相符程度。相关系数越高，表示研究工具的效度越好。效标关联效度分同时效度(concurrent validity)和预测效度(predictive validity)两种，主要区别是时间上的差异。

(1)同时效度：指研究工具与现有标准之间的相关。例如，在“艾滋病患者服药依从性现状分析”的课题中使用了“艾滋病患者服药依从性量表”作为研究工具，一方面测定研究对象的依从性水平，另一方面研究者可以根据量表中各条目的得分情况对艾滋病患者依从性行为或导致依从性较差的原因进一步分析。在评价该研究工具的效度时可以对给量表得分与患者实际服药的量进行相关性检验，相关系数即为同时效度值。一般认为相关系数≥0.7 比较理想。

(2)预测效度：指测量工具作为未来情况预测指标的有效程度。预测效度在医学研究领域常见于发展具有预测功能的评估工具或诊断工具。以“高血压患者疾病管理自我效能对健康状况的预测效度研究”为例，通过分析目前研究工具(疾病管理自我效能量表)的测量结果与未来一段时间后测量对象的实际健康水平之间的相关程度，评价该量表的预测效度。

3. 结构效度(construct validity) 重点是了解工具的内在属性，而不是关心使用工具后所测得的结果。它是指研究工具所能衡量到理论上期望的特征的程度，即量表/问卷与其所依据的理论或概念框架间相符合的程度。概念越抽象就越难建立结构效度，同时也越不适宜使用效标关联效度进行评价。结构效度的建立比较复杂，目前有关结构效度的数字计算，应用最多的是因子分析。

在进行因子分析以前，必须先进行因子分析的适合性评估，以确定所获得的资料是否适合进行因子分析。一般采用 KMO 检验或巴特利(Bartlett)球形检验来进行适合性分析，KMO 值(介于 0~1 之间)越大，越适合作因子分析，或者当 Bartlett 球形检验的 P 值 <0.05 时才适合做因子分析。当 KMO >0.9 时，非常适合进行因子分析；当 KMO <0.6 时，不适合进行因子分析。

因子分析可以检验量表/问卷不同条目之间的关系，相关性比较密切的几个条目归于同一类，代表了一个基本结构，构成一个因子。因子分析的目的是想了解属于同一概念的不同问卷项目是否如理论预测的那样集中在同一公共因子里。通过因子分析可得到多个因子，这样的意义类似于组成“结构”的领域。所得因子的因子负荷反映了条目对领域的贡献，因子负荷值越大说明与领域的关系越密切。良好的结构效度应满足以下标准：①因子应与问卷设计时的结构假设的组成领域相符，且因子的累积方差贡献率至少 40% 以上；②每个条目都应在其中一个因子上有较高负荷值(>0.4)，负荷值 <0.4 的条目为可拟删除条目；③因子方差均应 >0.4，该指标表示每个条目的 40% 以上的方差都可以用因子解释。

因子分析需要借助统计学软件，其调用过程见表 7-4。

表 7-4 SPSS 软件评定者间信度和复本信度的调用过程

效度的测量方法	调用过程	分析结果
因子分析	Analyze→Data Reduction→Factor 在“Factor Analysis Desprітive”界面中勾选“KMO and Bartlett's test of sphericity”	因子分析负荷值 KMO 值或球形检验 *P* 值

第三节 国外量表翻译和应用过程的性能测定

量表是用来测量主观或抽象概念的测量工具，它在护理科研中发挥着越来越重要的作用，为收集可靠资料、准确评价干预效果提供了科学的依据和参考。在护理研究领域有很多量表是由国外护理研究人员或其他领域的研究人员编制的。这与国内护理界对量表研制工作开始较晚有关，导致国内量表相对缺乏，而国外的量表发展相对比较成熟，因此国内护理研究者更愿意借鉴国外发展成熟的量表对概念进行测量。但不同的文化背景的人们会有不同的健康保健行为、对事物有不同的认识和理解。因此，翻译后的量表既要适合中国的文化特点，又不偏离原文的意思，保证目标量表和源量表的等同性。国外量表翻译成中文的过程中需要遵循一定的量表翻译规则。一般来说，国外量表的翻译可以按照以下步骤进行。

一、翻译

翻译前需要与量表原作者联系，取得其同意后方可进行翻译和使用量表。翻译量表包括正向翻译与回译。

(1)正向翻译，比较综合。选择两个或多个有经验的翻译者(母语为中文)，彼此独立地将外国语言的量表翻译成汉语。要求翻译者既熟悉源量表语言又有良好的汉语功底。并且这两名翻译者必须有不同的经历和文化背景，一名翻译者能够理解量表所测量的概念，可以从临床和量表测量学两个角度保证量表的对等性，另一名翻译者被称为单纯的翻译者，最好没有医学背景，也不具备测量学知识，但语言及翻译水平高于第一名翻译者，能更准确地理解源量表条目的意思。然后由第三名会双语且有双文化背景的，具有一定评判能力的人员对翻译出来的两个版本进行比较，与前两名翻译者进行讨论，最后形成一个大家共识的中文版本量表。

(2)回译(back-translation)，比较综合。请语言功底好、对源量表不知情的一位或多位翻译者(母语最好为英语)将翻译成中文的量表再翻译回去。他们也不知道在进行量表的回译过程。然后同样由另一名双语人员进行比较，组织讨论，确定最终回译的源语言综合版本。

(3)比较源量表和回译综合版本，得到终稿前的目标量表。请专家(包括方法学专家、卫生保健专家、语言学专家和所有翻译者)对源量表与回译的源语言综合版本的量表进行细致比较、分析，找出表面上看来不同的部分，对中文版本中的对应内容进行相应的修改，确定量表能准确反映所测概念，具有可读性。反复使用回译技术，直到两个源量表在内容、语义、格式和应用上相一致。此时，应请有关专家对修改后的中文版量表进行评分，用以评估翻译效度和内容效度。

二、文化调适与预实验

文化调适是非常重要的。为了使引入的量表适用于中国的文化背景，需要在翻译的基础上对某些条目进行修订。例如，我国的护理研究者在将美国研发的“护理工作环境量表”翻译为中文版本的过程中，发现美国和中国的卫生系统人员职务的名称有所不同，研究者根据专家和小组讨论的结果，将原文中的“护理管理者(nursing manager)”翻译为“护士长”，将“护理首席执行官(nursing executive)”改为“护理部主任”，以真正适应我国临床护理环境的实际情况。此外，中国台湾和香港汉语书面语使用繁体字，而且措辞、专业术语、名称等均有差异，所以在引入台湾和香港的量表时同样要进行文化调适。

量表的文化调适可以通过专家委员会讨论和预试验进行，同时此过程也分别从专家和研究对象角度评价了量表的效度。

三、检测源量表与中文版量表之间的等同性

寻找一定数量的双语样本(既懂中文又懂源语言的样本)对两种语言版本的量表进行做答，随后比较源量表与中文版量表所得总分之间的相关性以及各项目得分的相关性。相关程

度越高，两版本量表的等同性越好。如果选取双语样本有困难，也可以选只懂中文的研究样本进行预试验。评定中文版本量表的信度和效度，如果与源量表的信效度接近，说明两个版本量表的等同性比较好。

（黄　玲）

思考题

1. 简述重测信度的注意事项。
2. 试论述国外量表的翻译步骤。

第八章　科研资料的整理与分析

学习目标

识记：

1. 描述数据资料的类型及其定义。
2. 列出不同数据类型常用的统计学方法。

理解：

1. 比较不同数据类型的特征。
2. 分析概率和假设检验的内涵。
3. 理解统计分析结果的判断。

运用：

1. 能正确建立数据库。
2. 能根据不同数据类型选择合适的统计学方法。

在护理研究中，通过问卷调查、临床试验或实验研究收集到的原始资料可能是分散的、不系统的，甚至是错误的。因此，研究者应该在收集资料之后，对原始资料进行科学、合理地整理与归纳。但是，原始资料一般只能反映研究对象的表面现象，不能阐明观察指标的内在规律与联系。研究者需要根据研究目的和资料性质，选择合适的统计学方法进行数据分析，才能得出与研究目的相适应的结论。因此，资料的整理和分析在护理研究中都具有非常重要的作用。

第一节　科研资料的整理

资料整理的目的是为了使原始数据系统化、条理化，以便于进一步计算指标，作出分析和结论。

一、核对原始数据

调查结束后，要先核查每份材料的完整性和准确性。如使用问卷调查时，发现问卷中有缺项或不符合要求的项目，可以在调查现场及时返回给被调查者，在其自愿的情况下，请调查对象补全或修改。如果缺项的项目很重要，或者必不可少，那么这份问卷必须剔除。有时，虽然缺项内容也很重要，但为了避免因此而剔除问卷过多，就作为单项漏失处理。例如，调查 1000 名 8 岁儿童的身高、体重情况，其中 4 人身高未填入，那么在统计体重平均值时，可以 1000 人计算，而统计身高平均值时以 996 人计算。当然，为了避免缺项的出现，最好在填写前给被调查对象做好解释工作。

除了对缺项的问卷作适当处理外，及时发现问卷中的错误并作适当的处理也是十分重要的。因此，应对原始数据做必要的检查。

（一）专业检查

从专业的角度来发现和纠正错误。例如，在调查表中出现男性患者患有卵巢囊肿、妇女产后12天月经来潮、8岁孩子具有研究生学历等明显错误的情况，从专业或者常识角度来判断，这些情况不可能出现，所以该数据应从资料中剔除。

（二）统计检查

许多数据都有统计学规律。例如，正常青少年胸围的测量要求数据精确到毫米单位，那么胸围数值的毫米位置上可能是0 ~9中的任何一个数字，如果多数数值的尾数都是0和5，则说明测量与记录的统计数值不精确。

（三）人工检查和计算机检查

传统的方法是对问卷进行人工逐份核查，其优点是可以基于专业知识和其他知识对资料做全面检查，但其缺点也很明显，当需要检查的资料很多时，由于工作量大，难免会出现差错。随着护理科研的日趋复杂，计算机在数据处理中的作用日益增强。研究者将原始数据录入计算机，通过计算机就可以对全部资料进行检错。例如“有无宗教信仰”这个变量，只能有0（代表没有）、1（代表有）、9（代表未填）三个数字来表示，如果出现了数字4，就说明输入错误。另外，也可以通过两变量间的关系来进行检错，即检错数据内违背一致性的记录和变量值。例如某患者性别为男性，却有分娩记录，就说明出现了错误。有时，为了避免数据录入过程中出现错误，常采用双人录入法，即两个录入者分别在两台计算机上录入同一资料，然后通过计算机对两个相同数据集的各条记录或每个变量值逐条进行对比，以减少差错的发生。

二、建立数据库

在护理科研中，常用于数据录入的软件有Excel和EpiData等。Excel简单易得，界面熟悉，大多数简单的护理科研数据可以通过它录入并保存。EpiData是一款免费软件（可从该网址下载：http：//www. epidata. dk/download. php），录入界面简单友好，主要用于大型流行病学调查的数据库建立、录入和管理。

统计分析常用的软件为SPSS、SAS、STAT等，而且这些软件也具有数据录入功能，录入后即可进行统计分析，无需进行格式转换。本章主要介绍SPSS数据库的录入和分析，其他软件的使用方法可参阅相应的书籍。

统计产品与服务解决方案（Statistical Product and Service Solutions，SPSS）是IBM公司推出的一系列用于统计学分析运算、数据挖掘、预测分析和决策支持任务的软件产品及相关服务的总称。它是目前国际上最流行的统计分析软件之一，广泛应用于社会科学、医学、心理学等领域。用户只要掌握一定的Windows操作技能，了解统计分析原理，就可以使用该软件为特定的科研工作服务。

（一）SPSS软件的特点

SPSS最大的特点就是操作界面极为友好，输出结果美观漂亮。它还可以与很多其他软件进行数据传输，可以打开扩展名为“. dat”“. xls”“. slk”“. dbf”和“. wk”等多种格式的数据文件。

（二）SPSS 数据库的建立

SPSS 可以在 SPSS 软件中建立数据库，也可以外部调用已有数据库。这里主要介绍如何在 SPSS 中建立数据库，以 SPSS18.0 为例。

SPSS 启动方法：单击计算机桌面左下角处“开始”→“所有程序”→“SPSS Inc”→“PASW Statistics 18”→“ **PASW Statistics 18**”，即可启动 SPSS，出现数据编辑窗（图 8－1）。在 SPSS 主界面中，最上面一行是主菜单，每个菜单都包括相应功能，用鼠标左键单击每个菜单可出现下拉菜单，以进行下一步选择和操作。各主菜单的含义和主要功能见表 8－1。界面的左下角有 2 个标签，一个是“数据视图”，即主界面，用于数据的录入和分析。一个是“变量视图”，用于定义变量。

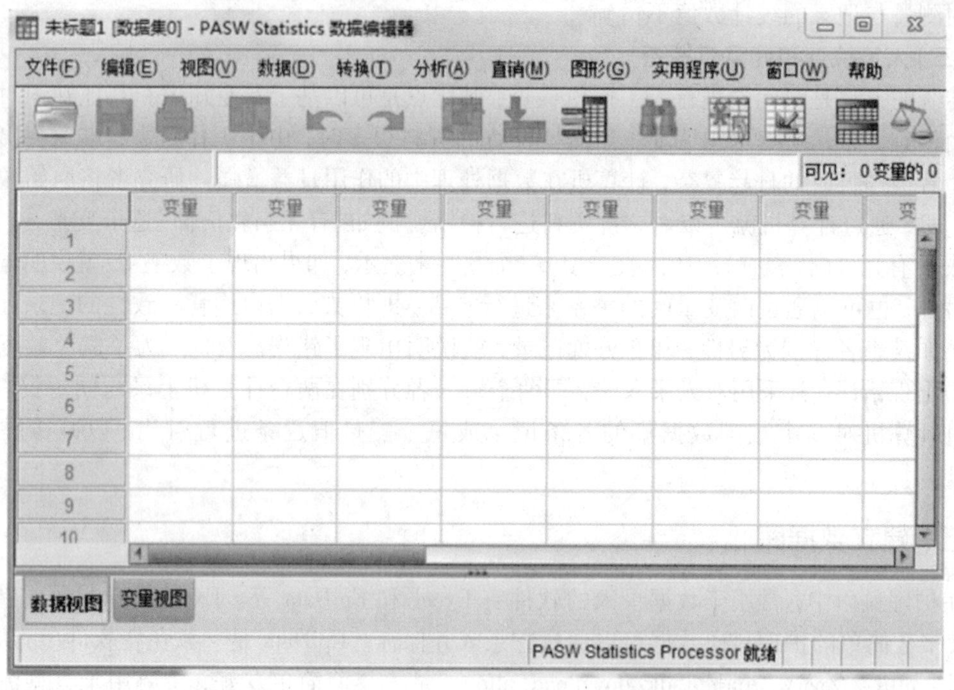

图 8－1　SPSS 主界面（数据界面）

表 8－1　SPSS 主界面中主菜单的含义及主要功能

菜单项	含义	包括的命令
文件	文件操作	新建 4 种窗口，文件的打开、保存、另存、重命名、读取数据库数据、显示数据文件信息、打印、退出等功能
编辑	数据编辑	撤销、重复、剪切、复制、粘贴、清除、查找及定义系统参数等
视图	视图	状态栏、工具栏、菜单编辑器、字体设置、网格线的显示或隐藏、值标签/变量值显示切换等
数据	数据库处理	定义变量、日期、多重响应集，验证，标识重复个案、异常个案，排序个案，排列变量，转置，重组，合并文件，分类汇总，正交设计，复制数据集，对数据文件拆分，选择个案，加权个案

续表 8－1

菜单项	含义	包括的命令
转换	变量转换	计算变量，对个案内的值计数，转换值，重新编码为相同或不同变量，自动重新编码，可视离散化，最优离散化，准备建模数据，个案排秩，随机数字生成等
分析	统计分析	描述统计，自定义表格，比较均值，线性模型，相关，回归，分类，非参数检验，生存分析，多重响应，缺失值分析等
直销	直销工具	选择方法：了解我的联系人，改进我的市场营销活动
图形	统计图表的建立与编辑	图表构建程序，图形画板模板选择程序，旧对话框
实用程序	实用程序	变量，OMS 控制面板，OMS 标识符，数据文件注释，定义变量集，使用变量集，拼写，运行脚本等
窗口	窗口控制	所有窗口最小化，激活窗口列表
帮助	帮助	主题，教程，关于 SPSS18.0

如果要建立新的数据文件，点击“变量视图”标签，进入变量定义界面(图 8－2)。将数据资料中各个变量的名称输入变量界面，同时定义变量及其属性。

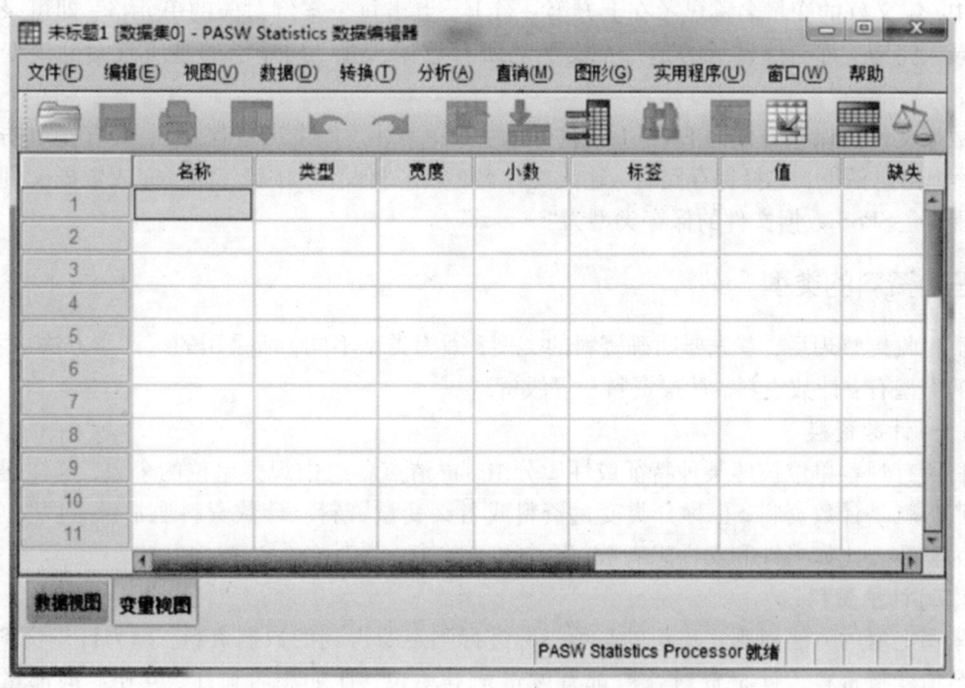

图 8－2　SPSS 变量定义界面

在变量定义界面，每一行代表一个变量，纵标目中“名称”“类型”等字段代表每个变量的属性，其含义见表 8－2。

表 8-2　SPSS 变量定义界面中各字段的含义

项目	含义	备　注
名称	变量名	可用中文或英文
类型	变量类型	包括数值型、字符串型等
宽度	变量宽度	决定所录数据的最多位数
小数	小数点后位数	决定所录数据小数点后的位数
标签	变量标签	进一步解释变量名所代表的含义
值	变量值标签	解释所录数据的含义
缺失	缺失值	定义缺失值的输入方式
列	变量显示宽度	研究者可根据实际变量宽度进行调整
对齐	变量对齐方式	包括左对齐、右对齐、居中对齐
度量标准	变量的测量标准	包括序号和名义测量
角色	变量的预定义角色	包括输入、目标、两者都、无、分区、拆分

在变量定义界面下定义好所有变量之后，可点击“数据视图”标签，回到数据界面。在该界面中，定义好的变量名称显示在上方第一行上，点击每个案例对应的单元格，即可录入数据。录入完毕，每一行显示的是每个案例的所有数据，每一列显示的是所有案例该变量的资料。

数据文件的保存方式同 EXCEL 软件，在主菜单点击“文件”→“保存”，或直接单击保存图标，弹出对话框，选择保存路径，输入文件名，点击“保存” 按钮，即可完成数据文件的录入和保存。SPSS 数据文件的保存类型为“ * . sav”。

三、资料的类型

资料收集整理后，首先要明确资料的类型，因为类型不同，所采用的统计学方法也不同。常见的类型有：计数资料、计量资料和等级资料。

(一) 计数资料

将所有观察单位按照某种特征或性质分组，再清点各组中观察单位的个数，这样得到的数据资料就是计数资料，也称分类变量资料或名义变量资料。计数资料通常没有度量单位，且均为整数。比如男性和女性患者数，治愈和未治愈人数等。

(二) 计量资料

采用定量的方法对观察单位的某项指标进行测定所得到的数据资料，称为计量资料，亦称为数值变量资料。计量资料一般都有度量衡等单位，比如患者血压、年龄、抑郁量表得分等。

(三) 等级资料

是介于计量资料和计数资料之间的一种资料，又称半定量资料。它是将观察单位按照某种属性的不同程度进行分组，再分别清点各组的观察单位个数。比如患者疼痛等级分为剧烈疼痛、比较疼痛、一般和无痛四个等级，各组的患者数就是等级资料。

根据统计分析的要求，计量资料可以转换为计数资料或等级资料。如年龄是一个计量资料，如果按是否成年分成年人和未成年人就转化成了计数资料，如果按年龄段划分(0～18岁，19～40岁，41岁～)，就转化成了等级资料。但是计数资料和等级资料不能转化成计量资料。因此，研究者在设计问卷时，如果可以获得计量资料，最好直接获取计量资料，否则会丢失数据信息。

四、概率和假设检验

(一)概率

概率是用来衡量随机事件发生可能性大小的指标，又称几率，常用 P 来表示。1 表示必然发生事件的概率，0 则表示不可能发生事件的概率。因此，P 值范围在 0～1 之间。$P \leqslant 0.05$ 表示事件发生的概率小于或等于5%，$P \leqslant 0.01$ 表示事件发生的概率小于或等于1%，即某事件发生的可能性很小，因此常被称为小概率事件。统计学中根据概率的原理将 $P \leqslant 0.05$ 和 $P \leqslant 0.01$ 看作是事物差别有统计学意义和高度统计学意义的界限。

(二)假设检验

在护理研究中，当由两个抽样样本所计算得出的某指标的均数具有差异时，要判断这种差异是由于抽样误差所致还是由于两者有本质差异，即这两个样本是来自于同一总体还是不同总体，这就需要通过假设检验来回答这个问题。如研究常规护理方法和新型护理方法哪种更能减轻患者的疼痛，研究者分别获得了两组均值，一个是传统护理方法患者的疼痛均值，一个是新型护理方法患者的疼痛均值，从数值上看，新型护理方法患者的疼痛程度低于传统护理方法，但我们不能就此得出结论说新型护理方法优于传统护理方法，而是需要通过统计学方法即假设检验来判断这两个均值之间的差异是由于抽样误差所致还是本身就有差异，即新型护理方法比传统护理方法好。

因此，假设检验(又称显著性检验)就是应用统计学的原理，根据样本之间的差别去推断样本所代表的总体之间是否有差别的一个重要推断方法。

假设检验的步骤：①建立假设：建立两种假设，一种是“无效假设”，用 H_0 表示，另一种是“备择假设”，用 H_1 表示。如上面所列举的两种护理方法的比较研究，H_0：两种护理方法的患者其疼痛程度无差别，H_1：两种护理方法的患者其疼痛程度有差别；②确定显著性水平：显著性水平(常用 α 表示)是用来判断小概率事件是否发生的标准，是人为规定的。当某事件发生的概率不大于 α 时，则认为该事件为小概率事件，即发生的可能性较小。通常取 α 为0.05或0.01；③计算统计量：根据研究目的和资料类型，选择适当的公式计算统计量，如 t 或 x^2 值；④确定概率值 P：计算出统计量后查找相应的工具表可得出概率 P 与 α 大小的关系；⑤作出推断结论：如果 $P > \alpha$，我们认为发生 H_0 假设的可能性较大，差别无统计学意义，即认为两种护理方法无差别。如果 $P \leqslant \alpha$，则认为发生 H_1 假设的可能性较大，差异有统计学意义，即认为两种护理方法的患者的疼痛程度不同，结合专业进一步认为新型护理方法比传统护理方法好，可减轻患者疼痛。

第二节　计量资料的统计学分析方法

独立性、正态性和方差齐性是计量资料数据选择统计学方法的基础。独立性是指各样本相互之间独立、随机，无相互影响；正态性是指各样本都来自正态总体；方差齐性指各样本的总体方差相等。对于符合正态性和方差齐性的计量资料组间比较，可以通过 t 检验或方差分析来处理；不具有正态性和方差齐性的计量资料组间比较，通过非参数检验进行分析。正态性和方差齐性需要通过统计检验来确定，独立性由实验设计控制，除非疾病具有传染性等特殊情况，一般数据均具有独立性。

一、正态性检验

根据计量资料数据的分布形态，可分为正态分布(图 8－3)和偏态分布(图 8－4)。正态分布指数据呈对称分布，偏态分布指数据呈不对称分布。

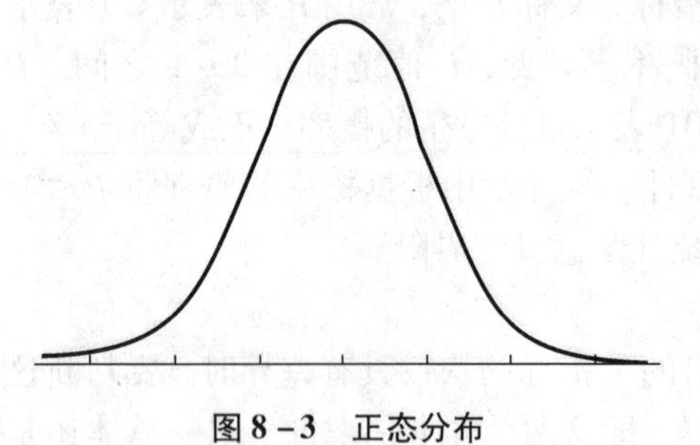

图 8－3　正态分布

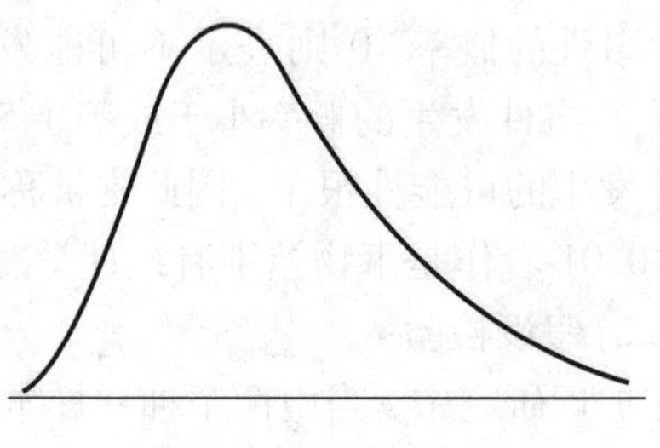

图 8－4　偏态分布

SPSS 软件中提供多种正态性检验的方法，比如正态概率的 $P-P$ 图或 $Q-Q$ 图，数据散点越接近给出的参考直线就越能说明是正态；或计算偏度和峰度，当它们接近 0 时，为正态。这两种方法可用于粗略的估计，并未给出假设检验的 P 值。下面介绍一种提供 P 值的检验方法。

【例 8－1】 测量 10 名 8 岁儿童的身高数据如下，见表 8－3，请检验身高是否符合正态分布。(本章所有数据均为模拟数据)

表 8－3　10 名 8 岁儿童身高数据

编号	身高/m	编号	身高/m
1	120.10	6	131.30
2	122.30	7	123.40
3	130.50	8	127.80
4	128.90	9	131.60
5	125.60	10	133.20

打开 SPSS 软件，录入数据。单击“分析”→“描述统计”→“探索”，展开探索对话框，将“身高”选入因变量列表对话框(图 8－5)，在绘制框中选中带检验的正态图(图 8－6)，单击“继续”，探索界面单击“确定”，输出结果(图 8－7)。

当样本量大于 50，用 Kolmogorov-Smirnov 检验(K－S 检验)，样本量小于 50 用 Shapiro-Wilk 检验。P 值大于 0.05 为正态性，P 值小于 0.05 为非正态性。本例样本为 10 例，用 Shapiro-Wilk 检验，P 值为 0.578，则数据为正态性。

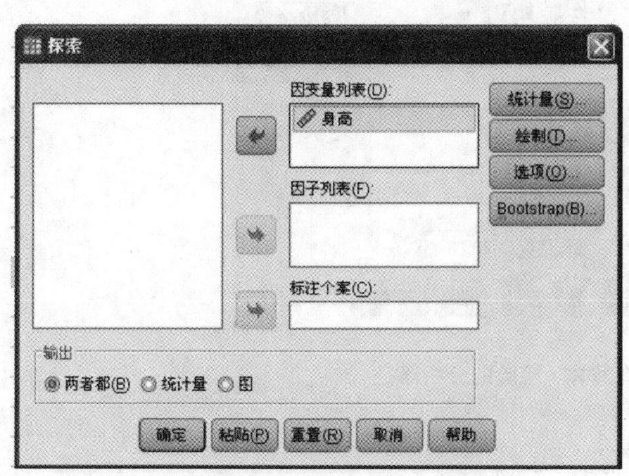

图 8－5　选择要检验的统计量

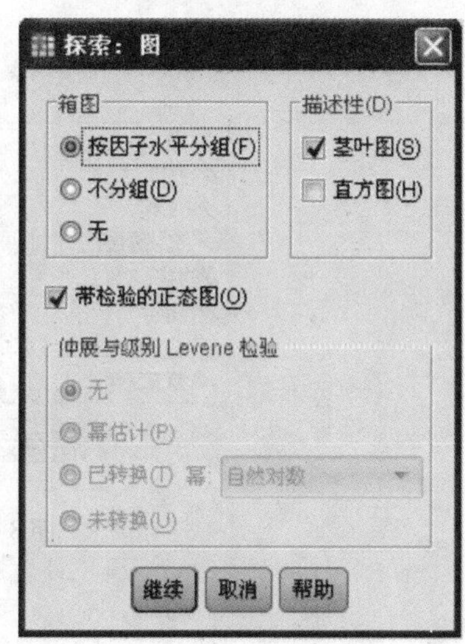

图 8－6　选中带检验的正态图

正态性检验

	Kolmogorov-Smirnov[a]			Shapiro-Wilk		
	统计量	df	Sig.	统计量	df	Sig.
身高	.153	10	.200*	.942	10	.578

a. Lilliefors 显著水平修正

*. 这是真实显著水平的下限。

图 8－7　输出结果

二、t 检验

(一) 独立样本 t 检验

1. 独立样本 t 检验　独立样本 t 检验的目的是将样本均数与已知总体均数进行比较。要注意的是，该样本必须符合正态分布。

【例 8－2】　为了解癌症患者的心理健康状况，某护士采用焦虑自评量表对某医院随机抽取的 80 名肿瘤患者的焦虑状况进行测评。发现这 80 名患者的焦虑得分为(49.76 ±9.91)分。焦虑量表的常模得分为(29.78 ±10.07)分。从分值上看，80 名肿瘤患者的焦虑得分要高于常模，那么两者之间是否真的存在差异呢?

此例要分析的“焦虑得分”变量属于计量资料。经检验，该变量数据符合正态分布后，可以选用单样本 t 检验进行统计学分析。

操作步骤：运行 SPSS18.0，打开数据库。单击“分析”→“比较均值”→“单样本 t 检验”，弹出“单样本 t 检验”对话框(图 8－8)，将要分析的“焦虑得分”变量选进“检验变量”框内，并在“检验值”处的空格内输入常模得分“29.78”，然后点击“确定”按钮，然后就会输出分析结果(图 8－9)。

图 8－9 的结果显示，单个样本统计量(80 名患者的焦虑得分)均值为(49.76)，标准差为(9.91)；单个样本检验结果从左到右依次列出了 t 值，“df”(自由度)和“Sig(双侧)”。本

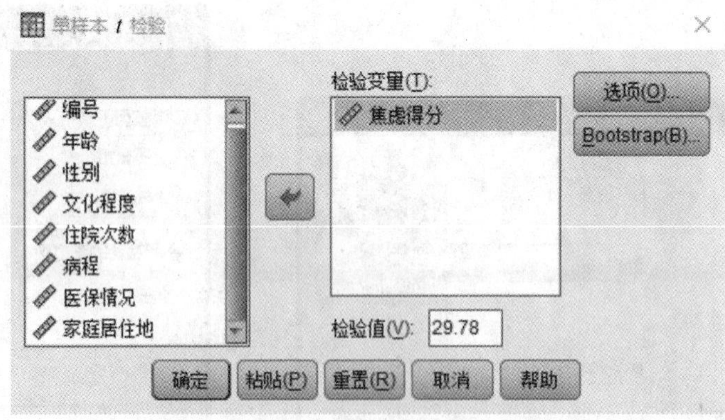

图 8-8　单样本 t 检验的分析路径

单个样本统计量

	N	均值	标准差	均值的标准误
焦虑得分	80	49.7625	9.91386	1.10840

单个样本检验

	检验值 = 29.78					
					差分的 95% 置信区间	
	t	df	Sig.(双侧)	均值差值	下限	上限
焦虑得分	18.028	79	.000	19.98250	17.7763	22.1887

图 8-9　单样本 t 检验的分析结果

例中，$t=18.028$，$P=0.000$，因 $P<0.05$，故得出“80 名肿瘤患者的焦虑得分高于常模”的结论。

2. 两独立样本 t 检验　适用于两个独立样本的均数的比较、且均符合正态分布的计量资料。

【例 8-3】　如例 8-2 中 80 名患者焦虑状况的研究，其中 40 名患者为男性，他们的焦虑得分为(49.63 ±9.64)；40 名患者为女性，她们的焦虑得分为(49.90 ±10.30)。此两组患者的焦虑得分表面上看差别不大，且均呈正态分布，那么到底这两组患者的焦虑得分有无统计学差异呢？

因为此例要比较的变量“焦虑得分”属于计量资料，且经检验符合正态分布。如果要比较两组不同性别患者的焦虑状况，可以选用两独立样本 t 检验。

操作步骤：点击菜单项“分析”→“比较均值”→“独立样本 t 检验”，弹出“独立样本 t 检验”对话框(图 8-10)。将“焦虑得分”选入“检验变量”框内，将“性别”选入“分组变量”框内，点击“定义组”按钮，会弹出“定义组”对话框(图 8-11)，将男和女的数值代码分别输入组 1 和组 2 对应的空格内(本例 1 代表男性，2 代表女性)，点击“继续”，回到图 8-10 所示的对话框，点击“确定”按钮进行运算，呈现结果如图 8-12 所示。

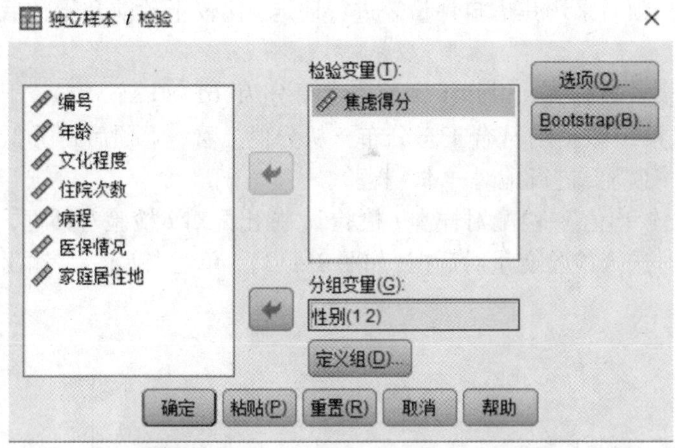

图 8－10　独立样本 t 检验对话框

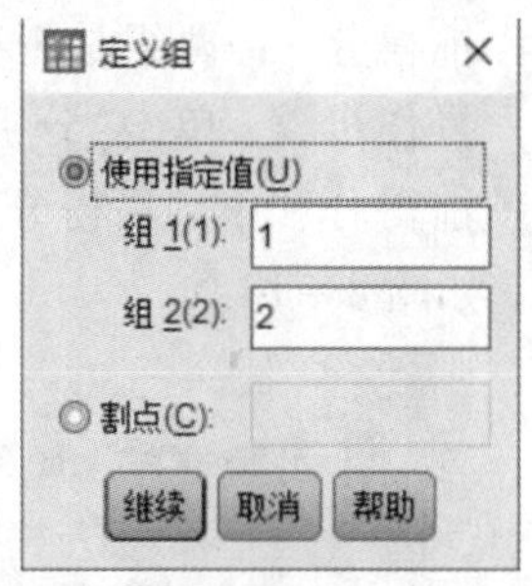

图 8－11　“定义组”对话框

组统计量

性别		N	均值	标准差	均值的标准误
焦虑得分	男	40	49.6250	9.63883	1.52403
	女	40	49.9000	10.30260	1.62898

A．组统计量

独立样本检验

		方差方程的 Levene 检验		均值方程的 t 检验						
									差分的 95% 置信区间	
		F	Sig.	t	df	Sig.(双侧)	均值差值	标准误差值	下限	上限
焦虑得分	假设方差相等	.306	.582	-.123	78	.902	-.27500	2.23075	-4.71609	4.16609
	假设方差不相等			-.123	77.657	.902	-.27500	2.23075	-4.71640	4.16640

B．独立样本统计量

图 8－12　两独立样本 t 检验的分析结果

图 8－12 中的 A 表是男、女两组患者焦虑总分的均数和标准差。B 表格分成两部分：①左边是方差齐性检验，如 $P>0.05$ 显示方差齐，$P<0.05$ 则显示方差不齐，本例 $P=0.582>0.05$，说明方差齐；②右边是 t 检验结果，方差齐时，选择第一行结果，方差不齐，选择第二行结果，由于本例方差齐，故选择第一行结果，即 $t=-0.123$，$P=0.902$，因 $P>0.05$，因此得出“男女患者的焦虑得分无统计学差异”的结论。

3. 配对样本 t 检验

配对是一种高效的实验设计方案，配对样本 t 检验适用于配对设计的两个样本均数的比较，且两组资料是符合正态分布的计量资料。配对设计主要有以下两种情形：①同一受试对象接受一种处理前后的比较；②同一受试对象分别接受两种不同结果的处理。下面以第一种配对设计为例进行配对样本 t 检验。

【例 8－4】 为了解音乐疗法对缓解患者焦虑的作用，招募焦虑患者 40 例，使其处于轻音乐的环境中。分别在干预前和干预后采用焦虑自评量表进行评定，比较干预前和干预后的焦虑得分。

将干预前和干预后得分分别录入数据库，得知干预前焦虑得分为(61.80 ±6.57)，干预后焦虑得分为(52.50 ±5.84)，且两组数据均符合正态分布。从分值上看，干预后得分低于干预前得分，但两组是否有差异，还需要进行配对样本 t 检验。

操作步骤：单击“分析”→“比较均值”→“配对样本 t 检验”，弹出配对 t 检验对话框，将干预前得分和干预后得分变量成对选入检验变量对话框(如图 8－13)，单击“确定”。输出结果，如图 8－14。

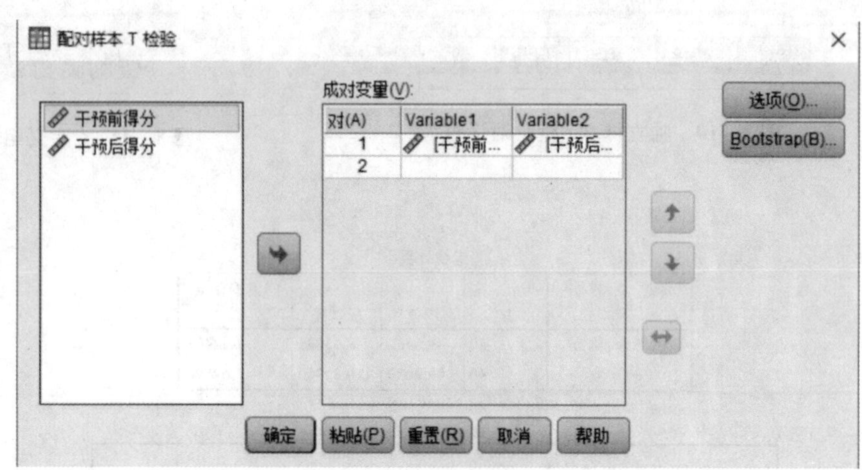

图 8－13 配对 t 检验对话框

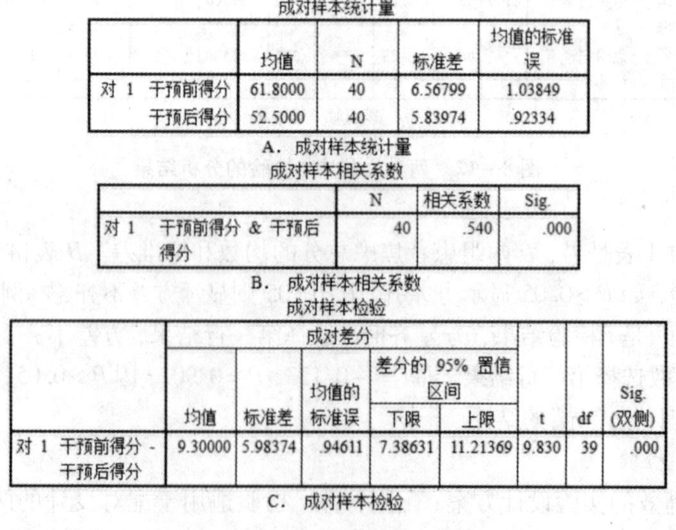

成对样本统计量

		均值	N	标准差	均值的标准误
对 1	干预前得分	61.8000	40	6.56799	1.03849
	干预后得分	52.5000	40	5.83974	.92334

A. 成对样本统计量

成对样本相关系数

		N	相关系数	Sig.
对 1	干预前得分 & 干预后得分	40	.540	.000

B. 成对样本相关系数

成对样本检验

		成对差分					t	df	Sig.(双侧)
					差分的 95% 置信区间				
		均值	标准差	均值的标准误	下限	上限			
对 1	干预前得分 - 干预后得分	9.30000	5.98374	.94611	7.38631	11.21369	9.830	39	.000

C. 成对样本检验

图 8－14 配对样本 t 检验结果

图 8－14 中 A 表是两组焦虑得分的统计描述结果；B 表格是两组焦虑得分的相关性检验，结果显示两组得分相关系数为 0. 540，有统计学意义；C 表格是干预前后两组焦虑得分的配对样本 t 检验结果，其 $t=9.830$，$P=0.000$，因此得出结论，音乐疗法可以使患者的焦虑情绪有所改善。

本例的结果只能证明音乐疗法前后患者的焦虑情绪有所改善，但该改善是否完全就是音乐疗法的作用，尚不能定论。因为可能还存在抗焦虑药物应用等混杂因素，要排除这些混杂因素，还需另外设置对照组。

三、单因素方差分析

t 检验只能用于两组间计量资料的均值比较。护理研究中，也经常存在三组甚至三组以上的多组间比较。多组间比较选用方差分析的统计学方法。方差分析适用范围很广，这里仅介绍运用最广泛的单因素方差分析。应用方差分析的前提是计量资料满足独立性、正态性和方差齐性的特点。

【例 8－5】 欲了解内科、外科和急诊科三个科室护士的急救知识掌握情况，随机选取三个科室的护士 20 例、25 例和 18 例，同时进行考核(卷面总分 100 分)。比较三科室护士的急救知识得分情况。

建立数据库，设置两个变量：科室和得分。组别变量值设置分别为：内科赋值为“1”，外科赋值为“2”，急诊科赋值为“3”，添加后点“确定”。录入数据后，进行正态性检验，确认三组得分均呈正态性后，进行单因素方差分析。

操作步骤：单击“分析”→“比较均值”→“单因素 ANOVA”，弹出对话框。将要进行比较的“得分”变量选入检验变量对话框，将“科室”变量选入因子变量对话框(如图 8－15)；点击两两比较，在弹出的对话框中勾选 LSD，点击“继续”；点击“选项”，在弹出的对话框中勾选描述性和方差同质性检验，点击“继续”；最终单击“确定”，输出结果(图 8－16)。

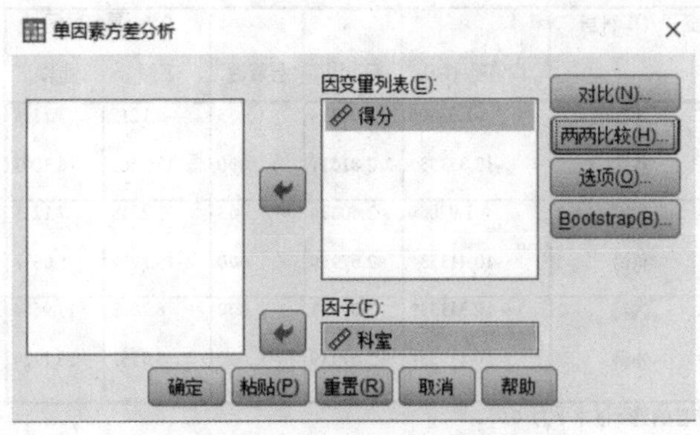

图 8－15　单因素方差分析对话框

图 8－16 包含四个表格，A 表格是三科室急救知识得分数据的统计描述结果，内科 20 人，得分(70. 00 ± 9. 86)；外科 25 人，得分(71. 92 ± 8. 11)；急诊 18 人，得分(82. 33 ± 7. 99)。B 表格是三组间方差齐性检验结果，本组检验 $P=0.567>0.05$，具有组间方差齐性。如果方差不齐，可选用非参数检验。C 表格是三科室得分比较的统计分析结果，$F=11.134$，$P=0.000$，因此认为：内科、外科、急诊科三科室急救知识得分不全相同或全不相同。D 表

描述

得分

	N	均值	标准差	标准误	均值的 95% 置信区间		极小值	极大值
					下限	上限		
内科	20	70.0000	9.85687	2.20406	65.3868	74.6132	45.00	89.00
外科	25	71.9200	8.10823	1.62165	68.5731	75.2669	56.00	98.00
急诊	18	82.3333	7.98528	1.88215	78.3623	86.3043	64.00	97.00
总数	63	74.2857	9.98455	1.25794	71.7711	76.8003	45.00	98.00

A. 三科室得分统计描述结果

方差齐性检验

得分

Levene 统计量	df1	df2	显著性
.573	2	60	.567

B. 方差齐性检验

ANOVA

得分

	平方和	df	均方	F	显著性
组间	1673.017	2	836.509	11.134	.000
组内	4507.840	60	75.131		
总数	6180.857	62			

C. 方差分析结果

多重比较

得分

LSD

(I) 科室	(J) 科室	均值差 (I-J)	标准误	显著性	95% 置信区间	
					下限	上限
内科	外科	-1.92000	2.60034	.463	-7.1215	3.2815
	急诊	-12.33333*	2.81611	.000	-17.9664	-6.7003
外科	内科	1.92000	2.60034	.463	-3.2815	7.1215
	急诊	-10.41333*	2.67939	.000	-15.7729	-5.0537
急诊	内科	12.33333*	2.81611	.000	6.7003	17.9664
	外科	10.41333*	2.67939	.000	5.0537	15.7729

*. 均值差的显著性水平为 0.05。

D. 两两比较结果

图 8－16　单因素方差分析结果

格是两两比较的结果，结论为：急诊科护士急诊知识得分较内、外科护士高，但内科和外科护士急诊知识得分相当。

四、相关分析

护理研究中，有时需要分析两变量间的关联性，这就需要采用相关分析。

【例 8 -6】 欲了解首次住院高血压患者疾病相关知识与住院天数之间的相关性，纳入高血压患者 80 例。所有患者在出院时填写疾病相关知识问卷，记录得分。从病历中获取患者住院天数。分析疾病相关知识得分与住院天数的相关性。

建立数据库，设置两个变量，分别是住院天数与疾病相关知识得分，录入数据。点击“分析”→“相关”→“双变量”，弹出对话框（图 8 -17）。将“住院天数”和“知识得分”变量选入变量窗口。在相关系数对话框中，Pearson 用于呈正态分布的计量资料，Kendall 的 tau - b 适用于偏态分布的资料，Spearman 适用于等级资料或偏态分布的资料。经检验，本例中的两变量数据都不是正态分布资料，可以选 Spearman 相关，点“确定”，结果输出（图 8 -18）。

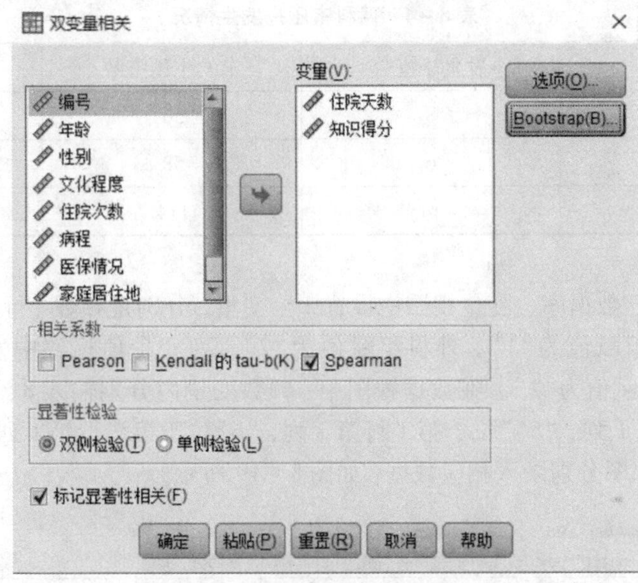

图 8 -17　双变量相关对话框

相关系数

			住院天数	知识得分
Spearman 的 rho	住院天数	相关系数	1.000	.825**
		Sig.（双侧）	.	.000
		N	80	80
	知识得分	相关系数	.825**	1.000
		Sig.（双侧）	.000	.
		N	80	80

**. 在置信度（双测）为 0.01 时，相关性是显著的。

图 8 -18　双变量相关分析结果

图 8 -18 显示，$P = 0.000$，说明两组数据之间存在相关性。相关性大小看相关系数，本例相关系数 $r = 0.825$。r 取值在 $-1 \sim 1$ 之间，$r > 0$ 说明两变量呈正相关，$r < 0$ 说明两变量呈

负相关，r 的绝对值越接近 1，两变量相关性越大；越接近 0，相关性越小。本例 $r=0.825$，$P=0.000$ 说明知识得分和住院天数之间呈正相关。

第三节　计数资料的统计学分析方法

一、四格表 x^2 检验

四格表 x^2 检验用于两个样本率的比较。四格表是指由 4 个数据组成的表，这四个数据分别用 a、b、c、d 来表示（表 8－4）。

【例 8－7】 某医院欲调查内科和外科两个科室的压疮发生情况，结果见表 8－4。问两科室的压疮发生率有无差异？

表 8－4　两科室压疮发生情况

科室	发生压疮数	未发生压疮数	合计
内科	8	56	64
外科	6	58	64
合计	14	114	128

打开 SPSS，建立数据库。变量视图中设置 3 个变量，分别是频数、行变量和列变量。行变量值标签中内科组赋值为“1”，外科组赋值为“2”，列变量值标签中发生压疮数赋值为“1”，未发生压疮数赋值为“2”。在数据视图中，频数变量内分别输入 8、56、6 和 58。再根据“8”位于第 1 行第 1 列，“56”位于第 1 行第 2 列，“6”位于第 2 行第 1 列，和“58”位于第 2 行第 2 列，在数据视图分别录入相应数据，如图 8－19 所示。

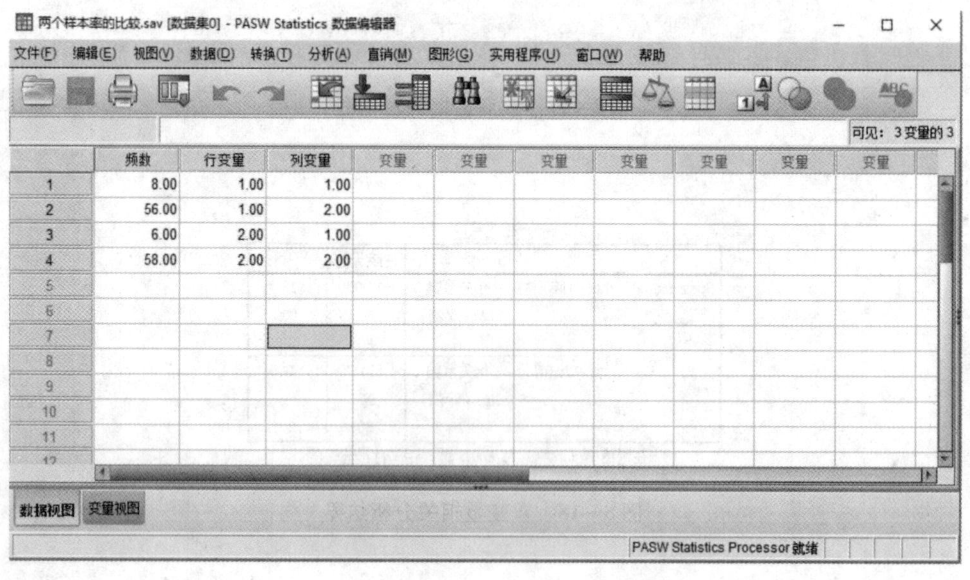

图 8－19　四格表数据录入界面

通过“数据”→“加权个案”，定义“频数”变量为计数资料。弹出对话框，点击“加权个案”，将“频数”变量选进频率变量(图 8－20)，点击“确定”。回到数据视图，点击“分析”→“描述统计”→“交叉表”，弹出交叉表对话框，将“行变量”选入行对话框，“列变量”选入列对话框(图 8－21)。点击统计量，勾选“卡方”(图 8－22)，点“继续”→“确定”，输出结果(图 8－23)。

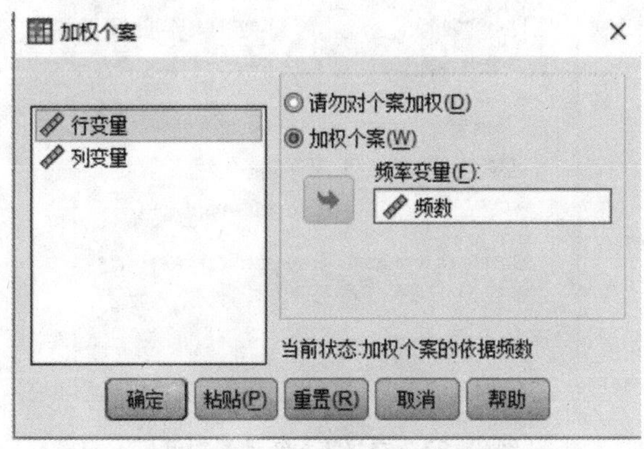

图 8－20　加权个案对话框

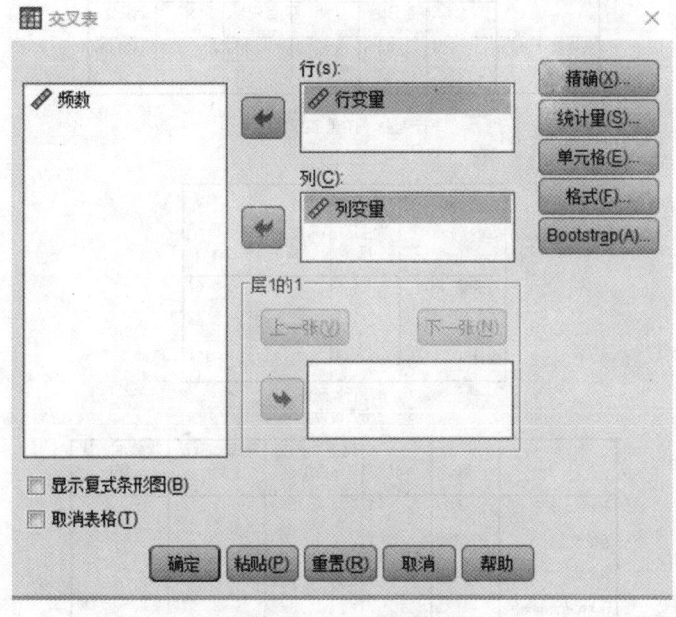

图 8－21　交叉表对话框

图 8－23 中 A 表为数据摘要，B 表为原始四格表，C 表为统计分析结果。C 表列出了多种统计结果，分别适用于不同情况。如果理论频数(按照理论分布计算出的样本各组频数)都大于 5 以及总数不小于 40，就用 Pearson 卡方；如果有一个格子的理论频数小于 5 且大于 1，就用校正卡方；如果有一个格子理论频数小于 1 或者总数小于 40，就用 Fisher 精确概率法。

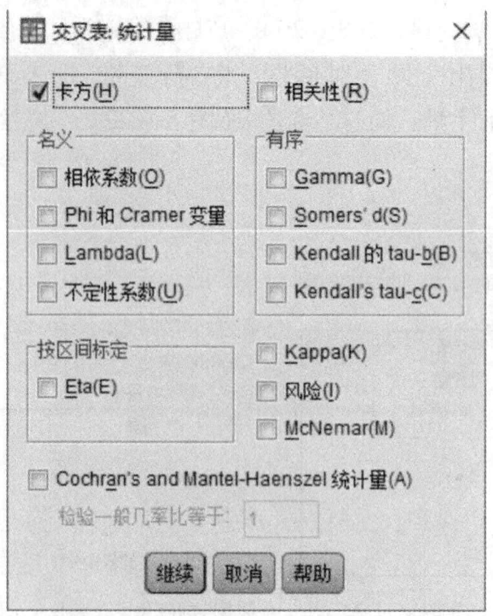

图 8－22　交叉表：统计量对话框

案例处理摘要

	案例					
	有效的		缺失		合计	
	N	百分比	N	百分比	N	百分比
行变量 * 列变量	128	100.0%	0	.0%	128	100.0%

A. 数据摘要

行变量* 列变量 交叉制表

计数

		列变量		
		发生压疮	未发生压疮	合计
行变量	内科	8	56	64
	外科	6	58	64
合计		14	114	128

B. 行×列表

卡方检验

	值	df	渐进 Sig.(双侧)	精确 Sig.(双侧)	精确 Sig.(单侧)
Pearson 卡方	.321a	1	.571		
连续校正b	.080	1	.777		
似然比	.322	1	.571		
Fisher 的精确检验				.778	.389
线性和线性组合	.318	1	.573		
有效案例中的 N	128				

a. 0 单元格(.0%) 的期望计数少于 5。最小期望计数为 7.00。

b. 仅对 2x2 表计算

C. 卡方检验结果

图 8－23　卡方检验输出结果

本例所有格子理论频数均大于 5，且总数 128 > 40，故读取 Pearson 卡方结果，$x^2=0.321$，$P=0.571$，从而得出结论：内科和外科的压疮发生率差异没有统计学意义。值得注意的是，两组的组间均衡是得到正确结论的基础。

二、行 × 列表 x^2 检验

行 × 列表 x^2 检验适用于多个样本率的比较、两个或多个样本构成比的比较。

【例 8－7】 某医院欲调查内科、外科和 ICU 三个科室的压疮发生情况，结果见表 8－5。问三个科室的压疮发生率有无差异？

表 8－5　三科室压疮发生情况

科室	发生压疮数	未发生压疮数	合计
内科	8	50	58
外科	6	58	64
ICU	10	40	50
合计	24	148	172

建立变量和数据录入，统计分析过程与四格表 x^2 检验步骤完全一致。这里仅列出统计结果，$x^2=2.641$，$P=0.267$。故得出结论如下：三个科室的压疮发生率差异没有统计学意义。结果中也没有提供行 × 列表两两比较的分析方法。

卡方检验除了可以应用在两个样本率和多个样本率的比较外，还可以应用在组间构成比的比较。比如，随机分组后，两组间疾病严重程度构成的比较，两组间男女性别构成的比较等。计数资料的成组比较，都可以采用卡方检验。

第四节　等级资料的统计学分析方法

一般情况下，等级资料的比较可采用秩和检验的方法。根据研究设计的不同，可选用不同的检验方法：①两个独立样本比较：可采用 Wilcoxon 检验或 Mann－Whitney U 检验；②配对设计：可采用 Wilcoxon 符号秩和检验；③多个独立样本比较：可采用 Kruskal－Wallis H 秩和检验。下面以两个独立样本的秩和检验为例，介绍具体的操作方法。

【例 8－8】 某护士将病区内疼痛患者随机分成干预组和对照组。对照组实施常规护理，干预组在常规护理的基础上再施加音乐疗法。一周后，两组患者的疼痛程度见表 8－6。问：音乐疗法对减轻患者的疼痛是否有效？

表 8－6　两组患者的疼痛程度比较

组别	总例数	疼痛程度		
		重度疼痛	中度疼痛	轻度疼痛
干预组	50	10	20	20
对照组	50	25	20	5

打开 SPSS，建立数据库。变量视图中设置 3 个变量，分别是分组变量、疼痛程度变量和频数变量。“分组”变量值标签中干预组赋值为“1”，对照组赋值为“2”。“疼痛程度”变量值标签中轻度疼痛赋值为“1”，中度疼痛赋值为“2”，重度疼痛赋值为“3”。在数据视图分别录入相应数据，如图 8 – 24 所示。

非参数检验.sav [数据集1] - PASW Statistics 数据编辑器

文件(F) 编辑(E) 视图(V) 数据(D) 转换(T) 分析(A) 直销(M) 图形(G) 实用程序(U) 窗口(W) 帮助

可见：3 变量的 3

	分组	疼痛程度	频数	变量	变量	变量	变量	变量	变量	变量
1	干预组	重度疼痛	10.00							
2	干预组	中度疼痛	20.00							
3	干预组	轻度疼痛	20.00							
4	对照组	重度疼痛	25.00							
5	对照组	中度疼痛	20.00							
6	对照组	轻度疼痛	5.00							
7										
8										
9										
10										
11										

数据视图 变量视图

PASW Statistics Processor 就绪 加权范围

图 8 – 24　非参数检验数据视图

通过“数据”→“加权个案”，定义“频数”变量为计数资料。弹出对话框，点击“加权个案”，将“频数”变量选进频率变量(图 8 – 25)。

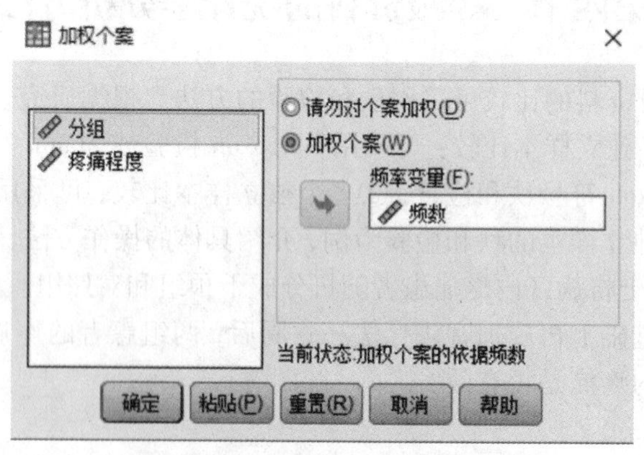

图 8 – 25　加权个案对话框

点击“分析”→“非参数检验”→“旧对话框”→“2 个独立样本”，弹出对话框，将“疼痛程度”选入检验变量列表，将“分组”选入分组变量并定义。系统默认“Mann – Whitney U”检验(图 8 – 26)，点击“确定”，即可输出结果(图 8 – 27)。结果显示，$Z = 3.863$，$P = 0.000 < 0.05$，因此可以认为，音乐疗法对减轻患者的疼痛有效。

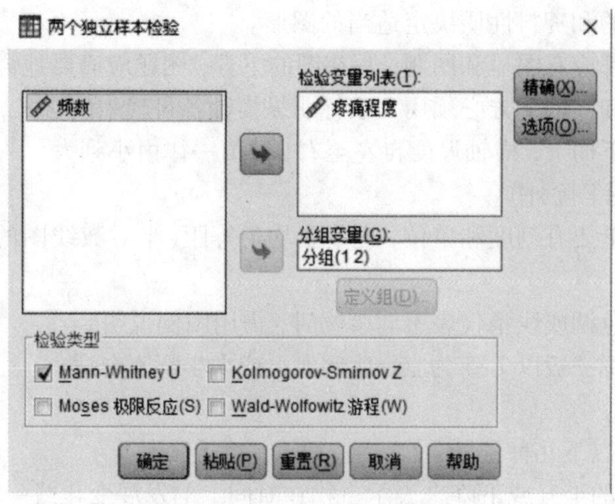

图 8－26　两个独立样本检验对话框

秩

	分组	N	秩均值	秩和
疼痛程度	干预组	50	40.00	2000.00
	对照组	50	61.00	3050.00
	总数	100		

检验统计量a

	疼痛程度
Mann-Whitney U	725.000
Wilcoxon W	2000.000
Z	-3.863
渐近显著性(双侧)	.000

a. 分组变量: 分组

图 8－27　两独立样本秩和检验输出结果

第五节　统计图和统计表

在护理论文中，一个编制合理的统计图表可以代替冗长的文字描述，方便简洁且利于分析比较。统计图表的绘制基本可以在 Excel 里完成，相对简单易操作。

一、统计图

统计图可以将数据资料形象化，利用面积大小或线条走向来代表数量或趋势，通俗易懂，方便比较。

(一)统计图的绘制要求

(1)根据分析目的和资料性质决定适当的图形。

(2)每个统计图都应有图号和图题，写在图的下方，图题应简要地说明图的内容。

(3)在纵轴外侧和横轴下方必须用文字标明纵横轴各自代表的含义，如有单位应注明。

(4)纵轴尺度自下而上，横轴尺度自左至右，数值一律由小到大。一般纵轴尺度必须从0点开始(对数图、点图等除外)。

(5)横轴和纵轴上要有刻度和单位，刻度要均匀等距(半对数线图的纵坐标除外)，并标明数值。

(6)图中用不同色调或线条代表不同事物时，需用图例说明。

(7)图的长宽比例一般以7∶5为宜，比例太大或太小都不合适。

(二)举例

统计图常用的有以下几种：

1.线图　以线段的上升或下降来表示事物在时间上的发展变化或一种现象随另一种现象变动的情况。适用于连续性资料，见图8－28。

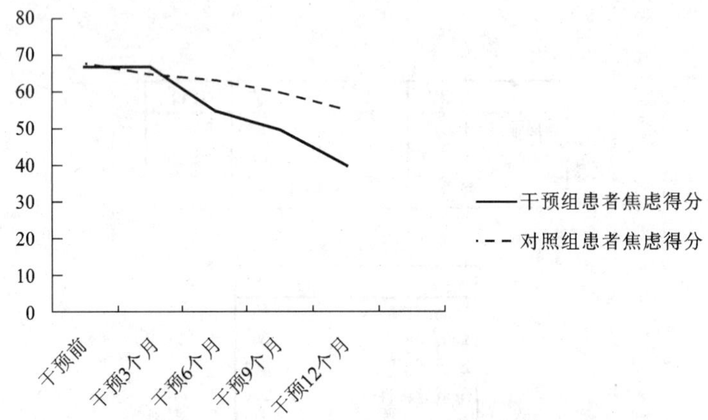

图8－28　干预组和对照组患者焦虑得分情况

2.条图　用等宽直条表示相互独立的指标，直条长短表示指标的大小，见图8－29。

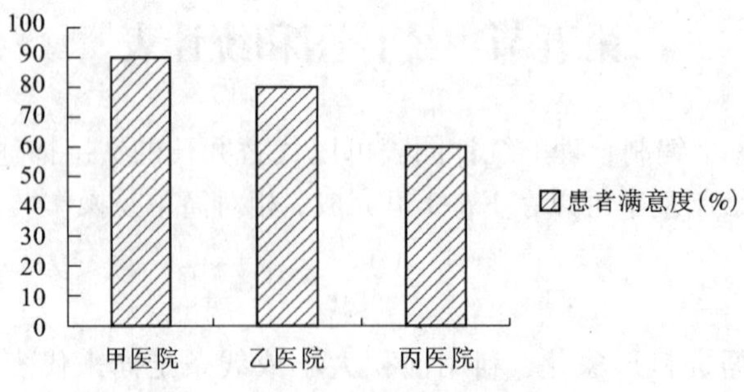

图8－29　三家医院的患者满意度情况

3. 圆图与百分条图　这两种图形都用于计数资料以构成比的形式出现，而且分组又不太多的情况(见图 8－30，图 8－31)。

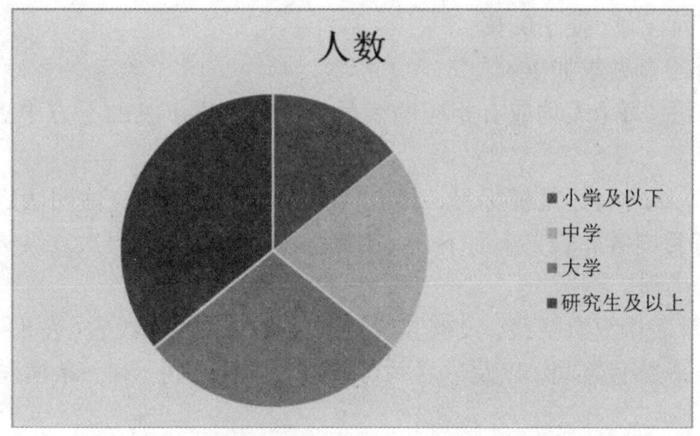

图 8－30　某高血压人群学历构成情况(圆图)

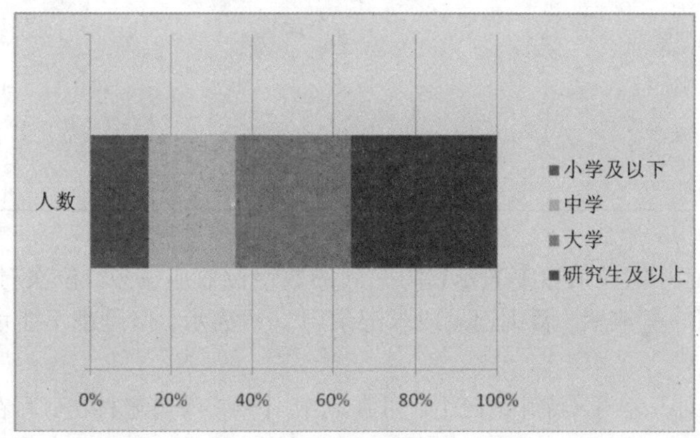

图 8－31　某高血压人群学历构成情况(百分条图)

4. 其他　①散点图：以点的密集程度和趋势表示两种事物的相互关系，如年龄和身高的关系，血脂和体重的关系等；②直方图：由一些紧密相连的直条组成，主要用于表示连续变量的频率分布，不是以条的高度而是以各矩形的面积代表各组段的频数和数量的大小，适用于连续性数量资料。

需要注意的是，虽然统计图便于理解和比较，但是，从统计图中不能获得确切数值，所以统计图不能完全代替统计表，必要时要将统计表一起列出。

二、统计表

(一)统计表的结构

统计表是以表格的形式，表达被研究对象的特征、内部构成及研究项目分组之间的数量关系。统计表由线条、文字和数字组成，表上方的文字为标题，表内的文字是标目，标目又分横标目和纵标目。表的线条有顶线、底线和分界线。

(二)统计表的绘制要求

统计表在绘制时尽量做到以最少的篇幅，展示出最多的信息。所以，统计表要重点突出，层次清楚，排列合理，便于阅读。

统计表的具体绘制要求如下：

(1)表号和表题：每个表均应有相应的表号和表题，位于表的上方中央，表题应简要说明表的主要内容。

(2)标目：无论纵标目还是横标目，凡内容有计量单位者均应注明法定计量单位。标目应循序排列。横标目内容一般自上而下，由小到大排列，如学历层次。纵标目的内容一般从左到右，由小到大排列。

(3)线条：统计表中只有横线，没有竖线和斜线。一般为三线表(表8-7)，也有一些组合表在总标目和各纵标目之间，以及最后一行数字和合计之间，有一条横线。

表8-7 某医院护士职称构成情况

职称	人数	构成比(%)
护士	201	46.74
护师	152	35.35
主管护师	68	15.81
主任护师	9	2.09
合计	430	100

(4)数字：一律用阿拉伯数字表示，同一列的数字位数应一致，位次对齐。表格中不应有空格，无数据用“—”表示，暂无记录或未记录用“…”表示，但是都不能填“0”。数据若为“0”则填写“0”。

(5)备注：不列入表内，特殊情况下，可在表中用“*”等符号标出，写在表的下面。

(张开利)

思考题

1. 请说明概率和假设检验对护理研究结果的判断有何意义？
2. 在数据分析阶段，研究者应该从哪几个方面考虑从而确定一种统计分析方法？

第九章 护理科研论文的撰写

学习目标

识记：

1. 描述护理科研论文的书写格式。
2. 说出护理论文正文中各部分的书写要求。

理解：

1. 理解论文的文字表述方式。
2. 分析论文和综述中引用文献的表现方式。

运用：

1. 运用所学知识分析论文实例。
2. 完成论文和综述的撰写。

护理论文是护理科研成果的一种表现形式，它是对护理问题的研究及其结果分析的深入表达和阐述，可以用做护理学术交流或提交学术刊物发表等。护理论文的质量可体现护理专业人员的科研素质和研究水平的高低。护理论文能起到传播推广科研成果的作用，也是将科技成果转化为生产力的重要媒介。

常见护理论文形式包括护理科研论文、综述论文、护理经验论文及个案研究论文。本章主要阐述这几种常见护理论文格式与撰写方法。

第一节 护理科研论文的撰写

护理科研论文是护理学科领域中的学术论文，是将护理学科中新的理论、技术、成果和经验等以严谨的科学态度、准确的语言文字，加以介绍和表达的专业性、论述性文章。根据国际上沿用的习惯，在《生物医学期刊投稿统一要求》中规定，原始报告的格式，一般由文题、作者署名、摘要、关键词、正文、参考文献等几部分组成。下面分别介绍各部分。

一、文题

(一)文题的要求

文题是概括文章性质和内容的重要标志，是最先提供给读者的直接信息。文题与内容要相符，应能概括论文的主要内容，读者常是以文题为主要依据来判断论文的阅读价值，故文题要概括、简练、新颖、具体。

1. 概括　即用简短的文字囊括全文内容，体现全文精髓，使人一看就能对全文的含义有一个明确的概念，引人入胜，便于记忆。例如：冠心病患者出院准备度现状及影响因素的研究。

2. 简练　就是要简短、精练，一般以不超过20个字为宜，切忌冗长繁杂，用词要字斟句酌，可用可不用的字应尽量免用。不过，不能由于一味追求字数少而影响题目对内容的恰当反映，在两者确有矛盾时，宁可多用几个字也要力求表达明确。若简短题名不足以显示论文内容或反映出属于系列研究的性质，则可利用正、副标题的方法解决，以加副标题来补充说明特定的实验材料、方法及内容等信息，使标题既充实准确又不流于笼统和一般化。例如：梗阻性黄疸患者的围手术期营养评价和应用——60例病人的临床研究。

3. 新颖　题目要有特色和新意，不落俗套，避免与已有文献的题目雷同。

4. 具体　一般地说，要想准确无误地反映文章的主要观点，题目离不开四大支撑骨架，即题目的四大要素：研究对象、研究目的、研究范围、研究方法。论文题目要求表达出完整的意思和论文的主题内容，与主题无关或关系不大的内容不应涉及。

(二)文题来源

(1)从护理期刊中寻找写作灵感。

(2)热点选题：从期刊目录中寻找写作灵感。仔细阅读期刊的目录，可以看出当前护理论文的写作热点。当前的写作热点也是当前护理研究的热点，如：健康教育、循证护理、舒适护理、临床路径、护理文化、安全管理、质量管理等。在这些热点问题中选题和写作，有助于解决当前护理中的实际问题，对读者有指导意义。

(3)扩展文题：从刊文文题中寻找写作灵感。期刊的刊文不会相互重复，但可相互补充、完善。可以就一个主题不同的研究对象写出多篇论文，只是每篇论文研究对象的护理问题不同。尽管期刊不断地刊出新文章，但护理研究实践永远不会停止，护理论文的写作空间仍很大。所以，在浏览期刊的文题时，建议留意文题中的研究对象，结合自己的研究实践，考虑同样的研究主题，护理上有无新的特点和措施？可否写成一篇论文？

(4)将刊文文题与其文后的参考文献进行对比，可以看出该文文题与参考文献中文题的相互补充、相互完善的关系。

(5)要结合学习与工作实际，根据自己所熟悉的专业和研究兴趣，适当选择有理论和实践意义的课题；选题宜小不宜大，只要在学术的某一领域或某一点上有自己的一得之见，或失败的教训，或新的观点和认识，言之有物，读之有益，就可以作为选题；选题时要查看文献资料，既可了解别人对这个问题的研究达到什么程度，也可以借鉴人家对这个问题的研究成果。

二、作者署名和单位

1. 单位署名　单位一般指作者从事本文工作时的单位。单位署名应标明所在省市的全称，便于编辑、读者与作者进行联系。单位署名的数量一般不超过3个，署名位置应居文题之下，作者署名之前，居中书写，并与作者署名之间留空一格。单位名称前还应标明邮政编码。

2. 署名注意事项

(1)每篇文章作者署名数量一般不超过6个人，并以参加主要工作者为限。

(2)作者署名顺序，视其在工作中贡献的大小而定。通常第一作者应是研究工作的主要设计、执行及论文的主要撰写人。署名时不应搞无劳挂名或照顾关系。当作者署名顺序有异议时，应征得主要作者的同意方可改动。指导者一般列于最后，或在文末注上“致谢”，但均需征得本人同意；集体的研究成果可署集体名，如×××协作组。

(3)在论文发表之前，参加研究者如已调往其他单位(如进修人员等)，可在署名末尾右上角加注符号，并在同页脚注中说明。

(4)署名必须用真名。不得用化名、笔名和假名。题目下面要写上作者姓名和工作单位，以便于编辑、读者与作者联系或咨询，也是对文章内容负责的表现。

三、摘要

摘要即文章的内容提要，是用最扼要的文字概括说明本研究的目的、步骤与方法、主要发现及结论，着重说明研究工作的创新和发现，使读者概略了解全文内容，以决定是否有阅读全文的必要。摘要一般在署名之下，正文之前，书写时“摘要”二字顶格写，空两格后接摘要内容。摘要应包含以下内容：①从事这一研究的目的和重要性；②研究的主要内容，指明完成了哪些工作；③获得的基本结论和研究成果，突出论文的新见解；④结论或结果的意义。

摘要中不用图、表、公式，一般采用第三人称撰写，不引用文献，不加讨论和解释，中文摘要字数一般200~300字左右为宜。

[摘要示例]

目的：根据养老机构长期护理区护理人员工作量的测定，确定该区护理人力资源配置水平和标准。方法：参考前期专家咨询结果，采用方便抽样法抽取2014年10—11月在天津市某养老机构长期护理区工作的15名养老护理员和4名护士，采用工时测定法测算其护理工作量，并应用人力配置常用公式，计算该区护理人力资源配置标准。结果通过工时测定法计算所得护理员提供的日均直接护理时间多于间接护理时间($t=18.761$，$P<0.001$)，护士提供的日均直接护理时间多于间接护理时间($t=5.434$，$P=0.002$)；养老机构长期护理区老人与养老护理员、护士的实际配比分别为1∶0.1461和1∶0.0183，理想配比分别为1∶0.3882和1∶0.0741。结论：应用工时测定法能够科学测算护理工作量，进而计算合理人力配置标准。该养老机构长期护理区护理人员配置比例偏低，可通过规范护理工作流程、界定护理人员工作范畴及合理分配直、间接护理时间、适当增加护理人员数量等方面予以改进。

引自：王黎，孙兆元，尹莉，等.中华护理杂志，2016(1)：15-20

四、关键词

关键词是最能反映文章主要内容的单词、词组或短语，目的是便于读者了解论文的主题，利于人们在检索中迅速查到文献。每篇文章可选3~5个关键词，可从文题、摘要、正文中特别是文中小标题中选择，也可参照美国“Index Medicus”及1984年中国医学科学院情报研究所翻译的《医学主题词注解字顺表》和中国科技情报所及北京图书馆主编的《汉语主题词表》。关键词一般不用缩写词，在提要之下，顶格写“关键词”，空两格后依次列出，之间可用分号隔开，最末一词不加标点。如《艾滋病患者抗病毒治疗依从性现状及其生命质量影响因素的回归分析》[闫存玲，等.中国社会医学杂志，2012，29(6)：408]一文的关键词是：HIV感染者/AIDS病人；服药依从性；生命质量。基本上能够反映该文的主要内容。

五、论文正文撰写

科研论文正文包括：前言、研究对象与方法、结果、讨论与分析等几部分。

（一）前言

前言又称导言。位于论文之首，主要包括对文章内重要名词和理论框架的介绍，适当介绍历史背景和理论依据，说明本文研究的目的和意义，扼要提示所用的方法和获得的结果。

构成要素：研究背景、理论框架、立题依据、研究问题（假设）、预期目的、点明主题。字数一般为200～300字，不用小标题，不分段。

前言的写作在包括上述内容的同时要注意以下事项：

(1)不要过多叙述历史、罗列文献、自我评价和用国内首创、填补空白等文字。回顾作者以往的工作只是为了交代此次写作的基础和动机，而不是写总结。回顾历史择其要点，背景动态只要概括几句即可，评价论文的价值要恰如其分、实事求是、慎用“首创”“首次发现”“达到国际一流水平”“填补了国内空白”等提法。因为首创必须有确切的资料。

(2)不要重复教科书或众所周知的内容。

(3)前言只起引导作用，可以说明研究的设计，但不要涉及本研究的数据、结果和结论，少与提要和正文重复。结果是通过实验或临床观察所得，而结论是在结果的基础上逻辑推理提升的见解。在引言中即对结论加以肯定或否定是不合逻辑的。

(4)不要过多的客套话。

（二）研究对象和方法

(1)内容：研究的起、止日期等。

(2)研究对象：人数、纳入标准、剔除标准。

(3)研究方法：研究步骤、样本、抽样、分组、干预措施、观察项目、检测方法和仪器、量表、调查表设计、工具的信效度、资料收集、人员培训、伦理原则。

(4)统计学检测：说明选择的方法、显著水平的设定、实验研究法中应注意的问题。研究设计是研究工作中的重要部分，如果一个好的选题没有进行合理的研究设计，将会影响整个的研究结果，甚至导致整个研究的失败。实验研究是护理中常用的一类研究设计。

（三）结果

结果是全文的主体部分，是学术论文的核心。学术论文的学术价值如何，是否有新的创新和发现，主要取决于这一部分。结果是将收集到的所有原始材料和数据，经过整理和必要的统计学处理后，用文字叙述和各种图表的形式报告出来。

结果一般包括护理研究中的关键性数据和资料，是最能说明问题素材，因此描述时应注意：层次清晰，重点突出，体现真实性，科学性和客观性。恰当运用统计表（一般用三线表）。结果的具体内容取决于文章的主体。结果的内容包括记录实验或临床观察的客观事实、测定的数据、导出的公式、典型病例、取得的图像等等。注意：①文字、图、表三者不能重复；②对研究的新发现、新进展应重点介绍；③阳性与阴性结果应客观介绍，要适当说明，不能随意篡改数据或只描述对论点有利的阳性结果；④评价结果的标准或疗效的好坏，一定要用国家或国际公认的标准，并注明出处，让读者了解本次研究的客观结果。

（四）讨论和结论

讨论是论文的精华部分，是依据研究结果，分析和解释其原因、意义，作出推理和评价，并提出对护理工作的启示和建议。讨论水平的高低取决于作者的理论水平、学术素养以及专业知识的深、广度。讨论的内容大致包括以下几个方面：

(1)简要地概述国内外对本课题的研究近况，以及本研究的结论和结果与国际、国内先进水平相比居于什么地位。

(2)根据研究的目的阐明本研究结果的理论意义和实践意义。

(3)着重说明本文创新点所在，以及本研究结果从哪些方面支持创新点。

(4)对本研究的限度、缺点、疑点等加以分析和解释，说明偶然性和必然性。

(5)研究过程中的经验、教训和体会。

并不是每篇论文都必须包括以上内容，应从论文的研究目的出发，突出新发现、新发明，立论严谨，紧扣主题，不作空谈的讨论和超越限度的引申。

编写讨论时注意：

(1)论据充分，通过应用文献的结果、观点增加文章的说服力和科学性。

(2)下结论要慎重，避免使用过于肯定或绝对化的语言；应用一分为二的观点，正确地分析和评价自己可能存在的不足之处和教训，可提出本研究的局限性，并引出今后要解决的问题和进一步研究的方向。

(3)讨论最后部分一般应有结论，与前言呼应，一般 200 ~ 300 个字。论文较短时，也可不写结论，将这部分内容与讨论结合写。

(4)分层次撰写，每一层应集中围绕一个论点，提出论据，加以论证，并冠以序码。

(5)避免重复实验结果，切忌写成文献综述。

(6)措词要严谨，尽量不用“大概”“或许”“可能”等不确定含义的词语。

六、参考文献

参考文献是科研论文中不可缺少的部分。在论文最后列出本次研究工作所参考过的主要文献目录，目的在于表明论文的科学依据与历史背景；反映出作者对他人成果的尊重；为读者进一步查阅和探索有关问题、了解文献的详细内容提供线索。所列参考文献的要求：

(1)必须是作者亲自阅读过的。

(2)一般只限于正式出版物上发表的文章，文摘、内部刊物、内部资料及未发表的文章均不列入参考文献中。

(3)论点必须准确无误，不应断章取义。

(4)著录必须准确。参考文献一般列出 5 ~ 10 篇左右，按引文在文中引用的先后顺序排列。

格式：

①期刊。[序号] 作者名(3 位以上的作者，只写 3 个人的名字，后加“，等”). 文章题目[J]. 期刊名，年，卷(期)：起止页码

②书籍。[序号] 主编姓名(3 位以上的作者，只写 3 个人的名字，后加“，等”)书名[M]. 版次(第 1 版可省略). 出版地：出版社，年：起止页码

③报纸。[序号] 作者名. 题名[N]. 连续出版物的题名：其他题名信息，年，卷(期)：页码[引用日期]. 获取和访问路径

七、论文实例

以“王红红，周俊，黄玲等. 艾滋病患者高效抗逆转录病毒治疗依从性及生活质量分析[J]中华护理杂志，2008，43(9)：776 – 779”为例。

【摘要】 目的：探讨艾滋病患者高效抗逆转录病毒治疗依从性、生活质量特点及相关因素。方法在湖南、湖北、安徽 3 省采用整群抽样方法，对 308 名接受免费高效抗逆转录病毒

治疗的患者进行现场调查。采用美国社区艾滋病临床研究抗逆转录病毒用药自陈式问卷(CPCRA)和SF-36生活质量问卷，通过面对面访谈收集资料。结果：本组患者的抗病毒治疗服药平均依从程度为94.0%，有20.5%的患者属于服药依从性差。SF-36生活质量各领域得分均显著低于常模($P<0.05$)，服药依从程度好的患者在生理功能、躯体疼痛、一般健康状况、社会功能、情感职能领域得分优于依从程度差的患者($P<0.05$)。吸毒、治疗时间、药物不良反应、机会性感染影响生活质量。结论：接受抗病毒治疗的艾滋病患者生活质量偏低。为达到治疗目标，需通过综合干预提高患者服药依从性，同时应管理患者吸毒行为、机会性感染及药物不良反应，以改善患者生活质量。

【关键词】 获得性免疫缺陷综合征；抗逆转录病毒治疗；高效；病人依从；生活质量

高效抗逆转录病毒治疗(highly active antiretroviral therapy, HAART) 是联合应用多种作用于HIV不同复制阶段的药物组合，能最大限度地抑制HIV的复制[1]，是目前治疗艾滋病的重要手段。虽然HAART不能彻底治愈艾滋病，但能够使患者免疫重建，延长生命，改善其生活质量。我国自2003年开始推广此疗法，至2007年10月底已经有39298名艾滋病患者接受国家免费HAART[2]。然而HAART是一项终生治疗措施，而且需要患者近乎完善的服药依从性(90%以上)才能达到治疗目标。Williams[3]认为依从性(adherence)是指患者遵从医疗忠告及按医生嘱咐服药的程度，强调患者在维持一种治疗方案中的持续性和参与性。生活质量作为一项综合健康评价指标，已经广泛应用于临床治疗效果的评[4]。学者们认为表现患者主观感受的生活质量比传统的客观指标如CD4+T淋巴细胞计数、病毒载量、病死率更能全面评价艾滋病的治疗效果[5]。经文献查证，国内文献关于艾滋病患者HAART服药依从程度及生活质量报道不多。本研究旨在探讨患者服药依从性与生活质量的现状及相关性，为开展艾滋病患者的社区和家庭护理提供依据。

1 对象及方法

1.1 对象及研究现场

本研究的目标人群为接受国家免费抗逆转录病毒治疗的HIV感染者或艾滋病患者。研究对象有HIV抗体阳性的确认报告，年龄满18岁或以上，接受抗逆转录病毒治疗1个月或以上。对于病情严重，不能接受访谈，或者智力、听力、表达力方面有欠缺，不能理解或回答问题者则排除在本研究外。本课题确定了我国中部地区湖南、湖北、安徽3省作为研究的省份。采取单纯随机和整群抽样相结合的方法，在每个省随机抽取了国家免费抗病毒治疗点作为研究现场。在3省被调查的治疗点共调查了308例。

1.2 调查内容及方法

本研究采用横断面现场调查法，调查的内容及资料收集方法包括以下几方面。

1.2.1 HAART服药依从性

采用美国社区艾滋病临床研究抗逆转录病毒用药自陈式问卷(Community Programs for Clinical Research on AIDS Antiretroviral Medication Self-Report, CPCRA)，简称为CPCRA用药依从性自陈式问卷，来评估患者HAART用药依从性[6]。此工具采用全球标准的7d回忆法，即要患者回忆在过去的7d中服药的量占处方药量的比例(100%，80%，50%，20%，0%)。同时询问患者在过去7d中漏服药物的次数和量。用患者在过去1周实际服药量与处方药量之比，计算患者的用药依从程度。患者用药依从程度>90%者为依从性良好，依从程度≤90%以下者，为依从性差或不依从。这种对依从程度的划分已经在文献中报道证实其特异性和敏感性[7-9]。翻译、修订后的中文问卷内容效度为0.84，在预调查中测试重测信度0.91。

1.2.2　健康相关生活质量

采用中文版 SF－36 简明健康调查问卷进行调查，此问卷已经在四川省和杭州市进行一般人群常模的测试，具有较好的信度和效度[10－11]。SF－36 是一份由 36 个条目组成的结构式问卷。问卷包括 8 个领域，测定与健康相关的 8 个维度：躯体功能，生理职能，躯体疼痛，总体健康，活力，社会功能，情感职能，精神健康。将每个领域原始得分进行转换后，得分范围为 0～100，分数越高，表示此领域质量越好。

1.2.3　一般资料

通过询问患者和查阅相关医疗档案收集患者的一般人口学资料、疾病、治疗特点，包括年龄、性别、感染途径、HIV 感染确诊时间、机会性感染、HAART 治疗时间、治疗方案等。

1.3　资料收集过程

研究对象在知情同意的基础上，自愿参与本研究。资料收集采用面对面访谈法。资料收集时间为 2006 年 3 月至 2007 年 1 月。研究者及经培训过的 2 名研究生在艾滋病治疗点，利用研究对象来治疗点取药、咨询医生或抽血做实验室检查的

时机对他们进行调查。同时在治疗点或当地疾病预防控制部门查阅患者相关病例资料，获得患者一般信息资料、实验室检查数据以及机会性感染的情况。采取保密的原则对待所有从研究对象获得的信息。

1.4　统计学分析方法

应用 EpiData 3.0 建立数据库，用 SPSS 13.0 进行统计分析。根据资料的特点，采用率、均数、标准差进行资料描述，用单样本 t 检验和独立样本 t 检验进行推论性分析。

2　结果(节选)

2.1　一般资料

共访谈 308 例 HIV 感染者或艾滋病患者，平均年龄为 41 岁(18－73 岁)。79.2% 的患者居住在农村，有 68.2% 患者已婚，42.8% 教育水平在初中或以上教育程度。收入很低，家庭人均年收入为 861 元。城区患者，仅有 25 例是有固定工作或退休的，其余均为失业人员。感染途径最多的是通过卖血浆，占 53.6%，其次为性途径感染 22.4%，通过静脉吸毒感染者占 13.6%。本组患者接受 HAART 的平均时间为 17.7 个月。46.4% 的患者 CD4＋T 淋巴细胞低于 200 /mm^3。所有的患者均接受 3 种药物联合方案治疗。

2.2　HAART 服药依从性

CPCRA 依从性问卷测得值显示：用药依从性为 100% 的患者 243 例，占 78.9%；有 65 例在过去 7d 中至少漏服 1 次或以上的药物。根据 1 周实际服药量计算，平均服药依从程度为 94.0%，308 例研究对象中有 63 例属于服药依从性差(20.5%)。患者未服药物的前 4 位原因依次是外出、忘记吃药、太忙了、药物不良反应。

2.3　生活质量现状

308 例患者 SF－36 各领域得分见表 1。将本组样本资料与李宁秀等[10]报道的正常农村和城市居民 SF－36 常模比较，艾滋病患者 SF－36 各领域均低于正常人群，生理职能方面差别最大，比常模低 75.1%，其次是社会功能和总体健康，比常模分别低 49.3% 和 47.9%。

3　讨论

3.1　HAART 服药依从程度现状

本次研究结果表明中国中部地区部分艾滋病患者 HAART 依从程度与世界其他地区人群是比较接近的。308 例患者 HAART 依从程度的平均水平为 94%，与 Gao 等[12]、Deschamps

等[13]、Melbourne 等[14]的报道及在非洲的一项调查结果[15]类似。尽管我国“四免一关怀”政策是2003年开始实施，对患者的HAART疗法经验不是很丰富。但政府非常重视对贫困患者

提供免费治疗的承诺，并通过大众媒体宣传减少对患者的歧视[16]，同时开展了抗病毒治疗同伴宣传教育，对提高HAART服药依从性有很大帮助。但本组研究对象中仍有20%的患者HAART服药量的依从程度≤90%，属于依从性差。此结果与中国香港地区的报道结果相似[17]。令人担心的是此部分患者因服药依从性达不到要求，不能维持恒定的有效血浆药浓度，不能达到治疗目的，而且有产生抗药性和交叉抗药性的危险[18]。我国现阶段蛋白酶抑制剂等二线HAART药物正在试点阶段，没有包含在国家免费范畴。因而，依从性差的患者不仅达不到治疗效果，而且会失去治疗的机会[19]。因此，对于依从性差的患者通过干预，改善服药依从性是非常必要的。外出、忘记、太忙是患者漏服药物的主要原因，指导患者采取一些方法，如使用闹铃、让家人或朋友提醒服药等可提高服药依从性。

3.2 接受HAART疗法的患者生活质量现状

研究结果表明尽管本组患者接受了HAART，平均治疗时间为17.7个月，其生活质量仍普遍偏低。与常模比较，患者在生活质量的各维度均显著低于健康人群，特别是在生理职能、社会功能和总体健康方面。这与艾滋病对患者生理、心理、社会方面健康均有很大影响有关。谢婧等[20]对64名河南省艾滋病患者生活质量进行评价，结果显示患者在生理、心理、独立性、社会关系4个方面均低于全国常模。社会歧视和严重的心理压力也阻碍患者重返社会，使他们不能像非HIV感染者那样正常地工作和社会交往，发挥正常的社会功能。另外，在本组研究对象中部分患者的治疗时间还比较短，疗效还没有充分显示。HAART治疗虽然能改善患者的生活质量，但治疗的不利方面也可以影响患者的生活质量。HAART对生活质量的负面影响包括药物的不良反应、服药的负担、医务人员的压力、服药时怕暴露HIV诊断等[21]。

3.3 服药依从性与生活质量关系

本研究表明HAART依从程度好的患者在生理功能、躯体疼痛、一般健康状况、社会功能、情感职能领域得分显著优于依从程度差者。良好的HAART服药依从性可以使患者在接受治疗一段时间后，HIV复制得到有效抑制，免疫状态逐渐修复，生理功能和一般精神状况会得到改善。Mannheimer 等[22]对HIV/AIDS患者1年中进行4次依从性和生活质量调查，发现4次调查中，有3次或4次依从性为100%的患者12个月后生活质量提高得最显著，稳定的HAART高依从性是提高生活质量的重要因素。法国的一项大样本研究也证实了在HAART治疗后的1年患者的生活质量与服药依从性显著相关[23]。依从性差的患者生活质量改善不显著，有的还会变差。

3.4 生活质量其他相关因素

因吸毒感染的艾滋病患者在生活质量的6个领域得分显著低于血源和性途径感染者。此结果与王冬梅等[24]的报道结果类似。由于毒品和疾病的影响使他们的器官功能、日常生活能力、工作能力、活力均变差；海洛因成瘾者人格特征往往偏离常模，心理症状如抑郁、孤独、缺乏责任感等广泛存在；吸毒人员长期使用毒品，很少能得到家庭、朋友的支持，感染HIV使他们遭受双重社会歧视，导致社会功能低下[24]。

治疗时间可影响生活质量，治疗时间大于6个月的患者在生理健康方面显著优于治疗时间在6个月以内者。一方面由于治疗3个月内药物短期不良反应对患者的健康还会造成一定的影响；另外，HAART发挥作用需要一定的时间，一般需要数周至数月不等，随着治疗时间

的延长，患者CD4+T淋巴细胞逐渐升高，机会性感染发生减少，体力增强，生活质量得到提高[25]。但生活质量的提高并不是随着HAART时间的延长而直线上升。Liu等[26]纵向研究表明，HAART对患者生活质量的影响随着时间的延长呈现2阶段特点。在治疗后6~12个月，生理健康总分和心理健康总分显著上升，但长期的纵向观察显示生活质量趋于平稳状态。

本研究还显示机会性感染和HAART药物不良反应影响患者生活质量。艾滋病患者出现机会性感染时会出现一些症状，如发烧、腹泻、皮肤病变、呼吸道症状等，这些会影响患者的生理健康，也影响患者的社会功能。HAART药物的不良反应包括近期不良反应(如呕吐、腹泻、头痛、皮疹等)和长期不良反应(如周围神经病变和脂肪代谢紊乱)，会影响患者的生活质量，有的患者甚至在服药后感觉身体更差[21]。Protopopescu等[27]大样本研究显示HAART药物不良反应与生活质量、生理健康和精神健康总分呈负相关。

本研究还存在一些不足之处，一方面是服药依从性的评价只用了自陈式问卷，缺乏更客观的测量方法如血浆药物浓度测量、电子药盖监控仪测量等；另一方面就是本研究属于横断面研究，对患者HAART服药依从性研究需要纵向观察才能更准确地反映其特点。

参考文献(略)

第二节 护理综述论文的撰写

一、护理综述概述

护理综述论文是护理论文的一种特殊载体，是对护理文献资料的综合评述，指作者在阅读大量原始文献后，对文献中提出或探讨的某些护理问题的进展情况进行归纳、总结、对比、分析和评价，即把多篇相关文献综合加工，加上自己的观点而写成的一种专题性的学术论文。所谓“综”可以理解为以某一护理专题为主题，对其已发表的大量原始护理资料进行归纳整理，去粗取精、去伪存真，并着重地介绍本专题的相关论点；“述”是对前人的资料进行系统化、条理化，并进行总结、分析，加入个人的知识、论点和评价。

一篇好的护理综述应该充分体现出专题性、综合性、评论性和超前性。既能为护理科研选题提供理论依据，又能提供选题的线索。帮助读者在较短时间内了解该专题的情况、最新进展、当前急需解决的问题等。综述还是科研选题和立题的基础，开题报告前常需借助综述提供科学的信息资料。因此文献综述的撰写非常重要。

二、护理综述论文的写作

护理综述论文写作步骤分为选题、收集资料、整理资料、提纲拟定，篇幅一般4000~5000字。

(一)选题

综述的选题与科研的选题的要求是一样的，文献综述选题是否恰当至关重要。原则上应结合实际需要，选自己实践经验较丰富的课题，避免重复他人已发表的文献综述。

(1)选题应有明确目的性，一般综述选题来源有：

①可从实际工作或科研工作中发现某方面问题需要归纳。

②某护理问题的研究近年来发展较快，需要综合评价。

③从掌握的大量文献中选择本学科的新理论、新技术或新动向的题目。

④与自己科研内容和方向有关的题目。

(2)选题应具有新颖性独创性。可以选择新颖的文题，反映新颖的内容，如近年来护理研究有进展，并且护理人员关注的题目。

(3)选题题目大小要适度，不宜太大，因为综述具有内容丰富的特点，选题过大，涉及面广，容易导致文章重点不突出，从而失去综述的价值。越具体的题目越容易收集文献，写作目的性也越明确，容易深入。综述文章的题目要注意能概括全文的中心内容，能反映综述的主要观点和问题。一篇好的综述，应当是观点突出、立于事实、可靠、新颖的好文章。

(4)根据自己现有的知识和能力选题，要结合自己的工作，只有在自己熟悉的工作范围内才能写出切合实际的文章。

(二)收集资料

文献资料是撰写综述的基础，围绕中心内容的文献越多越好。应注重选择权威的、典型的资料，最好是新的资料，必要时，也可选用年代较远的。

(三)整理资料

整理资料是指是通过精读所选择与综述论题相关、可靠的文献资料进行分析综合，分类和归纳。综述不是众多资料的堆积，作者需要对获得的文献进行整理分类。在论文撰写过程中，一定要遵循去伪存真、去粗取精的原则，进行科学、合理、恰当的取舍，做到有的放矢、恰如其分地选择文献资料和井然有序地整理资料。

(四)提纲拟定

提纲是一篇综述的整体框架，可以表达作者的写作思路，区分详略内容。在拟定提纲时，应对综述的每一部分标题和内容加以明确。如引言部分的概要，中心部分的主要内容和小标题，小结的内容和结尾。大体设计出综述的框架，以保证在写作之前做到心中有数。

三、综述写作格式和内容

护理综述论文的书写格式大致与护理一般性论文相同。通常综述分为前置部分和正文部分。前置部分包括文题、作者署名和第一作者所在的工作单位、摘要(有的期刊可以省去)、关键词，正文部分由前言、主体、总结和参考文献组成。

(一)前言

前言是综述的开场白，是最能吸引读者兴趣的地方，应短小简练，一般200～300字左右，重点突出，开门见山，主要说明本文立题依据和综述目的，介绍综述有关概念或定义、资料来源、讨论的范围，并介绍综述有关护理问题的现状、背景、存在的问题、争论的焦点和发展趋势等。

(二)主体

主体是护理综述论文的主体部分。这部分内容包括提出问题、分析问题和解决问题的过程，通过将具有代表性、创造性、权威性的文献综合，比较各专家学者的论据，结合作者自己的研究成果、经验和观点，从不同角度来阐明有关护理问题的历史背景、现状、争论焦点或存在问题、发展方向和解决办法等。主体部分无固定的写作格式，一般以能够充分表达出综述的中心内容为原则。换句话说，综述的主体部分要求能够能阐明有关问题的历史背景、现状、发展趋势。一般由作者在列出的写作提纲中确定几个要论述的问题，分段叙述。论述问题要明确，对不同观点一般将肯定的意见写在前面，否定的见解写在后面。作者结合自己的工作或经验发表自己的观点。内容要紧扣主题，切记避免主观臆断、片面。

（三）总结

小结部分要对本文的主要内容扼要概括地作出归纳、总结，应与前言部分相呼应。对有关论述的问题、存在的问题和今后研究方向，作者应提出自己的观点和见解，明确赞成什么，提倡什么或不同意什么，注意对有争议的学术观点，小结时用词要恰如其分和留有余地。能够为读者提供新的护理科研课题。综述总结部分要求文字简明精炼，具有高度的概括性；并能确切回答前言中所需解决的问题。

（四）参考文献

撰写综述的前提是占有大量的参考文献，所以，参考文献是综述的必不可少的组成部分。罗列参考文献可知道该综述的资料来源，体现综述的可信度，有利于读者追根溯源提供依据，有利于进一步学习和深入探讨，同时作者的版权也受到了保护和尊重。综述列出的文献量要比一般护理科研论文多，一般杂志要求综述文献列出 15～30 篇左右，未公开发表的文章一般不引用。护理综述论文的参考文献除了必须达到一定的数量之外，更重要的是文献的质量，要求是作者亲自阅读的时间较新、较有价值、内容新颖的参考文献。

四、综述实例

以“周露，李贞贞，王红红. HIV 感染者/AIDS 病人性伴告知影响因素的研究进展[J]. 护理研究，2014(12)：76－78.”为例

摘要：结合国内外相关文献对 HIV 感染者和 AIDS 病人性伴告知的现状及影响因素方面进行了全面的综述。主要影响因素包括个体因素、环境因素、医疗卫生服务因素。为进一步开展有关艾滋病防治工作提供借鉴和参考。

关键词：艾滋病；性伴告知；影响因素

目前艾滋病在全球范围内流行，严重危害着全人类的健康，该病的防治已成为全球关注的重点公共卫生和社会问题，因此，我们必须采取有效的预防措施来遏制 HIV 的传播。性伴告知(partner notification，PN)是指向性传播疾病感染者现有和过去的固定和非固定性伴及注射器具共用人员告知有关暴露危险，并提供咨询、检测、治疗等服务的公共卫生行为[1]。性伴告知是许多国家控制传染性疾病预防策略中不可分割的组成部分，旨在减缓艾滋病病毒的传播和提高 HIV 感染者和 AIDS 病人(people living with HIV/AIDS，PLWHA)的生活质量。性伴告知可以促进安全性行为，鼓励新发感染的早期诊断，减少意外怀孕并限制垂直艾滋病毒传播的风险。本文综合国内外相关文献，掌握性伴告知的现状，分析其影响因素，对进一步进行相关的干预研究，防止艾滋病的二代传播具有重要意义。

1　HIV 感染者和 AIDS 病人性伴告知的现状

1.1　国外性伴告知的现状

从 20 世纪初，美国就首次提出了性伴告知为预防政策的重点。美国不同的公共和专业组织联盟代表的卫生保健提供者提倡在日常医疗服务的条件下，提供简便的艾滋病预防干预措施，包括讨论 HIV 感染者的安全性行为，以及鼓励他们将 HIV 感染状况告知所有的性伴[2]。其后在许多国家，性伴告知成为控制性病流行和提高艾滋病检测咨询的重要措施，并且已经建立了很好的性伴告知指导方针[3]。Lillian B[4] 等人对撒哈拉沙漠以南地区的研究表明性伴告知作为艾滋病的预防措施取得了很好的效果。但在非洲地区与发达国家相比，性伴告知率较低。这些研究对我国开展性伴告知的相关工作有着很强的指导作用。

1.2　国内性伴告知的现状

目前，人们已认识到性伴告知的必要性和有效性，我国也出台了相应的措施和法例，应该通过法律的形式在我国建立性伴告知制度，有计划的组织性伴告知工作[5]。我国从2003年开始"四免一关怀"政策的实施和艾滋病防治宣传教育工作的广泛深入开展，HIV感染者性伴告知率有所增加，HIV阳性患者的固定性伴/配偶HIV检测率也有所提高，但离国家的指标要求仍有一定的差距。由于研究背景、人群、地区、时间以及行为特征的不同，各研究的告知率也不同。国外诸多研究报道了PLWHA的性伴告知率，不同研究之间结果存在差异，大多在35% ~90%之间[6-8]。我国目前有关性伴告知的研究得出的性伴告知率也不相同，国内的调查发现告知固定性伴的大约在50% ~80%之间[9, 18, 32]。

2　HIV感染者和AIDS病人性伴告知的影响因素

影响PLWHA人群进行性伴告知的因素多且复杂，并且这些因素之间存在着一定的相关关系。结合国内外相关研究，将影响性伴告知的因素归纳为个体因素、环境因素及卫生服务因素3个方面。

2.1　个体因素

2.1.1　性别

徐鹏等[10]研究表明，受传统文化的影响，男性在家庭中有着比女性更高的经济和家庭地位，女性往往处于劣势地位，感到无能为力让丈夫使用避孕套，防止艾滋病毒传播在个人控制之外，选择隐瞒感染状况，害怕遭受家庭暴力以及在抚养孩子方面的社会和经济压力，因此与男性相比，女性的性伴告知率低于男性。Anglewicza[7]和Simbayi[11]在非洲地区的研究报道也表明男性告知的意愿高于女性。而龙秋霞[12]等对27例HIV感染者的定性访谈表明，感染HIV的女性多愿意接受PN，而多数男性不愿告知性伴，怕暴露自己不忠的性行为，继续与性伴发生危险性行为。提示男性应是促进性伴告知的重点，特别是男男性行为者(men who have sex with men, MSM)，性行为导致感染的发生率比较高，更应该促进他们进行性伴告知。

2.1.2　经济状况

经济状况的好坏影响PLWHA性伴告知的意愿，是影响告知的一个重要因素。陈继军[13]等人对兰州市232例HIV感染者/AIDS患者同伴告知现状及影响因素分析结果表明家庭主要经济创收者是本人更倾向于将自己的感染状态告知固定性伴。国外Makin等[14]的研究发现那些生活贫穷和经济上更加依赖于性伴的感染者不愿意告知，害怕失去经济支柱和生活来源，遭受着更大的经济困难。

2.1.3　感染者的文化程度和艾滋病相关知识

国内外大量研究表明[15-17]，性伴告知率随着文化程度的提高而增加。文化程度较高的PLWHA，能够正确掌握艾滋病相关知识，减轻了HIV感染/AIDS患者对疾病的恐慌，有更好的表达和交际能力，缓解其内心的各种压力，因此他们可能更加坦然地告知，主动地寻求外界的帮助，以获得更多的社会理解与支持。

2.2　环境因素

2.2.1　性伴关系密切程度

告知意愿与关系强度呈正相关，关系强度越好，在选择告知时更加有信心。

一般PLWHA会选择告知自己关系密切者，认为可以信任并且安全，主要是配偶或固定性伴。国内外多数研究[18-20]显示，PLWHA愿意告知配偶或固定性伴的比例明显高于告知非固定性伴。薛国防[21]等人对乌鲁木齐市257名HIV感染者和病人进行匿名现况调查发现，告知配偶的占95.08%，是PLWHA告知的主要对象。Lung Vu[22]等人的研究发现告知固定性伴的比例比告知非固定性伴的高2.7倍。HIV感染者更愿意将感染状态告知配偶或固定性伴的原因主要有配偶或恋人是生活接触最密切者，难以隐瞒；认为告知是一种责任，不告知可能导致传染给对方，并且配偶知情后可采取防护措施避免感染；希望得到配偶的理解和彼此感情很好，相互信任。

2.2.2 家庭和社会支持度

家庭和社会支持度直接影响性伴告知，家庭和社会支持度越高，性伴告知率越高[23-24]。国外的一篇Meta分析[25]表明，良好的家庭社会支持可以提高PLWHA告知意愿，使他们感受到理解关爱的家庭环境和宽松包容的社会环境，减轻患者情感压抑和心理负担，对性伴告知起到积极的作用。Carla[26]等对性伴告知的系统性综述发现，无业和无配偶等PLWHA人群的生活状态令人担忧，社会支持水平相对偏低，不愿意将感染状况告知性伴。

2.2.3 艾滋病相关歧视与羞辱

艾滋病相关歧视与羞辱是阻碍PN的重要影响因素。由于感染HIV多源自于被社会公认的不良行为，如注射毒品、卖淫、嫖娼、同性性行为等，因而众中存在对PLWHA的高度歧视，PLWHA面对严重的歧视和污名化，承受着巨大的精神压力，严重影响着他们的性伴告知意愿。Osinde[27]等人在乌干达地区的研究发现艾滋病的相关歧视与羞辱降低了PLWHA告知的信心，对性伴告知有消极的影响。参加者表示他们不愿意告知的原因主要是担心侮辱和歧视，如性伴的消极反应，家庭暴力，不忠的指控。艾滋病相关歧视与羞辱在很大程度上限制了性伴告知地有效实施，给艾滋病的预防与控制带来了极大的困难，加剧了艾滋病在人群扩散的危险。

2.3 医疗卫生服务因素

2.3.1 是否接受过HIV检测后咨询

通过HIV检测后咨询，感染者更加了解了艾滋病相关知识、危险行为和性伴告知的益处，并采取有效的措施保护性伴。国内外[28-30]大量的研究表明接受HIV检测后咨询越多，HIV检测结果告知配偶或固定性伴的意愿比例越高。通过HIV自愿检测咨询的开展，提高检测结果的告知，减少其家庭或同伴的感染几率。

2.3.2 医务人员因素

医务人员以多种方式为PLWHA提供支持和帮助，对促进性伴告知起着非常重要的作用。Golden等[31]的研究结果表示，与那些未和医务人员进行交流就实施性伴告知的感染者比较，和医务人员谈话后的感染者至少要多告知一个性伴，性伴引出率高。这与国内相关研究[32-33]的结论一致。Yonah[34]等人对坦桑尼亚207名PLWHA的性伴告知的研究表明卫生保健提供者的建议和咨询服务能够促进PLWHA实施性伴告知，如果医务人员不具备一定的素质和技能，反而可能会增加感染者的羞辱、抵触等情绪，更不利于病例管理并实施性伴告知。

3 干预策略

性伴告知并不是单方面因素作用的，受个体、环境、医疗卫生服务等多种因素的影响。性伴告知的利弊是PLWHA关心的内容之一，应积极减少或消除性伴告知的阻碍因素，不断强化PN的益处是提高其告知率的重要环节。

3.1 加强对低文化程度者的性伴告知措施的宣传教育

目前公众和许多隐蔽的感染者并不了解性伴告知的内容和它所起的健康有益的作用，开展艾滋病相关健康教育宣传活动，可以改变普通人群对艾滋病歧视的心态，从而限制了偏见和形成有利于性伴告知的社会环境。应持续提高对性伴告知的认知度和可接受度，充分宣传性伴告知的益处，促进性伴告知地有效实施，提高性伴检测咨询和就诊率。应特别加强感染者对非固定性伴的告知工作，同时控制 HIV 在家庭内和家庭外的二代传播。

3.2 提高社会支持和关爱程度，减少艾滋病相关歧视与羞辱

目前我国 PLWHA 人群从各方面获得的社会支持明显不足，社会对 PLWHA 人群给予心理、经济、政策、社会环境等各方面关怀和支持是提高这类人群的性伴告知意愿的一个重要的途径。PLWHA 作为社会的弱势群体，身心都受到艾滋病的摧残，尤其是无配偶、多个非固定性伴人群的社会支持度很低，因此应积极创造支持性的社会、经济、政策和法律环境，他们才会积极乐观的面对艾滋病，自觉地参与到性伴告知的行动中来，也能有效地防止艾滋病的进一步扩散。采取有效的干预措施减少艾滋病相关歧视与羞辱能帮助 PLWHA 有效地实施性伴告知。

3.3 继续推广 HIV 检测咨询服务，并提高服务质量

检测咨询服务是告知的促进因素，应加强对医务人员的全面系统培训，提高检测前后咨询服务的质量访谈和沟通技巧，帮助 PLWHA 提高告知的能力和如何应对告知潜在的困难。同时注重心理健康的干预，把握好 HIV 感染者的心理和情绪，增强 HIV 感染者的自我效能感，为他们介绍性伴告知的益处，支持感染者进行性伴告知，提高实施性伴告知的效果，有效防止艾滋病的“二代”传播。

4 小结

综上所述，性伴告知并不是单方面因素作用的，受个体、环境、卫生服务等多种因素的影响。目前，我国关于 HIV 感染者和 AIDS 病人性伴告知的研究还比较少，很多因素还不是很明确，因此，以后的研究可以进一步探讨在中国传统文化和社会背景下性伴告知的影响因素，及时对其影响因素进行分析，使 PLWHA 消除和缓解对艾滋病感染状况告知他人后果的恐惧心理，并积极采取干预措施，尽可能地消除性伴告知的阻碍因素，提高性伴告知率，从而为探究促进性伴告知的干预措施提供有效的科学依据。

参考文献(略)

第三节 护理经验论文及个案护理论文的撰写

一、护理经验论文的撰写

(一)概念

护理经验论文是指对护士工作的经验进行的总结论述。这也是很重要的一类护理论文题材。护理经验论文是产生新理论、新方法、新技术的基础。护理经验论文的资料来源于长期医疗护理实践中日常资料的累积，及来自日常临床护理工作的经验和体会。护理学本身就是一门应用性学科，非常重视实践经验，因此通过总结临床工作经验，可以推动和提高学科专业的发展，并能为进一步深入地探讨某一方面的临床护理问题提供参考和线索。但是应当避免将护理工作经验介绍写成工作汇报形式，这会降低论文的学术性。

(二)护理经验论文的书写格式

护理经验论文写作格式与科研论文的格式大致相同，也是按照四段书写思路，主要内容包括：前言、护理经验和具体护理方法(操作过程)、护理效果及讨论分析等四段，最后列出参考文献。与科研论文不同之处，第二段护理经验需要详细介绍所获得的工作经验和体会的具体做法，以便读者明确具体的操作步骤，便于经验的推广。另外书写结果部分时应着重报告护理经验的意义和价值。

书写讨论分析时主要评价效果，分析和解释产生护理效果的原因和理论依据，并能总结出新的认识和论点。

二、个案护理论文的书写格式

(一)概念

个案护理研究是指有系统地针对个人、家庭、社区及各专科住院病人等护理工作进行总结和深入探讨分析。属于临床护理论文，也是学术论文的一种形式，必须按护理程序写文章，并要侧重写护士自己的资料。按护理程序进行个案研究，是符合当前世界着重程序的目标护理趋势。由于个案研究侧重于对少量样本进行深入分析和解释，所以收集资料要求丰富和全面。

随着“以疾病为中心”的传统护理模式转变为“以病人为中心”的个体化整体护理模式，个案护理研究应该是指护理各个专科护理对象过程中运用系统化整体护理方法所取得的经验总结。它是依据护理程序所撰写的一类护理论文形式，符合当前新型护理模式的要求，护理个案研究论文也就成为目前各类护理期刊上较为常见的一种论文形式。个案研究的过程如下：

1. 选定研究对象　首先要在护理过程中选定一位患者作为护理个案研究的对象，并且是研究者至少每天都可以观察到的病人。研究者应该是该病例的责任护士，以便连续观察，掌握第一手资料，才能撰写出亲身体验过的、富有护理实践经验的护理个案论文。

2. 找出个案的健康问题或有关的护理诊断　以文献资料和有关护理理论或概念框架为依据，从健康问题中确定研究问题和目的。

3. 针对研究问题制定相应的护理计划和护理措施　护理计划是针对护理对象现存或潜在的健康问题，通过循证途径所制定的一系列的预防、减轻或消除这些问题的护理措施和方法。在护理计划的实施过程中，应密切观察和详细记录个案的变化。

4. 整理结果或护理效果　护理计划的执行过程是以护理人员为主，医护合作、护患协作及其家属共同参与的具体护理活动过程。研究者要密切观察和详细记录护理对象在生理、心理、社会、文化、精神等各个方面的变化。

5. 作出评价　结合护理理论或概念框架，评价护理效果，引出新的观点和认识。

(二)书写格式和内容

1. 序言　序言部分包括提出本文研究问题的依据和写论文的目的，及所选定病人的病例简介。切忌将原始病历照搬，避免非客观性、怀疑性语言。应详细描述有特殊意义的症状、体征、检查结果等，突出重点。

2. 对病人健康评估，提出护理问题　第二段扼要描述护理检查和病人的临床症状，提出要研究的护理问题，作出护理诊断、护理计划与措施，针对确定的护理问题，定出相应的护理计划，并提出具体目标，对护理措施的完成时间和内容都应有具体介绍。

3. 护理效果　通过列表或文字叙述报告护理效果，叙述要真实，有依据和比较。

4. 评价效果　最后一段结合相关护理理论对研究中护理计划的实施结果进行评价，在护理计划和实际结果之间进行比较。

5. 参考文献　在论文的最后把主要的参考文献列出，便于读者查阅。

（周　露）

思考题

1. 简述科研论文写作的基本格式及要求。
2. 简述期刊类参考文献的著录格式及注意事项。
3. 完成一篇与护理有关的综述性论文，题目自选。

第十章　护理科研项目申请书的撰写

学习目标

识记：

1. 描述撰写科研项目申请书的目的。
2. 说出撰写项目申请书的前期准备。

理解：

1. 理解项目申请书的撰写思路。
2. 分析项目申请书的主要内容。

运用：

1. 运用所学知识分析项目申请书的实例。
2. 完成一份项目申请书的撰写。

科研项目申请书是研究者将选题和研究设计方案以恰当的语言和方式传达给评审专家的一个文本，其目的是获取研究立项和经费支持，也称"标书"。研究者撰写规范的申请书并向基金主管部门提交，是获得基金资助的前提。一般来说，评审专家主要根据申请者提交的申请书，按照评审原则和相应的评审标准进行评价，据此提出是否资助的建议，最后基金主管部门通过审批程序来决定是否资助该项目。为此，要求申请者在申请书中阐述其学术思想的新颖性和研究路线的可行性，阐明拟开展的研究工作的意义和理由。项目申请书的撰写质量是评价申请者的申请资格和项目水平，确定是否予以资助的重要依据。

第一节　项目申请书的概述

项目申请书的目的是体现研究的严谨性和计划性，其作用包括以下三个方面：作为一种沟通研究信息的方法，作为一个计划，作为一项合约。

1. *沟通研究信息*　是指研究者把研究计划传达给那些能够提供咨询、授予许可或提供资金的机构或个人，以获得指导或评论，并以此作为判断是否同意研究者实施该研究计划的依据。在研究计划书中，研究者要沟通的信息包括：①研究做什么？为什么做？如何做？②如何控制干扰因素，以提高研究质量？③能够获得什么预期结果？

2. *实施计划*　一份好的项目申请书会把研究计划一步步详细地列出来，使得研究设计和研究步骤细致而周全，具有可操作性和可行性。

3. *合约*　一份同意资助的项目申请书就标志着研究者和资助方之间签订了一份合约。研究者应该按照已获批的项目申请书开展研究工作，定期报告研究工作进展，并提供预期的研究成果。项目申请书一经获批，研究者就要按照计划执行，可以做一些具体研究环节上的调整或补充，但不能随意改变申请书中的基本内容，尤其是不能删减研究项目内容或降低对预期研究结果的要求，否则就有可能达不到项目申请书获批标准的要求。如果基金资助项目与获批的项目申请书发生了必要的调整和变动，研究者需要在年度报告中如实反映，说明变动的原因，以获得批准和备案。

第二节　科研项目申请书的撰写

一、项目申请书的撰写思路

清晰明确的写作思路是撰写高质量项目申请书的前提，一般包括如下几点：

1. *形成符合逻辑的研究设想*　是指提出一个好的研究问题，并提出解决问题的建议，包括：①选题是什么？为什么要研究这个问题？②研究方案是什么？并提出恰当的研究方法。

2. *确定研究计划书的深度*　不同级别的项目申请书，所需提供的信息量及其深度不同，包括：①遵循研究基金申报指南；②决定描述每个研究步骤所需的信息量；③内容要详细，但又要简明、重点突出和引人入胜。

3. *确定关键点*　主要包括：①研究问题的背景和重要性；②研究目的；③研究设计；④实施步骤：包括资料收集和分析计划、人员、时间安排、预算等。

二、撰写申请书的前期准备

充分的前期准备工作对于提高项目申请书的撰写质量，增加项目申报的成功率至关重要，前期工作不到位，甚至在申请书的形式审查阶段就会被淘汰。前期准备工作主要包括：

（一）获取与申报相关的信息

1. *申报指南*　申请者在撰写申请书前应仔细阅读指南，科研选题应尽量符合指南精神。

2. *既往资助情况*　申请者须了解并分析相关领域近几年获资助项目的情况。若相关领域在过去数年已资助过类似项目，且拟开展的研究工作并无明显创新之处，则应适当调整研究方向。

3. *评审专家意见*　若往年已申报项目却落选，重新申报时须仔细阅读反馈的评审意见：①若多数评审专家对拟开展研究的立项依据、创新性或学术价值存疑甚至基本否定，则须更换研究方向；②若评审者对研究目标和研究方案提出意见，应在充分阅读文献并深入思考的基础上，认真进行修改；③某些情况下，实际上是评审者未能理解申请者的本意，当事人应首先反省在撰写过程中的不足之处，并加以改进；④某些情况下，否定性意见乃学术分歧所致，申请者应提供新的文献和科学依据，通过修改和完善原申请书而争取获得成功；⑤极少数情况下，申请者认为是评审不公而导致落选，则须提供有说服力的证据并按规定的程序提出申诉。

4. *关于申报的学科*　申请者应根据拟开展的研究内容，将申请书投送适当的学科。①一般情况下，投送与本人专业属性相近的学科，则学术的创新点可能更易获得评审者的理解和认可；②研究内容具有学科交叉的项目，若跨学科申报可能更有利于突出学术观点的创新性。

（二）撰写申请书的时间安排

为成功申报基金项目，须给自己制定时间表。一般应在提交申请书前至少半年即开始着手准备，包括查文献、选题、构思，与同事或高年资科研人员展开讨论；完成申请书的撰写；请相关专家评阅并提出修改意见，然后进行反复修改。临时抱佛脚不可能撰写出高质量的申请书，尤其对刚踏入科学研究门槛的青年科研人员，留出充裕时间反复征求他人意见并进行修改显得更为重要。

三、申请书内容的组织、写作和排版

一份高质量的申请书须具有三大要素：①设想好，体现于其创新性和科学贡献性；②科研设计好，即通过严谨、科学、完整的科研计划而检验并发展和完善其设想；③写作好，即借助文字清楚而准确地表达其设想和科研设计，既要可读性强，又要易于理解。撰写申请书时，须按照上述三大要素进行对照。

（一）申请书内容的组织

应严格按资助方申请书表格的要求组织和填写相关内容。注意正确分段，可适当增加醒目的标题和次级标题。必要时，可绘制图表以阐述科学论点或研究路线和流程，将复杂的科学问题简单化，以有助于评审专家理解、抓住要点并给予评价。

（二）申请书的写作

（1）首先拟提纲，将各种信息和内容有序、逻辑地组织起来，然后按照提纲充实各部分内容。

（2）申请书的文字宜简练、流畅、层次分明、逻辑性强，简洁易懂；尽量从简单的、基本的问题开始写起，逐渐引入到复杂的问题；直接陈述关键内容和关键点；将难懂的学术概念尽量用非专业用语解释。

（3）一个段落论述一个观点，此乃文章易读的关键。通常第一句陈述该段主题，后文提供支持该论点的依据和信息，并应将相互关联的论点和信息尽量放在一起。

（4）在分节、分段的基础上，适当增加醒目的标题和次级标题，以突出重点，并体现内容层次的关联性和逻辑性。

（5）尽量应用符合基本语法结构、简短的句子，对文字过长的句子和段落，须适当进行分解；对来源于英文的内容，应在正确理解原文的基础上，按中文的语法习惯进行翻译。

（6）无须赘述与拟定研究方案无关的内容，尽量减少错别字和语法错误，仔细检查引用文献的正确性，第一次出现的英语缩写须标示全称。

（三）申请书的编排

申请书的编排没有统一固定的格式要求，具体建议为字体选择宋体或仿宋，以小四号为宜；行间距 18 ~20 磅，或 1.5 ~2 倍；段后间距 6 磅；图表清楚；引用文献包括作者、论著题目、期刊、年份、卷（期）、起止页码。

四、项目申请书的撰写方法

高质量、高水平的设想是获得资助的重要基础，如果没有好的设想，即使申请书写得再好也无用。但如果有好的设想，在写申请书时不注意书写技巧，也会影响项目或课题的审批。

不同来源的项目其申请书的格式和内容不尽相同，大多由信息表格和报告正文两部分构成。本章主要介绍项目申请书报告正文的撰写，报告正文部分主要包括立项依据、研究目标、研究内容、研究方案、可行性分析、项目的特色与创新、研究计划与预期成果、研究基础与工作条件这八个部分。

（一）立项依据

立项依据是整个项目的核心，主要介绍项目的研究意义及国内外研究现状和进展。这一项需要填写的内容较多，填写时应注意，相当部分未获准项目均由于此部分不足所致。

研究意义中须突出强调项目的重要性和必要性，阐述研究对象是否为相关学科或研究领域亟待解决的重要问题，尤其是研究与国民经济发展相关的重要问题和危害人类健康的重大疾病的相关问题，可以使研究更有价值，增加项目申报的成功率。在撰写国内外研究进展时，须把握“项目相关”的精髓，围绕拟开展的研究项目介绍国内外相关研究，区分哪些属于成熟的研究结果，哪些尚未经过时间检验，哪些仅是推测。推测并非事实，一般不用于依据。切忌将科学依据写成文献综述，事无巨细均详细罗列，否则一方面反映申请者欠缺把握关键问题的能力，也影响评审者对申请书关键问题的审阅和理解。

（二）研究目标

研究目标的撰写须满足两点：①研究目标须解决科学问题或学术问题。护理学是一门综合自然科学和社会科学的应用学科，其本身所具有的特点使护理研究更具备学科交叉性，这不仅体现在表面上和形式上的。护理科研项目的研究目标应结合我国卫生科技的重点发展方向，突出反映其多学科性、交叉性和应用性的特点。②研究目标必须十分明确、集中。不同类型项目的资助力度不同，所包含的研究内容和研究范围也不同。资助强度大的项目可设计的研究范围较广，要实现较大的研究目标；反之，即应限制项目目标，设计相应合适范围的研究内容。研究内容的多少并非等同于研究目标是否集中，研究内容多并非意味着研究目标分散，研究内容少也不意味着研究目标集中。撰写研究目标须明确、精练，提法要准确、恰当，内容要明确，文字不宜过多，且不宜写得过于具体。

（三）研究内容

研究内容的撰写要以科学问题为导向，突出重点，与研究目标紧密一致，阐述支撑项目最关键、最必要的内容。为清晰表述研究内容，可在每一研究内容下列出关键的细目。不同的研究须围绕同一中心问题，从不同方面及更深层次展开。某些申请者热衷于设计较多的研究内容，且研究内容间无必然联系，研究结果表现为发散型，未紧扣主题。设计过多研究内容而未集中于研究目标，通常反映申请者缺少对项目科学问题的深刻思考，或对申请信心不足，希望通过堆积研究内容，或增加预算，或增加标书的分量，以获取评审者好评。实际上，研究内容过多意味着工作量和研究耗费过多，不仅淡化研究的重点，且可能成为遭到评审者否定的重要理由。另外，很多申请人对研究内容和研究方案未加区分，将二者混为一谈，评审者会认为申请人思路不清，而否定该申请项目。

（四）研究方案

研究方案包括研究方法和技术路线，指申请者解决科学问题的详细方案。写好研究方案有 2 个基本要求：①清晰，须清楚说明拟开展研究的关键步骤，用流程图表述研究方案虽较明了，但欠具体，建议对每个步骤均增加文字说明；②检查所有研究的安排是否与所提出的科学问题间存在逻辑对应，开展相关研究的目的即希望回答所提出的科学问题。某些申请者忽视这一点，使得项目文不对题，或申请者所安排的研究方案不能全面而是仅部分回答提出的科学问题，说明项目研究方案不完整，或所提科学问题过大。

研究方案须合理、可靠、可行，且无漏洞。思路好、方法新颖，均可增强项目获得资助的机会。研究方案切忌复杂，最好设计流程图说明主要研究步骤。研究方法、技术路线勿过于详细，关键的研究方法或操作技术均须有文献出处。提供文献是证明研究方案具有可行性的最有力的依据。若本单位缺乏某些研究条件，可依托本单位或其他研究机构的研究平台，以保证课题的完成。

（五）可行性分析

宜从多方面阐述：①研究理论可行，指具有成熟的理论基础；②操作技术可行，指研究目标在现有技术条件下具有可实现性；③设备材料可行，指本单位已具备完成项目研究所必需的设备和材料；④知识技能可行，指申请者和课题组成员具有完成课题的能力。若有必要，也可寻找具有较强实力的合作伙伴，共享对方的软件和硬件资源。

可行性分析也可向评审专家展示申请者是否具备顺利开展项目研究的环境和条件，其内容涵盖：

1. 客观条件 包括：①与项目相关的文献资料、设备材料、时间经费、操作技术、学术信誉等；②已有的研究基础，特别是所开展研究在学术上的可能性；③充分的科学依据，而不是笼统地空谈是否具备研究的可能性。

2. 主观条件 指项目主持人和项目组成员的知识结构、科学品格、学术专长等，要求主持人不仅具有深厚的专业知识，还应具有良好的科学品德、组织协调能力和战略远见。

3. 候选方案 若条件不具备，采用何种方法解决。

4. 好的想法 是决定可行性最重要的关键因素。

（六）项目的特色与创新

项目的特色与创新是指本项目研究领域中，申请者与国内外同行所不同的，即前人未曾有过的新学术思想、新理论、新的研究方法或应用性结果。

申请书中特色或创新的表述，应是国内外研究现状分析中特色或创新论述的提炼和概括，须对项目的立项依据、研究内容、研究方案上的创新点进行概括和提炼。多数情况下，创新点即项目的亮点或优势。申请书中的亮点会给评议专家留下深刻印象并给予正面评价。申请者应清楚本人申请书中的亮点何在，撰写过程中须浓墨重笔，发挥尽致。若材料上有创新，即应详细介绍所选择研究材料的背景、特点和科学意义；若方法上有创新，即应详细介绍其创新之处及可行性；若研究模式上有创新，即应详细介绍新的研究模式的科学性和可行性，及其与旧模式的相异之处；若认知上有创新，一定要注意分析的合理性和提出科学问题的重要性。

（七）研究计划与预期成果

研究计划要求将研究过程按时间进行阶段性划分（时间段不宜分得太细，如果细化到每个月，是不可取的），可将项目中需要解决的关键科学问题概括后分别罗列到规划的时间表中，注意层次分明，可操作，有实施，有结点目标。预期研究结果须兼顾理论和应用价值，包括：①成果内容：指在哪些问题上将取得进展并获得成果，表明通过本项目研究能提出和证明某项科学问题；②成果形式：指以何种载体反映所取得的研究结果，通常包括论文、论文集、学术专著、研究报告、政策性建议等；③成果数量：指不同形式成果的数量。

（八）研究基础与工作条件

申请者具有雄厚工作基础与项目科学先进、技术路线新颖合理可行，三者紧密联系、前后呼应。近年来，评审专家已将有无必要的研究工作基础视为决定是否给予资助的重要因素。申请者宜结合本人长期的科研积累而精心撰写申请书。

第三节 护理科研项目申请书实例解析

项目资助渠道不同，其申报要求的偏重点各异，但基本评价原则相同。本章以一份地方项目的基金申请书为例，摘录其重点内容，并进行解析和评述。

基于学习过程的养老服务人才职业能力测评模式研究（摘录）

1. 立项依据

研究意义

在加快养老服务业发展的过程中，专业人才的培养是基础性环节；但养老服务业作为新兴产业，在人才需求方面“未备先老”的问题显得尤为突出[1]。如何界定不同特点的养老服务人员的职业能力水平成为各级养老机构的重要内容。当前，政府、社会、养老机构等对养老服务人才的职业能力越来越重视，养老机构需要适宜的人才职业能力测评模式来衡量人才的职业能力水平，制定该模式具有重要的指导意义。

当前一次终结性测评考核很难将对养老服务的情感态度、价值观、知识技能储备等方面充分体现。在实际培训中，养老服务人才的年龄、地区、文化程度等因素的不同，对其从事养老服务工作的知识、态度、技能等方面均有不同程度的影响。由于学习过程是与教学过程同步开展的，针对养老服务人才基础差异大的特点，基于学习过程的职业测评更有利于养老服务人才的知识技能提升，在实际应用中具有较强的可操作性。

国内外研究现状

我国自1999年进入老龄化社会以来，呈现出老年人口数量大、高龄化、失能化、空巢化等特征。面对人口老龄化的挑战，中国政府2011年出台了《社会养老服务体系建设规划(2011—2015)》，提出了构建“以居家养老为基础、社区养老为依托、机构养老为支撑”的社会化养老服务体系目标。目前我国社会养老人才大多是失业、下岗工人，他们在养老服务中普遍具有下述特点：一是文化程度普遍较低，对医学、法律和心理学等知识知之甚少，无法解决老人的突发疾病、心理障碍和法律咨询等问题；其次，他们没有经过系统的培训和学习，对社会养老服务的一些专业性服务技能和知识不了解，对一些特殊情况的老人不能提供很好地帮助和照顾[2]。因此，他们需要专门的培训来提高其自身职业能力水平，然而，现有的人才培养体系很难满足产业发展的需求。以需求量最大的养老护理员为例，目前从业人员大多为“50后、60后”，且多为下岗再就业职工和农村剩余劳动力。“文化素质低、专业技能差、年龄普遍偏大、流失严重”是目前养老护理员的总体现状[3]。尹姣等通过对锦州市养老机构护理人员培训现状分析发现，养老护理人员参加过政府组织的培训者占调查人数的48.68%，而参加过机构自身组织的培训者占调查人数的97.37%[4]。优质的护理服务成为老年人选择入住的条件之一，越来越多的机构管理人员开始重视职员的培训，而机构如何根据自身职员的层次特点，建立自己的培训机制，有效地指导职员进行在职培训，将成为完善养老护理人员培训体系的重点内容之一。提高老年人晚年的生活质量，杜绝“虐老”现象的发生，是每一个养老机构应具备的基本要求，而这关键在于养老服务人才的职业能力素质。

新职业主义认为职业劳动是一种与现实工作情境相互作用的职业活动，而现实工作情境是千变万化的，具有很大的随机性和不可预知性，所以从事职业活动所需要的职业能力不仅需要普遍性的显性知识，而且更依赖个体性的隐性知识，即克鲁索(W. Kruse)提出的工作过程知识[5]。同样，养老服务工作过程中包含的情感态度、经验性知识等内容，它们无法像显性知识那样通过直接教学的方式进行传授，只能在具体的工作过程中由学习者主动建构。当前，一线养老服务人才大多通过短期培训获得上岗资格，其职业能力主要通过理论或操作单方面考核，而这样的一次终结性测评考核很难将对养老服务的情感态度、价值观、知识技能储备等方面进行体现。

由于学习过程是与教学过程同步开展的，它的结果不仅仅是一个等级或评语，更包括学习过程中的各项反馈。在基于学习过程的职业能力测评中，需要一套综合的、全面的测评方法。实践证明，2008 年起源于德国的国际 COMET 项目建立了较为科学的职业能力解释框架，由于 COMET 能力模型和测评模型，引入了设计导向职业教育思想、行动导向教学原则、发展性任务和职业成长的逻辑规律理论和工作过程知识等先进职业教育理论，在国际职业教育界得到了广泛认同。从 2009 年开始，北京师范大学在多个职业教育创新项目中引入了 COMET 能力测评，分别在北京、四川、广东等地职业学校进行了多次规模不等的能力测评[6]。

COMET 职业能力测评的基础是一个三维能力模型，三个维度包括能力要求维度、能力内容结构维度和职业行动维度[7]。李春静等的研究指出，不同年龄段的养老护理员其需要的知识技能不同，建议应分层次制定养老护理员不同的培训课程内容[8]。国外养老服务根据老年人的实际身体状况及其服务需求分为不同水平和层次的人才队伍，一般分为初级和高级两个水平，重视护理实践与临床实践，逐步发展成为级别清晰、层次分明的养老服务人才职业培养模式[9]。而"分层培训"正是 COMET 职业能力模型中能力要求维度的内容，因此 COMET 模型在养老服务人才中施行具有一定的理论基础。

综上，我国老龄服务市场的发展对人才的需求十分巨大，不仅需要大量基层专业服务人员，如护理人员、康复人员、社会工作者等，而且需要一定数量的有一定专业背景的中高层管理人员。但是由于年龄、学历、护龄、岗位、持证情况、养老机构性质等不同的原因，使得对不同岗位养老服务人才的职业能力的要求不同。因此，结合当前我国养老服务人才不同特征的情况，基于学习过程的职业能力测评则显示出极大的优势。

参考文献(略)

【评述】

本节内容共分研究意义、国内外研究现状和参考文献 3 个部分，研究意义部分指出"养老服务业作为新兴产业，在人才需求方面的问题显得尤为突出，当前一次终结性测评考核很难充分体现养老人才各方面的专业水平，基于学习过程的职业测评更有利于养老服务人才的专业技能的提升"。文字简洁通顺，指出了当前亟待解决的问题，介绍了该项目研究的重要性和必要性，国内外研究现状部分对于当前养老服务人才职业能力现状及国内外以何种方法测评养老服务人才的职业能力水平的相关研究阐述不足。另外，国内外是否已有研究将 COMET 职业能力测评应用于衡量养老服务人才的职业能力水平？如果没有，应在此部分重点描述，以突出该项目的先进性。如果有，其效果如何，该项目较之前的研究有何不同？这些都需要申请者在立项依据中明确。

参考文献部分应注意最好中、外文献都要引用，以显示申请者对于该研究已经做了较为全面的调研，另外需注意文献的时效性，最好为近 5 年的文献，所列文献在 20 ~ 30 篇左右为宜。

2. 研究目标

(1) 了解当前养老服务人才职业能力现状

(2) 以 COMET 职业能力测评为依据，制定养老服务人才职业能力测评模式

(3) 职业能力测评模式的实证研究

3. 研究内容

COMET 职业能力模型从多方面测评个体的职业能力，根据我国当前养老服务从业人员现状，本研究尝试将 COMET 职业能力测评引进用于养老服务人才基于学习过程的职业能力测评中。根据赵志群等对 COMET 职业能力模型的介绍，研究内容如下表：

表 10－1　COMET 职业能力测评在养老服务人才中的应用

COMET 三维模型	具体项目	基本要求	养老服务人才对应要求
能力要求维度（四层次）	名义能力	具备概括性和概念性的基础知识，这些基础知识并不足以引导出专业化的行动。	基本了解养老服务工作基础知识
	功能性能力	进行岗位工作的基本能力，即基本知识和技能	掌握养老服务基本知识和能力
	过程性能力	需具备质量意识和工作过程知识	注重服务质量和工作过程
	设计能力	能将工作任务放到整个工作系统中认识	优化养老服务路径，注重整体服务效果
能力内容维度（五阶段）	初学者、高级初学者：职业入门教育	从职业选择向职业工作世界过渡并初步建立职业认同感	对应相应的养老服务人才级别：如养老护理员等级、养老服务管理者等级
	有能力者：职业关联性的教育	获取初步工作经验并开始建立职业责任感	
	熟练者：职业功能性教育	初步的专业人员并形成较高的职业责任感	
	专家：知识系统化的专业教育	完成结果不可预见的工作任务，发展组织能力和研究性学习的能力	
行动维度	明确任务、制定计划、作出决策、实施、控制、评价反馈		按照该步骤测评

以上内容，重点是测试题目的开发，根据能力要求和能力内容的维度分析，测试题目分为四大块：

(1) 养老服务工作基础知识：具备该项内容者，对应“名义能力”，是初学者，可称之为“初级养老服务人才”。

(2) 养老服务基本知识和技能：基本可以完成养老服务工作岗位的各项基本工作，对应“功能性能力”，可称之为“高级养老服务人才”。

(3) 养老服务工作质量监控和过程性要求内容：①能够考虑到养老服务工作的整个流程，开始注重养老服务质量，如经济性、老人满意度等内容，对应“过程性能力”，可称之为“养老服务能手”；②比“养老服务能手”更加注重养老服务质量，有较高的职业责任感，充分考虑

到养老服务工作的工作情境，注重经济性、满意度、社会效益等，可称之为“养老服务行家”。

(4)养老服务专业化知识、能力：考虑到社会可持续发展的情况下，对养老服务工作具有一定的预见性、组织能力和研究性能力，对应“设计能力”，可称之为“养老服务专家”。

按照过程性评价的路线，将教育者、学伴和自我评价贯穿于学习过程中。在每阶段的职业能力测评中，根据 COMET 三维模型进行测评，测评的结果以最终满足 COMET 三维模型为终结，以此评定能力水平。

【评述】

针对拟解决的问题，研究目标要尽量集中，避免偏大。该文中研究目标 1“了解当前养老服务人才职业能力现状”应为选题前所做的前期工作，具体体现在立项依据中，而不应作为研究的目标。研究目标 3“职业能力测评模式的实证研究”目标不明确、不完整。申请者希望通过完成实证研究，达到什么样的研究目的，证实什么样的研究设想，需要在研究目标中进一步阐明。

研究内容应紧紧围绕研究目标，将拟解决的问题分解成若干个小问题，此即拟研究的内容。本项目中的研究内容主要阐述如何解决研究目标 2“以 COMET 职业能力测评为依据，制定养老服务人才职业能力测评模式”的问题，而未涉及如何解决研究目标 3 的问题。另外，研究内容不宜过于详细的阐述解决问题的过程，应具有一定的概括性。

4. 研究方案

研究方法

本研究是纵向追踪研究。目标人群：养老机构服务人员，含管理者、护理员等多岗位。

具体方法：

(1)文献研究法：查阅中国知网、万方、PubMed 等数据库，查询课题相关信息，获取最新信息，确定研究内容。

(2)专家访谈法：通过对养老服务专业——养老护理专业、康复护理专业、养老机构管理者等专家的访谈，制定养老服务人才 COMET 三维职业能力测评的指标体系；

(3)观察法、调查法、实验法：通过对养老服务人才的调研、实操考核的观察和实验法，验证养老服务人才 COMET 职业能力测评体系，并进行职业能力水平评估。

技术路线

过程性评价中，教学过程、学习过程与评价过程是三位一体的。在这三者中，最核心的部分是学生的学习过程，可以说，教学过程与评价过程都是为促进学习服务的。其评价内容涉及学生的知识、技能、能力、态度、价值观等方面，是一种及时的评价，评价结果因人而异。过程性评价主要包括教育者评价、学伴评价、学习者自评。借鉴黄韶斌的研究，制定本研究的思路如下(虚线是教学过程)：(图 10－1)

【评述】

本节的研究方法及技术路线均较简单，需进一步详细阐述。研究方案中对于较难操作和实施的研究方法尽量给予详尽的介绍，需清楚地说明拟开展研究的关键步骤，用流程图表述虽较明了，但并不具体，需要对关键步骤增加文字说明。

该申请书研究内容部分中有关 COMET 职业能力模型构建及测试题目开发的详细描述可摘取关键内容移至此部分。

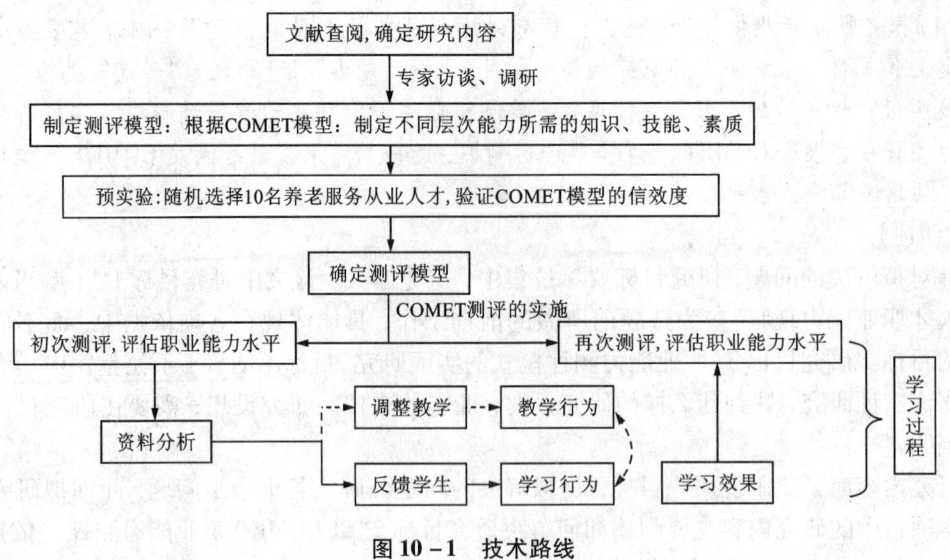

图 10－1　技术路线

5. 可行性分析(略)

6. 特色与创新之处

(1)对养老服务人才进行分层培训，按照能力要求分成不同阶段，适合当前我国养老服务的发展需要。

(2)将 COMET 模型用于养老服务人才的职业能力测评，拓展了 COMET 模型在职业教育中的应用领域。

【评述】

多数情况下，创新点即项目的亮点或优势。该申请书中创新 1“对养老服务人才进行分层培训，按照能力要求分成不同阶段”，此点无论学术观点还是技术应用都不是申请者首次提出或实施，不属于创新之处，应在此部分中删除。创新 2“将 COMET 模型用于养老服务人才的职业能力测评”，属于相关研究模型的拓展应用，是该项目的特色。

7. 研究计划与预期成果

研究计划

(1)2015.3—2015.6　确定研究内容，完成文献综述。

(2)2015.7—2015.10　制定养老服务人才 COMET 职业能力测评具体指标体系。

(3)2015.11—2016.4　实证研究，基于学习过程的 COMET 职业能力测评在养老服务人才中的应用。

(4)2016.5　总结，形成书面资料(论文或研究报告形式)

预期成果

(1)制定基于学习过程的养老服务人才职业能力测评模式

(2)论文、调研报告。

8. 研究基础与工作条件(略)

【评述】

该项目研究计划明确、具体、进度安排合理。预期成果须兼顾研究的理论和应用价值，包括成果内容、成果形式、成果数量。该申请书中的预期成果除了上述两点，还应包括预测COMET职业能力测评在养老服务人才中应用的实证研究后将取得什么样的效果。另外，还需明确成果的数量，例如发表论文多少篇等。

（刘 伟）

思考题

1. 撰写一份项目标书需要做哪些准备？
2. 在撰写项目标书时，如何体现项目的创新与特色？

第十一章　科研管理

学习目标

识记：

1. 陈述护理科研管理、科研项目管理的概念。
2. 说出科研项目申报管理、中期检查与结题审核的主要内容。
3. 陈述科研经费的使用与管理原则。
4. 概述科研成果的鉴定程序。
5. 说出科研成果奖励申报的具体流程。
6. 概述科研档案收集的基本要求及方法。

理解：

1. 比较科研项目与科研课题的异同点。
2. 比较发展性研究、应用性研究、基础性研究课题管理之间的异同点。

运用：

能运用所学知识有效进行科研经费、科研项目、科研成果的管理。

科学研究是促进学科进步和发展的动力，是提高工作质量的重要保证，任何一门学科的发展都离不开科学研究，为了保障科学研究项目的顺利进行和圆满完成，提高科研项目管理的水平至关重要。它既是促进护理科研快速发展的重要手段，也是提高护理质量的有效保障。护理科研的管理包括科研项目、科研经费、科研成果、科研档案的管理等。

第一节　科研管理的概述

一、基本概念

1. 管理(management)　是指管理人员与被管理人员共同实现既定目标的活动过程，它是一切有组织活动不可缺少的要素。

2. 科研管理(scientific research management)　是指对科研活动及科研人员的管理，包括对科研的决策与规划、科研人员管理、课题管理、情报信息管理以及经费和设备、课题成果管理等内容。

3. 护理科研管理(nursing scientific research management)　是指使用现代的技术手段，正确地组织和安排人力、物力、财力，合理、经济、有效地实现预定目标，使护理科研工作的各个方面能正确协调发展的活动过程。

4. 科研课题(scientific research project)　是为解决一个相对单一且独立的科学技术问题而确定的研究课题。其特点是目标比较单一明确、研究规模较小，研究周期较短。

5. 科研项目(scientific research program)　是为了解决若干个彼此之间有内在联系的、比较复杂而且综合性较强的科学技术问题而确立的科研题目。其特点是由比较明确集中的若干科研课题目标组成的综合性目标，研究规模大，通常需多学科的密切配合进行综合性研究，研究周期较长。

二、课题的分类及管理

科研课题按研究方法分类可分为理论性研究、实验性研究、综合性研究；按课题来源分指令性研究、指导性研究、委托性研究、自选课题；按研究内容分基础性研究、应用性研究和发展性研究。对课题进行分类，是为了对不同类型的课题更好地管理，以下重点介绍基础性研究、应用性研究和发展性研究及管理要点。

(一)基础性研究

1. 定义　基础性研究(basic study)指为获得关于现象和可观察事实的基本原理及新知识而进行的实验性和理论性工作，它不以任何专门或特定的应用或使用为目的。基础研究又可分为纯基础研究和定向基础研究。

2. 基础性研究课题的管理　基础性研究课题是一项探索性很强的科研活动，难度大，周期长，未知数多，研究方向很难把握，研究内容很难确定，课题的研究往往不能按预想的计划进行，因而基础性研究课题的管理是学科领域、学科方向的管理。在制订课题的研究计划时，对研究内容不能要求太具体、对进度的安排不能要求太细，在计划的实施过程中，应允许变更内容，并有转向和重新确定目标的自由。检查计划的执行情况时重点是检查实际效果。

(二)应用性研究

1. 定义　应用性研究(practical study)指为满足社会或生产技术发展的实际需要，利用有关的科学技术知识来达到特定的应用性目的的创造性研究。它又分为应用基础研究和应用方法研究。

2. 应用性研究课题的管理　应用性研究课题体现为目标明确、内容具体、有原理和基本规律可以遵循、未知因素相对减少。课题的管理应注意选题的创新性、研究人员的技术能力、定期评价、还应注意保密性。

(三)发展性研究

1. 定义　发展性研究(development study)也称为开发研究或试验发展。是指利用从基础研究和应用研究中所获得的成果，转化为新的产品、材料和装置，建立新的工艺、系统和服务，以及对已产生和建立的上述各项做实质性的改进而进行的研究。如电磁波理论提出。

2. 发展性研究课题的管理　发展研究是根据生产和市场的需要提出来的，时间性强，对指标的要求很严格，如达不到规定的经济指标和技术指标，科研成果就不能转化为生产力。因此对这类课题应注重指标的管理，时间的严格控制、严格保密。

第二节　科研项目管理

科研活动一般依托科研项目的实施来开展，所谓科研项目管理是指课题从项目申请、立项论证、组织实施、检查评估、验收鉴定，到成果申报、科技推广、档案入卷的全程管理。其目的是使科研项目实行制度化和科学化的管理，保证科研计划圆满完成，出成果、出人才、出效益，提高竞争力。

一、科研项目申报管理

(一)科研项目申报的组织领导

1. 科研学术委员会　科研学术委员会多由学术带头人、专家、资深教授和学术水平较高的骨干组成，主要负责科研项目的论证、评估、监测、成果评定、学术活动指导等工作。

2. 课题组　课题组是科研项目开展的最基本执行单元。课题组实行课题主持人负责制。课题主持人是课题设计、实施的主要组织者和参考者，必须承担实质性研究任务。课题主持人须具备如下条件：具有副高及以上专业技术职称。不具备副高以上专业技术职称的，一般须有两名具有正高级专业技术职称的同行专家书面推荐；必须真正承担和负责组织、指导课题的实施。不能从事实质性研究工作的，不得申请；申请人一般同时只能申报一个课题；重大招标课题的申请人必须承担并完成过部、省级以上研究课题。

课题主持人在科研课题实施过程中的职责：组织精干的高水平研究队伍；组织编写课题计划任务书；严格按照课题计划任务书组织开展课题的研究工作；编报课题预算申请书；定期上报科研课题的进度与计划实施情况；负责收集和整理课题研究过程中的原始资料，记录研究过程中的主要活动情况；负责将课题研究中遇到的重大问题，及时向科研管理部门逐级汇报，取得课题主管部门的指导意见；课题研究工作完成后，负责向科研主管部门提交结题申请和结题报告；课题结题后应用和推广研究成果。

(二)科研基金的申请

1. 国家自然科学基金　国家自然科学基金成立于1986年，主要资助基础研究和应用基础研究，由国家自然科学基金委员会负责实施与管理，是当前国内级别最高的研究基金。国家自然科学基金以其公正性、权威性日益受到广大科学技术人员的关注和推崇，一般认为如能获得该基金资助，就意味着申请的项目研究处于先进水平。我们就国家自然科学基金资助的主要项目类别做一简单介绍：

(1)重大研究计划项目。重大研究计划项目围绕国家重大战略需求和重大科学前沿，加强顶层设计，凝练科学目标，凝聚优势力量，形成具有相对统一目标或方向的项目集群，促进学科交叉和融合，培养创新人才和团队，提升我国基础研究的原始创新能力，为国民经济、社会发展和国家安全提供科学支撑。资助强度200～1000万元不等。

(2)重大项目。重大项目是针对国家经济、社会、科技发展及国家安全的重大需求，重点选择具有战略意义的重大科学问题，超前部署，开展多学科交叉研究和综合性研究，充分发挥支撑与引领作用，提升我国基础研究源头创新能力。资助强度1200～2000万元不等。

(3)重点项目。重点项目是国家自然科学基金研究项目系列中的一个重要类型，支持从事基础研究的科学技术人员，并针对已有较好基础的研究方向或学科开展深入、系统的创新性研究，促进学科发展，推动若干重要领域或科学前沿取得突破。平均资助强度近300万元。

(4)面上项目。面上项目支持从事基础研究的科学技术人员在科学基金资助范围内自主选题，开展创新性的科学研究，促进各学科均衡、协调和可持续发展。面上项目为国家自然科学基金资助的主体，占整个基金资助总额的60%。平均资助强度为60万元。

(5)国家杰出青年科学基金项目。国家杰出青年科学基金项目支持在基础研究方面已取得突出成绩的青年学者自主选择研究方向开展创新研究，促进青年科学技术人才的成长，吸引海外人才，培养和造就一批进入世界科技前沿的优秀学术带头人。平均资助强度达350万元。

(6)优秀青年科学基金项目。优秀青年科学基金项目支持在基础研究方面已取得较好成绩的青年学者自主选择研究方向开展创新研究，促进青年科学技术人才的快速成长，培养一批有望进入世界科技前沿的优秀学术骨干。平均资助强度达130万元。

(7)青年科学基金项目。青年科学基金项目支持青年科学技术人员在科学基金资助范围内自主选题，开展基础研究工作，培养青年科学技术人员独立主持科研项目，进行创新研究的能力，激励青年科学技术人员的创新思维，培养基础研究后继人才。平均资助强度为20万元。

2. 省自然科学基金　为配合国家自然科学基金的实施，支持地方的基础和应用基础研究，各省市也设立了自然科学基金。湖南省自然科学基金重点资助与本省相关的基础和应用基础研究课题。该基金的申请、评审办法同国家自然科学基金。其中，省杰出青年基金项目资助强度为30万元，省面上项目和省青年基金项目资助强度为5万元。

3. 省科技计划项目　省科技计划项目是各省根据科技、经济和社会发展需求而设立的，以财政支持或以宏观政策调控引导而实施的科学研究与试验及相关的科学技术活动，是解决经济和社会发展重要科技问题、实现科技资源合理配置的重要手段。湖南省科技计划项目包括科技重大专项计划项目、科技支撑计划项目、基础研究计划项目、科技基础条件平台建设计划项目、政策引导类计划项目等。资助强度较大。

4. 省教育厅科研项目　省教育厅科研项目是教育系统教师和科学技术人员申报科研课题的重要途径之一。湖南省教育厅科研项目面向本省省属普通高等院校，分为重点项目、优秀青年项目和一般项目。

(三)科研项目申报

1. 科研项目申报条件　各级医疗、教学、科研单位的护理工作者，个人或集体愿意承担科研计划任务，有从事护理科研的能力和基础条件，并能认真执行课题计划者，均可申报。

2. 科研项目申报流程　由于申报的部门不同，程序上有所不同，但基本程序是相似的，主要包括以下步骤：

(1)上级主办单位下达科研项目申报通知到各单位的科研主管部门，科研主管部门下传申报通知。

(2)申报者按要求填写申请书，并经所在部门就该课题的立题意义、社会推广的预期效果、技术路线的可行性、课题组成员及经费预算等进行论证，提出评审意见。

(3)申请人就评审意见作相应修改，提交单位科研管理部门进行形式审查。

(4)科研管理部门确定申报项目，相关主管领导就上报的申报项目书签署意见；报上级主办单位审批。

3. 科研项目申报的注意事项

(1)申报立项的科研项目(课题)必须具创新性、先进性、科学性和实用性。

(2)申报立项的各项资料必须填写清楚、资料要完整。

(3)申请经费一般不应超过规定限额。

(4)申请书和附件中需要手写签名、单位需盖章的均应按要求完成。

(6)必须严格执行申报时间，尤其应注意申报截止时间。

（四）科研项目申报管理要点

1. 积极做好申报前的动员工作　科研管理部门在接到申报通知后，应认真研读，熟悉各类计划项目的管理办法，及时有力地发动科研人员积极申报。要帮助申报者吃透“课题指南”，掌握相关信息，以使选题符合计划资助的选题范围，做到有的放矢。

2. 把好填报质量关　对申报课题格式不合格的，表格漏填的，表达零乱的，合作单位未盖章，经费预算不合理的，研究时间起止年月模糊不清等情况的应给予撤回，并令其纠正，严把形式审查关。

3. 把好遴选关　在项目申报时，科研管理部门应组织同行专家对申请项目的立论依据、研究目标、技术路线、研究方案、研究基础等进行评议，把好选题关、论证关、申报关，确保研究价值较高、研究方向正确、研究把握大、能产出高质量研究成果的课题能成功申请。

4. 抓好项目启动前的安排工作　课题获准立项后，科研管理人员应将立项通知及有关管理办法及时通知并转发给课题组，重点抓好课题组研究人员、研究计划、研究经费的组织落实工作。

5. 及时将立项的项目信息入库　在下达计划任务时，将相关项目的资料与信息入库，便于今后的查询管理，会使科研项目的管理工作从项目一启动就处于十分有利的条件。

6. 做好经费管理　建立经费本，划拨经费，确保经费及时到位，专款专用，项目负责人准时按合同启动实施项目。

二、科研项目中期检查

科研项目一旦获得批准立项，即进入实施阶段。中期检查是对科研课题或项目立项实施以来的项目进展情况、完成情况、项目支撑条件落实情况、项目组织管理情况等的综合评价。具体内容如下：

1. 项目研究的进展情况　主要评述课题实施以来，目标是否科学合理，是否需要调整；课题关键技术路线是否正确，能否达到预期技术目标，是否需对技术路线作调整；已取得的阶段性成果及前景如何等。

2. 项目内容完成的情况　检查课题组及课题负责人是否扎实推进课题研究和有足够的能力保质完成课题研究。

3. 课题支撑条件落实情况　包括经费到位情况，实际支出情况，参与课题实施的科技人员投入情况以及其他支撑条件落实情况等。

4. 项目组织管理、运行机制评述　对于项目经费、人员调配、物资领取、课题奖金分配、资料管理等管理工作进行评价。

5. 中期检查中特殊问题及处理　在项目中期检查前，在不违背原来申报内容的前提下，如对项目研究范围和重点进行调整、变更项目管理学校或更改项目负责人、涉及转换学科和研究领域的项目，应由申报单位审查同意并上报上级主办单位科研管理部门批准。另外，在项目中期检查时，对无论何种原因，一直未开展研究工作的项目；对负责人（包括课题组主要成员）长期出国或因工作变动、健康等原因不能正常进行研究工作的项目；对未经批准擅自变更负责人的项目；由于课题组内部原因，课题研究已无法进行的项目；对逾期不递交延期申请，或延期到期仍不能完成研究任务的项目，凡有上述情形之一的，应及时向上级科研管理部门提交对项目作出撤项决定的书面报告，获批准后执行。

三、科研项目结题审核

科研项目结题审核是指项目在执行期限终止后，为检查预期成果而开展的验收评议工作。

（一）结题的基本条件

项目组完成项目任务书中规定的各项工作，主要工作成果公开发表或取得专利等知识产权等，可以申请结题。

（二）结题审核的程序

1. 提出结题申请　达到结题的基本要求，由项目负责人向相关科研管理部门提出结题申请。

2. 填写结题总结报告，整理相关附件材料　结题需提交的材料包括原始材料、工作性材料和成果性材料等三大类。原始材料包括研究过程中的观察记录、问卷调查表、有关原始数据、表格、课题论证记录、研讨活动记录等；工作性材料包括立项申报书、方案、批复、课题计划、总结、中期成果评估意见、研究情况总结报告等；成果性材料包括主体材料（结题报告、阶段研究报告、课题研究报告等）、成果效益影响材料（如成果出版、发表材料，应用推广及社会反响，与研究有关所获得的荣誉）以及附件材料（如声像、图片、照片、光盘）等。

3. 研究完成情况审核　项目承担单位学术机构对照项目申请书审核完成情况及研究质量，并作出评价。

4. 结题材料审核　相关科研管理部门对结题材料进行审查提出是否可以结题，并组织专家评审提出项目完成质量等级，并签署评审意见。

5. 下达审核结果　相关科研管理部门报送项目来源主管部门审批，并下达结题审核结果。

（三）结题审核结果

结题审核结果一般分为三种：同意结题、同意延期与终止研究。

1. 同意结题　指按期完成项目计划任务书约定的各项任务，经费使用合理，提供的验收文件和资料齐全、数据真实，有相关的公开发表论文、专著、会议交流论文、成果鉴定、专利等。

2. 同意延期　指已完成计划任务书约定的部分任务，但资料不齐全，尚需一段时间方能完成的，由该项目负责人提交延期报告，经各级科研管理部门审核盖章后上报上级科研管理部门才能同意延期，但期限一般为一年。

3. 中止研究　指被验收项目存在下列情况之一者，不予通过结题审核：如未达到计划任务书预定的主要技术、经济指标或预定目标未能实现或成果已无科学或实用价值；提供的验收文件、资料、数据不真实；擅自修改计划任务书中的考核目标、内容、技术路线的；擅自变更项目承担单位或项目负责人、课题组成员；经批准延期一年后，仍无法按期完成项目；实施过程中出现重大问题，但未能解决和作出说明，或研究过程及结果等存在纠纷未解决的。对于计划项目负责人未能按进度完成，到期须结题而结题或提交的延期报告未获批准，视为承担计划项目未完成，该项目负责人一般2～3年内不再申请相关的科研项目。

第三节 科研经费管理

经费管理是保证科研项目顺利实施的最基本条件之一，是科学研究的物质基础，是科研项目正常运行并取得预期结果的重要保障。多方筹措经费，有效管理经费，保证合理使用经费，是科研管理的重要职责和主要内容之一。科研经费是指在科研课题组织实施过程中与研究开发活动直接相关的、由专项经费支付的各项费用。科研经费管理是根据各级科研主管部门的管理政策，制定项目经费预算、监督项目执行中的科研经费支出、结题时科研经费决算以及处理结余经费的过程，贯穿于科研项目的始终。其目的是实现项目资助方、项目承担人、承担人所在单位三方利益最大化。在目前护理科研经费紧缺的情况下，一方面科研人员必须多方面、多渠道争取科研经费，另一方面必须加强科研经费管理，合理使用科研经费，以最少的投入达到最佳的效果。

一、科研经费的主要来源

获得批准立项的项目一般有一定经费资助，项目来源或经费渠道主要有以下几种：

(一)纵向科研项目经费来源

(1)国家自然基金委员会、国家发展和改革委员会、科技部、教育部、国家社科规划办、信息产业部、卫生部等各部、委(局)批准立项的各类科研经费。

(2)省科技厅、教育厅、卫生厅、省社科规划办、信息产业厅、省发改委等各厅、局批准立项的科研经费。

(3)各市、地等各级地方政府部门批准立项的科研经费。

(4)学校与外国政府、学术机构间的国际科技合作经费。

(5)由政府部门立项，由项目主持单位转拨到学校的项目合作经费。

(6)学校预算安排的科研经费、科研配套经费。

(7)由政府部门批准立项但经费由科研项目负责人自筹的项目经费。

(二)横向科研经费来源

横向科研经费包括以学校名义与自然人、法人、其他组织签订的技术开发、技术服务、技术咨询、技术转让等技术合同所涉及的经费；国际科技合作项目中与境外企业、个人合作经费及科技捐赠项目经费。

(三)其他

1. *科技成果转让费* 专利或产品等研究成果可转化为经济效益，获得的收益应允许按一定比例提取后用于科研工作。

2. *学科或专科建设费* 高校、科研院所、医院等机构中常产生一些具有特定科研优势或特色的研究团队，形成重点学科或专科。上级主管部门或本单位一般会对重点学科或专科的进一步建设予以经费支持，这些建设费须用于科学研究、人才队伍建设及设备购置等。

3. *科技成果奖励费* 很多单位或主管部门对于重大科技成果给予重奖，奖励经费除用于成果完成人的经费分配外，剩余部分应用于护理科研的发展基金。

二、科研经费的使用与管理原则

1. *计划性原则* 项目经费必须做好收入预算和支出预算，任何资金活动必须按课题核算计划开支，保证合理使用经费。项目资助预算经批准后一般不做调整。由于研究目标、重大技术路线或主要研究内容调整，以及不可抗力造成意外损失等原因对资助经费预算造成较大影响而作相应调整时，必须按程序报请项目主管部门批准。

2. 坚持专款专用、独立核算原则　项目和课题经费纳入财务统一管理，单列户头，单独核算，确保专款专用，并建立专项经费管理和使用的追踪问效制度，不能挪作他用，不得用于预算编制外的其他支出。

3. 体现项目负责人负责制原则　项目负责人要对科研经费使用的合理性、合法性负责。

4. 监督审核原则　科研经费必须有监督和检查制度，严格进行财务监督和使用情况检查。定期进行自查，主管部门根据科研项目情况进行中期评估检查，可组织专家或中介机构进行。其评估和检查结果作为调整经费预算拨款安排的重要依据。

5. 体现责权相统一原则　科研经费的管理和使用必须符合国家各级财务部门制定的各项政策法规，严格遵守财务制度，科研经费审批人要严格把关，并承担相应的行政责任、经济责任和法律责任。

6. 节约原则　经费使用应本着实事求是、精打细算的原则，最大限度地节省人力、物力和财力。

三、科研经费的使用范围

1. 科研经费支出的时间范围　科研经费支出的时间范围仅限于从立项当年始至结题当年止。立题前和结题后的支出原则上不能在该课题经费中报销。

2. 科研经费的开支范围　科研经费的开支范围可分为直接费用和间接费用，直接费用是指在项目实施过程中产生的直接相关的费用，主要包括测试化验加工费、材料费、出版/文献/信息传播/知识产权事务费、燃料动力费、会议费、差旅费、设备费、国际合作与交流费、劳务费和其他支出等。间接费用是指承担项目任务的单位在课题组织实施过程中产生的无法在直接费用中列支的相关费用。主要包括为课题研究提供的现有仪器设备及房屋、水、电、气、暖消耗，相关管理费用的补助支出，以及人员绩效支出等，其中绩效支出是指承担项目任务的单位为提高科研工作绩效而产生的相关支出。

四、科研经费的预算与决算

科研经费的预算与决算是科研经费管理中的重要环节，“专款专用，节余归己”，这是课题经费管理的基本原则。科研人员应把科研经费的预算、决算过程视为财经纪律的检查过程，在科研经费的收支方面应真实、准确、做到有据可查

1. 科研经费的预算　科研经费预算包括整个课题所需投资的总预算和年度预算。编制课题经费预算是在上报科研课题时，课题负责人应根据研究课题拟选方案的技术内容，认真搞好技术经济论证，并在有关职能部门的协助下，尽可能掌握课题所需设备、器材及其性能、规格型号、价格等技术经济方面的第一手资料，使预算建立在切实可靠的基础上。

2. 科研经费的决算　主要是检查科研计划在执行过程中，科研经费的使用是否按批准的预算开支、有无违反财务规定的支出，并分析总结经费使用的情况。为了使决算能正确进行，决算前必须全面核实全年收入和支出项目及金额。决算分年度经费决算和课题结题后总决算两种，均应由所在单位科研管理部门、财务部门审核后，上报资助单位验收审批。

第四节　科研成果管理

科研成果是指科研人员在某一科学技术研究项目或课题研究范围内，通过实验观察、调查研究、综合分析等一系列脑力和体力劳动所取得的，并经过同行专家评审或鉴定后确认具有学术意义和实用价值的创造性结果。它是科技工作者辛勤劳动的结晶，是人类重要的精神财富和物质财富，是一种具有特殊意义的生产力，也是衡量科学研究任务完成与否，质量优劣，以及科研人员贡献大小的重要标志。科研成果管理是指对科研工作者在科研实践过程中经创造性劳动所获得的各种科研论文、专著、专利或新技术等智力成果进行统计、分析、归档、报奖、成果推广等的活动。科研成果应具有创新性、先进性、科学性、价值性和规范性。主要包括科研成果的分类、科研成果的鉴定、科研成果登记、科研成果的奖励、科研成果的转化与推广应用等。

一、科研成果的分类

(一)基础理论成果

它是以认识生命现象、探索疾病发生发展规律为目的，能说明一般和广泛的真理，成为普遍的原则和定律，对护理学科的发展有指导意义的新发现和新认识。

(二)应用研究成果

它是以解决护理学科当今的实际问题为宗旨，为某一特定目标增加新科学、新技术、新知识的创造性系统活动，从而取得有一定学术水平，解决护理学科实际问题的新方法、新技术、新器械。

(三)软科学类成果

它指为决策科学化与管理现代化而进行研究所取得的成果，包括一些先进的计算方法、标准和技术情报等。

二、科研成果的鉴定

正确评价科研成果水平，做好护理科研成果鉴定，是加强科研成果管理，促进护理学成果推广应用的首要环节。科研成果鉴定是指有关科研行政管理部门聘请同行专家，按照规定形式和程序，对科研成果进行审查和评价，并作出相应结论。科研成果鉴定是主管科研工作的政府机关的行政工作之一，必须坚持实事求是、科学民主、客观公正、注重质量、讲求实效的原则，确保科技成果鉴定工作的科学性和严肃性。

(一)申请成果鉴定的条件

(1)申请人为科研成果完成单位或个人，已全面完成项目合同或任务书规定的各项要求，且不存在科研成果完成单位或者人员名次排序异议及成果权属方面的争议。

(2)研究资料完整、真实，能准确地反映该项研究成果的技术特征和总体性能，并符合科研档案管理部门的要求。

(3)有经有关权威部门认定的科研信息机构出具的查新结论，确认达到相应水平。

(二)鉴定范围

应用科研成果可申请鉴定。基础理论研究成果、软科学研究成果、已申请专利的应用技术成果、已转让实施的应用技术成果、企业事业单位自行开发的一般应用科技成果、国家法律法规规定必须经过法定的专门机构审查确认的科技成果等，一般不组织鉴定。违反国家法律、法规规定，对社会公共利益或环境和资源造成危害的项目，不受理鉴定申请；正在鉴定的，应当停止鉴定，已经通过鉴定的，应当撤销。

（三）鉴定程序

成果鉴定首先由成果单位申请，市管理部门审查，邀请相关专家，组成专家鉴定委员会。由鉴定组组长主持，首先听取项目汇报（包括：工作报告、技术总结报告、经济与社会效益分析使用情况报告等），随后鉴定专家进行资料审查、质疑，课题完成人员现场答疑，专家评议后审查鉴定意见书初稿，形成鉴定意见，专家签字通过后由鉴定专家组组长宣布鉴定意见。

三、科研成果的登记

科研成果登记是指用国家编制的登记软件系统将经过鉴定的科研成果的详细数据资料录入国家成果数据库的法定工作。其目的是有效地管理统计、宣传、推广应用和转化科技成果，避免重复研究开发，促进科技进步与发展。成果登记应在鉴定之后随时报相关科技部门登记，一般多在报奖之前集中登记。登记需提交鉴定证书、验收函审证书及相关资料，由成果完成人采用国家成果登记系统进行录入登记。登记内容包括基本情况、内容简介、公报内容、立项情况、投入产出情况、完成单位情况、完成人情况、鉴定评价专家名单等。

四、科研成果的奖励

（一）科研成果的奖励类别

科研成果奖励分为政府奖励与非政府奖励两大类。政府奖励一般分为国家级、省部级和地市厅局级三个行政级别。非政府设置的奖励如诺贝尔奖、何梁何力奖、霍英东奖、各种企事业单位奖、学术团体奖等社会机构与民间奖则一般无法确定级别。护理科研成果奖与医学科研成果奖相融合，单独设奖项是 1993 年设立的全国护理科技进步奖。科研成果奖一般包括：

1. 国家自然科学奖　授予在数学、物理、化学、天文学、地球科学、生命科学等基础研究和信息、材料、工程技术等领域的应用基础研究中，阐明自然现象、特征和规律、作出重大科学发现的我国公民。国家自然科学奖的授奖等级根据候选人所作出的科学发现，从发现程度、难易复杂程度、理论学说上的创见性、研究方法手段的创新程度、学术水平、对学科发展的促进作用、对经济建设和社会发展的影响、论文被他人正面引用的情况、国内外学术界的评价和主要论文发表刊物的影响等方面进行综合评定。由国家科委统一领导全国自然科学奖奖励工作。按自然科学成果大小，划分四个奖励等级，对具有特别重大意义的项目也可由国家科委报请国务院批准授予特别奖。目前，除国家自然科学技术奖外，还有一些省部级、地市级的自然科学奖。

2. 国家技术发明奖　授予在运用科学技术知识做出产品、工艺、材料及其系统等重要技术发明的中国公民。国家技术发明奖的评审，对候选人所做出的技术发明，从难易复杂程度、技术思路新颖程度、技术创新程度、主要技术经济指标的先进程度，对技术进步的推动作用、推广应用程度、已获经济或者社会效益及发展应用前景等方面进行综合评定，据此决定授奖等级。由国家科委统一领导全国技术发明奖奖励工作。按发明项目的作用、意义大小，一般划分四个奖励等级，特别重大意义的发明也可由国家科委报请国务院批准授予特等奖。目前，除国家技术发明奖外，还有一些省部级和地市级的技术发明奖。

3. 国家科学技术进步奖　授予在技术研究、技术开发、技术创新、推广应用先进科学技术成果、完成重大科学技术工程和计划等方面作出创造性贡献的中国公民和组织。分为技术开发、社会公益、国家安全、重大工程等四类项目。科学技术进步奖的授奖等级根据候选人、候选单位所完成项目的创新程度、难易复杂程度、主要技术经济指标的先进程度、总体技术水平、已获经济或者社会效益、潜在应用前景、转化推广程度、对行业的发展和技术进步的作用等进行综合评定。科学技术进步奖除国家级外，还有省(部委)级。国家科技进步奖设一、二两个奖励等级，也设有特等奖。省(部委)级的奖励等级由各省(部委)自行制定。卫生部科学技术进步奖是国家卫生健康行业的最高奖励，每年评审一次，设1～3等奖。

4. 中国专利奖　授予优秀专利的发明人及专利权人，是我国唯一的专门对授予专利权的发明创造给予奖励的政府部门奖，得到联合国世界知识产权组织(WIPO)的认可，在国际上有一定的影响。中国专利奖分为中国专利金奖和中国专利优秀奖。

5. 中华护理学会科技奖　授予在护理业务工作中已取得护理科研的成果，并有推广和实用价值，其成果发表后被公认达到国内先进水平者；或在工作实践中，勇于创新，已取得技术革新成果，对提高护理质量，促进患者康复，加速护理人才培养和科技进步有利，经推广应用具有理论和实践意义，并取得较好的社会效益或经济效益的护士。每两年评选一次，逢单数年颁发，分1～3等奖，每届授奖不超过50名。由各省、自治区、直辖市护理学会作为推荐单位，各有关部委及军队系统也需报所在省、自治区、直辖市护理学会，由其根据本办法组织专家评议后，推荐入选。经中华护理学会组织工作委员会组织专家评议、审核，由中华护理学会常务理事会批准颁奖。

(二)科研成果的奖励申报

根据国家科委颁发的《关于科学技术研究成果管理的规定》，对科技成果实行分级管理，即国家科委负责管理国家级重大科技成果；国务院各有关部门和各省、自治区、直辖市科委负责管理本部门、本地方的重大科技成果；各基层单位负责管理本单位的全部科技成果。报送的每项科技成果，应附送如下材料：(1)《科学技术研究成果报告表》；(2)《技术鉴定证书》(或《评审证书》等)；(3)研究试验报告，或调查考察报告、学术论文(科学论著)等有关技术资料(其中不能对外公开的材料，须注明)；(4)成果应用、推广方案。

科研成果奖励申报具体流程：课题组按要求准备有关申报材料—单位科技管理部门登记审查—向上级主管部门申请科技成果鉴定—开展科技成果鉴定工作—科技成果登记—申报各级科技奖励

五、科研成果的转化与推广应用

科研成果的转化与推广是指为提高生产力水平而对科学研究与技术开发活动中产生的具有实用价值的科技成果进行后续试验、开发、应用、推广直至形成新产品、新工艺、新材料，发展新产业等活动。通过护理科研成果的推广转化，把高新技术成果引入护理工作和护理科研，尽快转化为现实生产力，推动我国护理理论和技术水平的整体进步，提高医疗护理服务质量、保障人民健康。

(一)科研成果转化途径

科研成果的转化主要有直接和间接两种方式，这两种方式并非泾渭分明，而是相互包含。直接方式主要有：科技人员自己创办企业；高校、科研机构与企业开展合作或共同开发；高校、研究机构与企业开展人才交流。间接转化主要是通过各类中介机构来开展，机构类型和活动方式多种多样。在体制上，有官办、民办或官民合办；在功能上，有大型多功能机构（既充当科技中介，又从事具体项目开发），也有小型单一功能组织。

（二）转化主体的作用

1. 政府　科研成果推广转化是复杂的系统工程，同时也是一项风险性事业。在科研成果转化过程中，政府需作引导，制定相应政策，促进科研机构与企业的协作融合。

2. 企业　企业是科研成果推广和转化过程中的重要主体。企业可自行发布信息或委托中介机构征集所需的科研成果，或者征寻科研成果合作者，也可独立或与境内外企、事业单位、其他合作者实施科研成果转化，承担政府组织实施的科技开发或成果转化项目，还可与研究开发机构、高等院校等事业单位相结合，联合实施科研成果转化。

3. 高校和科研机构　高等院校、科研院所等科研单位是科研成果的供给主体。在“科教兴国”战略指导下，高校和科研院所的科技创新工作取得了很大进展，总体科技实力、自主创新能力以及综合竞争力大大增强，正在成为我国科技自主创新的强大力量。

4. 中介机构　技术市场开放后科技中介服务机构（如技术成果交易会、技术商城、技术开发公司、大学科技园、创业园、孵化器、生产力促进中心等）大量涌现，为技术供给方与需求方提供了有效沟通，成为技术与经济结合的切入点，是技术进入市场的重要渠道，对技术市场化进程产生很大推动作用。

（三）科研成果形式与推广途径

1. 科学理论成果　如专著、论文、调查报告等，主要采用学术报告，学术期刊发表，出版科学专著等方法进行成果的推广与交流。

2. 新技术、新工艺、新方法类成果　这类成果可针对性地举办各种新技术、新工艺学习研讨班以促进推广与应用。

3. 实物性成果　如具有特殊用途的试剂、材料、元件、仪器、设备、工具等，可通过具有一定的研制能力的科研单位，将其进行小批量试制、生产，使科研成果尽快推广应用。

第五节　科研档案管理

科研档案是在科学研究和实践活动中直接形成的具有保存价值的文字、图表及声像载体材料。它具有知识属性和信息属性，是知识产权的凭证，必须实行集中统一管理，确保完整、准确、系统和安全、便于开发利用。科研档案管理是对科研档案实体进行管理和信息开发利用的一项专门工作，包括收集、整理、鉴定、保管、统计和提供利用等内容。是科研管理工作的组成部分，是科研活动的一个环节。

一、科研档案的收集

科研档案收集的内容包括科研准备阶段、研究实验阶段、总结鉴定验收阶段、成果和奖励申报阶段、推广应用阶段形成的各类材料。

（一）科研档案的收集范围

1. 各类科研管理文件和资料　如上级机关下发的文件（包括计划管理、成果管理、科技开发管理、专利管理等文件）、科技发展规划、科技研究计划汇总表、年度科技研究总结、课题（项目）成果鉴定汇总表、学术委员会或专家建议材料、国际合作课题（项目）合作协议书、往来信函、批准文件、项目执行情况汇报材料等。

2. 研究课题(项目)各种归档材料　包括：(1)研究准备阶段，调研报告、可行性研究报告(开题报告)、基金申请书及其审批文件、计划任务书(合同书)、实验设计方案、会议记录、科研协作协议书及重要往来文件等；(2)研究试验阶段，试验大纲、实验记录(报告)、现场调查资料、年度报告、计算材料、设计文件、图表、关键工艺文件、统计分析资料、计算机软件、光盘、音像资料和重要往来技术文件等；(3)总结鉴定阶段，科研论文、工作总结、著作、参加人员名单、课题验收和技术鉴定材料、成果鉴定证书、科研投资和财政决算材料等；(4)成果申报奖励及推广应用阶段，科技成果申报表及其附件、申报奖励与审批文件、成果推广应用材料(包括推广方案、实施材料、总结等)、社会经济效益证明材料和成果获奖证原件或复印件，申请专利材料及专利证书、扩大生产的设计工艺文件和用户反馈意见等。

(二)科研档案收集要求及方法

课题组长负责对归档文件材料的齐全、完整审核后签字，并经领导审核归档；科研档案的归档时间应在课题完成经过鉴定并经相关主管部门审查后三个月内立卷归档，归档材料要求齐全完整；归档的文件材料不能用铅笔、彩笔、圆珠笔和蓝复写纸，如复写应采用单面黑复写纸；凡属秘密级以上的科研档案、涉及专利与对外技术转让的项目资料不准对外公开，专利实施与转让事宜统一由相关科研管理部门经办。

二、科研档案归档

科研档案的整理与归档是指把收集起来的科研档案加以分门别类、系统排列和科学编目后，交由档案室或档案馆保存使之便于保管和利用的过程。

(一)科研档案分类

科研档案适用于按课题法进行分类，它是在全部科研档案的范围内，以各个独立的研究课题为分类单元，划分科技档案的方法。其特点是便于实现一个研究课题档案材料的成套集中管理，能系统地反映出研究课题的自然进程，便于按课题查找利用。

(二)科研档案组卷

组卷就是把一组有联系的文件，以卷、册、袋、盒等形式组合在一起，使它能够表达一个相对独立的概念，以便于保管、保密和利用。组卷要求如下：①一卷就是一组有密切联系的文件，不能杂乱无章地随意堆积；②每一卷都表达一个相对独立的概念，不要一个概念(案卷标题)多个卷，卷与卷之间应当从题名到内容都是全异的关系；③卷厚适度，一般不超过40 mm；④案卷内不应有重份文件。

(三)科研档案的归档

交给档案管理部门保管归档的科研文字材料必须反映科研项目活动的全过程、保证其完整、准确。科研课题一般在研究结束并完成成果鉴定后整理归档。研究周期长的可按阶段归档或按年度归档。几个部门或院系合作完成的研究课题由主持单位立卷、归档一整套档案。协作部门负责自己所承担任务中形成的材料的收集整理并将其送交主持单位与成套材料一并交档案馆归档管理。本校与校外其他单位合作完成的科研项目应在协议合同或委托书中注明其科研文件的归属。科研档案移交时，应填写“案卷移交目录”，档案馆审查、清点无误后，交接双方在移交目录上签字。

三、科研档案的利用

科研档案的保管期限及密级根据案卷内容确定，保管期限一般分为永久、长期、短期。

科研课题档案涉及密级的应按有关保密规定标明秘密等级。课题组成员查阅科研成果档案，需出示本人身份证明，非课题组人员查阅科研成果档案，需出具相应科研管理部门或相关院系的证明，并出示利用人员的身份证明。有特殊需要时，需经主管领导批准，办理借阅登记。为方便对科研档案的利用，借助于计算机的现代化管理手段来辅助传统的管理方法，将能大大提高档案的检索速度，并确保有较高的查全率和查准率，大大节约档案人员和利用者查找档案材料的时间，提高服务质量。档案管理现代化使档案信息的检索、利用更加便捷、高效，无疑将极大提高档案资源的利用率，从而进一步达到档案管理的工作目的。

（王丽娟）

思考题

1. 科研项目申报的步骤有哪些？
2. 科研项目申报管理的要点有哪些？
3. 结题需提交的材料有哪些？
4. 科研经费的使用与管理原则是什么？

第十二章 循证护理

学习目标

识记：

1. 陈述循证护理的基本概念。
2. 描述循证护理的核心环节。

理解：

1. 理解循证护理的定义。
2. 理解循证护理的基本要素。

运用：

1. 用 PICO 格式提出一个循证护理问题。
2. 能够运用循证护理获得的证据，制定临床护理决策计划。

循证护理(evidence - based nursing, EBN)是近几年在临床逐渐兴起的非常热门的护理理念。在过去的几十年，护理学科发生了巨大的变化，如开展“以病人为中心”的整体护理，用批判性思维寻求最佳护理行为，实施全面护理质量改进程序，以最低的成本提供最优质的服务等。同时，高学历的护理人员增加，护理研究论文显著增多，越来越多的护理人员掌握了文献检索、统计学方法，护理专业走向了理性并且科学化的发展道路，这些变化极大地促进了循证护理的发展。循证护理理念在逐渐广泛地运用于临床护理实践。本章将阐述循证护理的基本概念、背景、程序与方法、国内外临床案例。

第一节 基本概念

一、循证护理的定义

循证护理，是指护理人员认真、明智、深思熟虑地将科研结论与临床经验及病人愿望相结合，获取证据，作为临床护理决策依据的过程。临床经验是指一名护理人员运用自己积累的知识，能够迅速判断一个病人的健康状况、诊断与护理问题、治疗措施的利与弊、护理措施的利与弊。科研结论来自于通过随机临床试验、荟萃分析(meta - analysis)、临床流行病学、Cochrane 协作网、复旦大学循证护理中心等方法与途径获取最佳证据，作为临床护理决策的客观依据的过程。可见，循证护理是构建在护理人员的临床实践基础上，强调以特定、具体的问题为出发点，将来自科学研究的结论及临床经验与病人的个体需要三方结合，审慎地实施最佳护理程序，同时激发团队精神和协作气氛，改革工作流程和方法，提高照护水平。

循证护理倡导有根据地对病人实施护理服务，忽略临床经验的护理人员即使得到了最好的证据也有可能用错，而缺乏最好的证据，可能采用已经过时的旧方法给病人带来损害。

二、循证护理的基本要素

根据循证护理的定义，循证护理的基本要素包括以下3项：①获得最新、最佳护理研究证据；②充分运用护理人员丰富的临床经验和实践技能；③充分考虑病人的需求（如图12－1）。

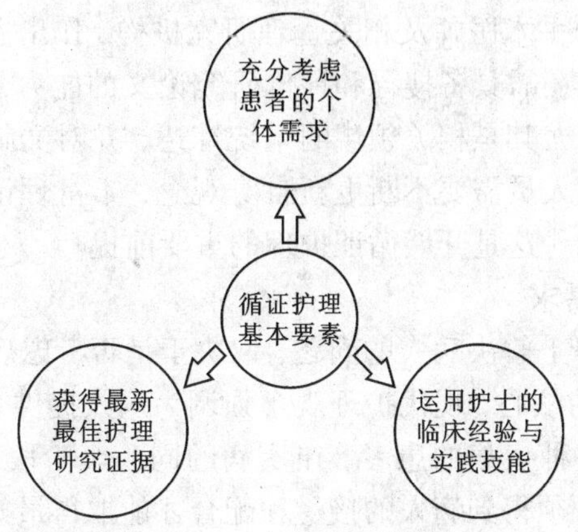

图12－1　构成循证护理的基本要素

（一）获得最新、最佳护理研究证据

在循证护理中，证据是经过严格界定和筛选获得的最新、最佳证据，不是所有的研究结论都可以成为循证护理的证据。对通过各种途径查询得到的护理研究结果，必须应用临床流行病学的基本理论和临床研究的方法学以及有关研究质量评价的标准去筛选，对证据的科学性、可行性、适宜性、临床应用价值、有效性以及经济性进行严格甄别，即看其研究的设计是否科学合理，研究结果是否具有真实性，干预方法是否对病人有益，是否对提高护理质量有利，并进行证据的汇总甚至荟萃分析。只有经过认真分析和评鉴获得的最新、最真实可靠、具有重要临床应用价值的研究证据才是循证护理应该采纳的证据。

同时，应该注意到护理领域证据的多元性问题。护理学科的科学性和人文性决定了护理研究既重视随机对照试验等量性研究资料的意义，也注重质性资料和叙述性研究的价值。当今的循证医疗强调随机对照试验的作用，因此在护理学科领域开展和应用循证实践受到了挑战。根据护理学科的属性和特点，循证护理应注重证据的多元性。在选择纳入系统评价文献时除了考虑传统设计的科研论文外（随机对照试验、非随机对照试验、病例对照试验、病例对照研究、队列研究等定量设计的研究论文），人文社会科学和行为科学领域的质性研究和行动研究的设计也应作为进行系统评价时可纳入分析的文献，即也可以成为证据的来源。

（二）充分运用护理人员丰富的临床经验和实践技能

开展循证护理时，护理人员必须具备对临床问题的敏感性，这与丰富的临床经验和熟练的临床技能密切相关。有丰富经验和实践技能的护理人员往往能够应用其临床技能和以往的经验判断病人个体或群体的健康状况、所面临的问题、需求和喜好、干预活动的潜在益处等，并为病人和家庭提供他们所需要的信息，提供支持性的舒适的环境。临床护理人员是实施循证护理的主体，因为许多病人的处理和对疾病的诊治都是通过护理人员去实施的，护理人员要能够敏感地察觉到临床问题，能将文献中的证据与临床实际问题实事求是地结合在一起，而不是单纯地照搬照套。找到解决临床问题的突破口一个很重要的前提是护理人员有丰富的临床经验、敏锐的思维能力以及熟练的实践技能。因此，护理人员扎实的医学基础理论知识、牢固的护理知识和技能以及丰富的临床护理实践经验尤为重要，其中临床流行病学的基本理论和临床研究的方法学是实施循证护理的学术基础。

对于“手术患者术前备皮的方法”这一护理问题，临床护士只有凭借丰富的临床经验和高度的敏感性，才能够发现采用传统的备皮方法可能引起的潜在问题，并敏锐地察觉到改变传统备皮方法的必要性，联合手术医师及相关管理研究机构，作出探索改革的决定。在收集相关证据的过程中，护理人员还需具备搜寻和评价研究论文的能力，才能熟练地搜寻到国内外关于术前备皮方法的文献，尤其是相关领域的系统综述，并对文献的质量进行评鉴，筛选出高质量的证据。因此，护理人员需要不断更新自身观念，丰富理论知识和实践技能，并将个人技能和临床经验紧密结合，这是开展循证护理的重要前提。

(三)充分考虑病人的需求

证据能否应用在病人身上解决病人的问题，取决于是否考虑病人本身的需求。病人的需求和愿望是开展循证决策的核心，现代护理观念强调为病人提供个性化、人文化的护理。病人的需求具有多样性，同一种疾病的患者，在疾病的同一个阶段，其需求也可能是不同的，任何先进的诊治手段首先必须得到病人的接受和配合才能取得最好的效果。病人根据自身的不同病情、个人经历、价值观差异、是否拥有医疗保险、对疾病的了解程度、家庭背景等，可能会向医务人员表达其多样化的要求，也可能会不表现出有什么要求。循证护理是对护理人员思维方式和工作方式的挑战，利用自身丰富的临床经验，护理人员可运用“循证实践”的方法分析病人多种多样的需求，寻求满足其需求的最佳方式，而非一味“按常规行事”。因为所谓“常规”往往强调群体，注重习惯；而“循证”则以尽可能满足病人个体的利益和需求为目的，遵循最科学的证据，必要时不惜打破常规。

护理人员、医生、病人之间平等友好的合作关系与临床决策是否正确密切相关，同时也是成功实施循证护理的重要条件。所以强调在开展循证护理过程中，护理人员必须秉持“以病人为中心”的观念，具备关怀照护的人文素质和利他主义的精神，注重对患者个人需求的评估和满足。

第二节　循证护理的发展背景

一、循证护理的起源及作用

随着现代社会的不断发展，信息传播日益迅速，专业资源日渐增多，面对如此庞大但质量参差不齐的专业信息，忙碌于临床工作的卫生保健人员很难迅速有效地从中辨别、选择、提取有用的信息。根据这种状况，阿奇·科克伦(Archie Cochrane)于1972年提出了医疗保健的疗效和效益问题，1992年在英国成立Cochrane中心，并于1993年成立Cochrane全球协作网，正式提出“循证实践”(evidence－based practice，EBP)的概念。

循证实践的提出对护理学科的发展产生了深远影响，特别是对护理人员的思维方式以及工作方法的挑战尤为明显。护理人员每天面对的是有着各种需求的病人，面对忙碌繁杂的护理工作和病人形形色色的需求，临床护理人员开始思索某些传统的护理操作和护理方式的有效性和临床意义。例如外科手术病人术前禁食禁水的时间、采用机械通气的病人连续吸痰的次数、长期卧床病人骶尾部皮肤何时可以进行按摩、是否必须对重症监护病房(ICU)躁动的病人进行约束、如何有效预防5-氟尿嘧啶(5-FU)化疗所致的口腔黏膜炎等。在这些思考中，我们需要获得最新、最佳护理研究证据。目前全世界每年有200多万篇医学论文在25000多种生物医学杂志上发表。在护理领域，2006年全球护理期刊的数量已经发展到500余种，循证实践的观念和方法可以帮助护理人员用科学的方法从中寻求信息、分析信息、利用信息，用最新、最真实可靠的研究证据解决临床实践中的实际问题。

二、我国循证护理的发展

我国大陆地区首次将循证实践引入护理学科的机构是1999年在四川大学华西医院正式成立的中国Cochrane中心，此中心对护理人员进行循证实践的相关培训，并将循证护理的方法应用于临床实践，开展了“压疮的预防和控制的循证实践”“我国护理领域随机对照实验现状分析”等项目。

乔安娜·布里格斯(Joanna Briggs)循证护理全球协作网(JBC)在中国地区设立的3个分中心分别是：1996年在香港中文大学护理学院设立的“香港循证护理中心”、2004年11月在上海复旦大学护理学院设立的“复旦大学JBI循证护理中心”和2005年在台湾杨明大学护理学院设立的“台湾杨明大学循证护理中心”。它们有着统一的宗旨，即在所在区域的临床护理和社区卫生健康服务中，运用循证实践的观念开展临床护理、护理研究和护理教育，促进研究成果在护理实践中的运用，提高护理服务质量。

目前我国大陆地区循证护理中心设立在复旦大学JBI循证护理中心(网址：http://nursing.fudan.edu.cn)，这也是我国大陆地区的第一个循证护理中心，致力于在中国大陆地区推广循证护理实践，进行证据合成、传播、应用、翻译并传播国外循证护理系统评价的最佳证据报道，以推动我国临床护理实践的发展。其主要任务是：①开展系统评价及循证护理有关的方法学研究，为临床护理人员、护理研究和教学、政府的护理决策提供可靠依据；②收集、翻译并传播国内外护理领域系统评价的摘要、最佳护理实践证据汇编以及临床护理实践指南；③翻译循证护理相关理论和知识，传播循证护理思想；④进行循证护理知识和方法的教育和培训，提供培训咨询、指导和服务，推动循证护理在我国的发展；⑤组织开展证据应用项目，通过循证护理促进临床护理质量的持续改进和提高。

第三节　循证护理的程序与方法

随着循证医学在卫生保健领域的飞速发展，20世纪90年代初循证护理学作为一种新的护理方法开始在护理领域逐步推广。目前，循证护理已经成为护理专业发展的重要组成部分，也是21世纪卫生保健系统和护理实践的要素之一。本节主要阐述循证护理的实施步骤，旨在提高护理人员循证护理的能力，用科学的研究证据，制定出高质量的护理方案和护理决策，从而促进临床护理事业持续健康的发展。

一、实施循证护理的核心环节和实施过程实例

(一)实施循证护理的核心环节

实施循证护理的核心环节包括以下3个阶段、6个环节，如图12-2所示。

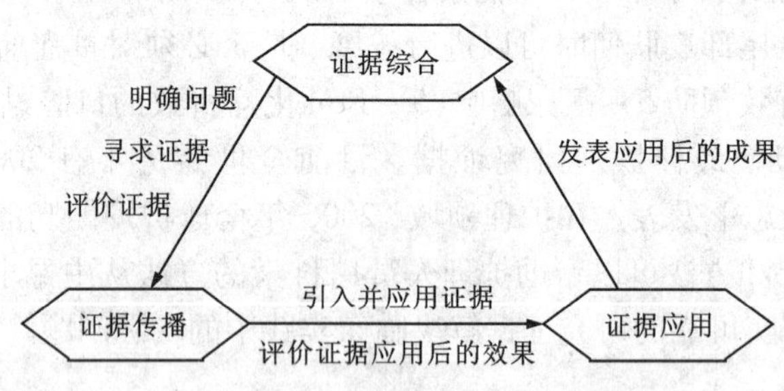

图 12－2　构成循证护理的核心环节

第一阶段：证据综合——通过系统评价寻找并确立证据。该阶段包括以下 3 个环节：①明确问题，明确临床实践中的问题，并将其特定化、结构化；②寻求证据，根据所提供的临床问题进行系统的文献查询，以寻找证据；③评价证据，对证据的科学性、可行性、适宜性、临床意义以及有效性进行严格评鉴，并进行汇总。上述步骤即为进行系统评价的过程。

第二阶段：即第 4 个环节，证据传播——通过各种媒介传播证据，将所获得的证据推荐给临床实践机构和专业人员。

第三阶段：证据应用——遵循证据改革护理实践活动。该阶段包括以下 2 个环节：①引入并应用证据，即临床护理人员将证据与临床专门知识和经验、病人需求相结合，根据临床情境，做出适合的护理计划，并实施计划，改革原有的护理实践活动；②评价证据应用后的效果，即通过动态评审的方法监测证据实施过程，并评价证据应用后的效果。

（二）遵循护理实践过程的实例

以癌症病人在应用含有 5－FU 的化疗方案化疗时预防口腔黏膜炎为实例，说明循证护理的实践过程。

第一步确立问题：癌症病人采用含有 5－FU 的方案进行化疗后，发生口腔黏膜炎的几率高达 40%，给病人造成巨大的痛苦和困扰。预防口腔黏膜炎的方法和措施很多，变异度很大，效果也各不相同，相关的费用差异也较大。在此需要研究哪些方法可有效预防含有 5－FU 的方案进行化疗的肿瘤病人发生口腔黏膜炎。

第二步寻求证据：通过系统的文献检索获取证据，可通过 Cochrane 图书馆、JBI 图书馆、MEDLINE、CINAHL、中国生物医学文献数据库等中、英文数据库，以“口腔黏膜炎”（oral mucocitis）或“口腔溃疡”（oral ulcer）＋“5－FU”＋“预防”（prevent）为关键词，首先选择 RCT（随机对照研究）进行检索，再扩大检索面，包括其他设计的研究（非随机对照实验、描述性研究、质性研究、案例分析等），获得相关研究的结果。

第三步评价证据：对初步纳入的各项研究进行严格评鉴，包括设计的严谨性（如抽样方法、分组方法、干预原则、统计学方法等）、结果的准确性和有效性、研究结果的实用意义等。将相关证据汇总，对质量较高的多项干预性研究进行 Meta 分析（荟萃分析），形成“关于预防 5－FU 化疗所致口腔黏膜炎的措施”的系统评价，并对证据进行分级。

第四步传播证据：以开展培训、组织讲座、发表论文、散发资料等形式，利用各种传播途径和媒介，研究者将“关于预防 5－FU 化疗所致口腔黏膜炎的措施”的系统评价全文或结论意见推荐给有放疗、化疗病人的医疗机构及医护人员。

第五步引入并应用证据：在对证据的真实性和相关性进行评价后，明确上述证据的等级，肿瘤专科护理人员根据所处的临床情景，结合自身的临床经验和病人需求将选择的证据运用到5－FU化疗病人口腔黏膜炎的预防上。例如：运用含5－FU方案的化疗病人应建立每日评估口腔黏膜状态的护理常规，每日常规口服谷氨酰胺，同时每日3～4次用别嘌呤醇及3%硼酸溶液含漱。接受5－FU治疗时，根据病人的接受程度，可将冰屑贴敷于口腔黏膜上或含化冰块，以预防5－FU导致的口腔黏膜炎。进一步验证该证据的有效性和可行性后，用新的方式替代传统的方式预防口腔黏膜炎。

第六步评价证据应用结果：制定预防5－FU化疗所致口腔黏膜炎的护理规范，并通过严格的管理程序，动态随访实施后护理人员的工作程序是否符合实践指南要求，病人口腔黏膜炎的发生率是否下降。

二、循证护理的基本程序

循证护理的实践过程是发现问题—寻找证据—解决问题的过程，基本上可归纳为以下程序。

（一）提出并确定拟研究的临床问题

以往的护理实践多源于护士的经验和直觉，许多方法并未得到证实却在临床上应用，护士在日常工作中常会遇到许多的问题。临床问题的提出，也就确立了系统评价的题目，而系统评价所解决的问题专业性很强，故提出的问题应简明、准确、具体。明确的目标可帮助检索者获得一个贴切的答案，起到事半功倍的作用。

一个理想的临床问题应包括下列4个要素：研究对象、干预或暴露类型、评价的结局和研究设计的类型。因此在构建循证的问题时，可采用国际上常用.的PICO格式，每个临床问题均由这四部分组成。P为特定的人群（population），I为干预或暴露（intervention/exposure），C为对照组或另一种可用于比较的干预措施（control/comparison），O为结局（outcome）。

（二）检索相关文献

通过系统的文献检索，收集研究证据是循证护理实践一个不可缺少的重要组成部分，为循证护理实践获取最佳证据奠定坚实的基础。所以确定拟研究的临床问题后，就应开始根据题目进行文献检索，其检索范围应尽可能广。目前虽然已有多种收集临床研究的信息资源，但都不完全，所以要获得全面的信息，就要制定科学的检索策略。关于系统文献查询的具体办法，详见第三章相关内容。

（三）对收集的证据进行严格评鉴

检索到的原始文献是进行系统评价的基础，每一篇文献对系统评价的贡献是不同的，在敏感性分析和定量分析时应给予文献不同的权重值。确定一篇文献权重值的大小，需采用临床流行病学循证医学中评价文献质量的原则和方法进行严格评鉴（critical appraisal），这是循证护理的关键环节。严格评鉴主要包括对研究的内在真实性和外在真实性进行评价：①内在真实性，即研究在设计和实施中防止偏倚和误差的程度；②外在真实性，指研究结果的实用性如何，是否可以推广使用。在文献评价的过程中，更强调对内在真实性的评鉴。高质量的研究会使结果更接近真实。如果给低质量的研究赋予较大的权重，系统评价就可能得出错误的结果。通常研究偏倚主要来源于4个方面：选择偏倚、实施偏倚、退出偏倚和测量偏倚。

根据所掌握的研究结果，进行相关的统计学处理，得到的结果可归纳为以下3种情况：①肯定的最佳证据，即可推荐临床应用；②无效或有害的证据，即停止或废弃使用；③难定的证据，即建议进一步研究。

（四）传播证据

通过各种传播途径和媒介，以开展培训、组织讲座、发表论文、散发资料等形式将所获得的证据推荐给临床实践机构和专业人员。

（五）应用最佳证据，指导护理实践

将最佳证据应用于临床实践中，并与临床专业知识和经验、病人需求相结合，根据临床特点，帮助护士做出最佳的临床决策。

（六）评价证据实施结果，不断更新

循证护理是一个动态发展过程，需在实施后评价证据应用后的效果。效果评价的反馈有助于护理研究质量的提高，使得循证护理更丰富、更确切。循证护理并不单指利用系统评价后的护理文献就可作为制订护理措施的依据，还应以利用医院现有的各种诊断、监护、治疗仪器获得的客观指标作为制订护理计划的依据，并根据临床客观指标对护理效果进行评价。

护士在实践循证护理研究的同时，要查看大量的最新文献，随时更新自己现有的知识，所以循证护理也是护士进行终身继续教育的方式之一，能促进临床护理质量的不断提高。

循证护理为护理学的发展带来了机遇，也提出了挑战。信息时代为知识共享提供了条件，护士可通过各种途径获取相关知识，因此循证护理打破了基于习惯而轻研究的传统，使得终身学习越来越重要。但是全球信息的庞大与冲突又妨碍了有价值研究的应用，如何应用循证护理获取有用信息来帮助护士临床决策显得尤为重要。尽管现有的数据库信息系统已经涵盖护理实践的主流，但在临床应用中还应把握相关护理实践的尺度。虽然循证护理面临许多困难，但循证实践比任何时候更显重要，因为它使护理向科学化的方向前进，并借此推动整个护理学科的发展。

三、文献检索的途径和步骤

详见第三章文献检索。

四、评价循证护理证据质量的方法

（一）文献质量评鉴的标准

根据英国牛津循证医学中心文献严格评鉴项目（Oxford critical appraisal skill program，Oxford CASP）提出的证据评鉴标准，对不同设计的研究应采用不同的标准进行评价，这一过程称为文献的严格评鉴（critical appraisal）。目前全球有许多循证实践中心提出了文献质量评鉴的标准，并制定了一系列的评定表。这些评定表的共同点是，根据临床试验教科书中建议的或公认的标准进行评估。在 Cochrane 的系统评价中，对 RCT 研究常用的质量评价标准是 Jadad 量表（由 Alejandro Jadad – Bechara 制定）。

循证实践应查询除 RCT 以外的多种其他设计的研究论文，循证护理尤其重视来源于不同设计的研究，包括 RCT、类实验性研究、队列研究、病例对照研究、描述性研究、质性研究、个案分析和专家经验等。全球不同的循证实践中心所提出的文献质量评鉴标准尽管基本原则一致，但在具体评定条目设计上有所差异。以下主要介绍牛津循证医学中心的文献严格评鉴项目的标准（Oxford CASP，2004），以及 JBI 循证护理中心的文献评鉴标准（JBI，2005）。

1. 对随机对照研究论文质量的评价标准(Oxford CASP, 2004)

0 不符合要求 1 只是提到，但没有详细描述 2 详细全面描述，且正确

评价项目	评价结果
1)该研究的目的是否清晰、特定、明确？立题依据是否充分？	0 1 2
2)样本是否被随机分配到实验组和对照组？	0 1 2
3)资料收集过程是否遵循盲法？	0 1 2
4)样本是否足够大？	0 1 2
5)实验组和对照组在基线时是否具有可比性？	0 1 2
6)是否描述样本流失？	0 1 2
7)资料收集的工具是否合适？	0 1 2
8)对所有研究对象进行资料收集和随访的方式是否一致？	0 1 2
9)是否正确地描述所应用的统计方法？	0 1 2
10)对主要研究结果的陈述是否恰当、准确、精确？	0 1 2
11)是否所有的重要研究结果均被讨论？	0 1 2
12)该研究的结果是否与其他相关证据相符合？	0 1 2

2. 对类实验性研究论文质量的评价标准(JBI, 2005)

0 不符合要求 1 只是提到，但没有详细描述 2 详细全面描述，且正确

评价项目	评价结果
1)该研究的研究目的是否明确？立题依据是否充分？	0 1 2
2)样本的入选标准和排除标准是否清晰描述？	0 1 2
3)是否清晰地描述样本的入选过程？	0 1 2
4)是否清晰地描述样本的特征？	0 1 2
5)实验组和对照组在基线时是否具有可比性？	0 1 2
6)实验组的干预方法是否按计划进行？	0 1 2
7)是否描述评估不良反应或副作用的方法？	0 1 2
8)资料收集的工具是否合适？	0 1 2
9)对所有研究对象进行资料收集和随访的方式是否一致？	0 1 2
10)是否描述退出和失访？	0 1 2
11)是否正确地描述所应用的统计方法？	0 1 2
12)对研究结果的陈述是否恰当、准确？	0 1 2

3. 对队列研究论文质量的评价标准(Oxford CASP, 2004)

0 不符合要求 1 只是提到，但没有详细描述 2 详细全面描述，且正确

评价项目	评价结果
1)该研究的研究目的是否明确？立题是否充分(研究人群、危险因素、可能的受益和危害)？	0 1 2
2)回答研究问题的方式是否合适(是否适合于用该设计回答研究问题)？	0 1 2

3)队列的征募过程是否合适(如有意入选或排除较重的病例)? 0 1 2

4)是否准确测量暴露因素以减少偏倚(是否应用了相同的程序划分暴露的研究对象)? 0 1 2

5)是否精确测量了研究结果以减少偏倚? 0 2

6)作者考虑了哪些混杂因素?在设计和分析过程中是否考虑了潜在的混杂因素(例如疾病严重程度、合并症等)? 0 1 2

7)对研究对象的随访是否完成?随访时间是否足够长?是否对随访和失访的研究对象进行比较? 0 1 2

8)研究结果如何(分析方法是否正确,OR 值为多少)? 0 1 2

9)研究的精确度如何?对估计发生Ⅰ、Ⅱ类错误的精确度如何(P 值和可信区间)? 0 1 2

10)结果是否可信? 0 1 2

11)结果是否可应用于当地人群? 0 1 2

12)研究结果与其他证据是否符合? 0 1 2

4. 对病例对照研究论文质量的评价标准(Oxford CASP, 2004)

0 不符合要求　1 只是提到,但没有详细描述　2 详细全面描述,且正确

评价项目	评价结果
1)该研究的研究目的是否明确?立题依据是否充分(研究人群、危险因素、可能的受益和危害)?	0 1 2
2)回答研究问题的方式是否合适?	0 1 2
3)选择病例组的方式是否合适(代表性、实践跨度、样本量、把握度计算)?	0 1 2
4)对照组的选择方式是否合适(应答率、匹配问题)?	0 1 2
5)是否准确测量暴露因素以减少偏倚?	0 1 2
6)作者考虑了哪些混杂因素?在设计和分析过程中是否考虑了潜在的混杂因素(例如疾病严重程度、并发症等)?	0 1 2
7)研究结果如何(分析方法是否正确,OR 值为多少)?	0 1 2
8)研究的精确度如何?对估计发生Ⅰ、Ⅱ类错误概率的精确度如何(P 值和可信区间)?	0 1 2
9)结果是否可信?	0 1 2
10)结果是否可应用于当地人群?	0 1 2
11)研究结果与其他证据是否符合?	0 1 2

5. 对质性研究论文质量的评价标准(Oxford CASP, 2004)

(不评分,作出描述性评价即可)

评价项目
1)是否清晰阐述研究目的(或研究问题)?
2)该研究问题是否适合于采用质性研究的方法?
3)研究设计与研究目的(或研究问题)是否匹配?

4)所选择的研究对象是否具有代表性？是否与研究目的相匹配？

5)资料收集的方式与研究方法是否匹配？能否揭示研究问题？

6)是否阐述研究者自身对研究过程的影响或研究对研究者的影响？是否阐述研究人员的文化背景、研究地点和环境的特征？

7)研究是否经过伦理委员会审定？是否符合伦理原则？

8)资料分析过程是否严谨？是否有判断由于资料主观性而产生偏倚的方法？是否有措施提高资料的可靠性？

9)对研究结果的阐述是否清晰、有逻辑性？是否将结果、推断、结论明确区分开来？

10)该研究的价值是否清晰阐述？

6. 对描述性研究/现况调查的评价标准(JBI, 2005)

0 不符合要求　1 只是提到，但没有详细描述　2 详细全面描述，且正确

评价项目	评价结果
1)该研究的研究目的是否明确？立题依据是否充分？	0　1　2
2)研究人群是如何选择的(是否随机选取研究对象，是否采取了分层抽样以提高样本代表性)？	0　1　2
3)样本的入选标准和排除标准是否清晰描述？	0　1　2
4)是否清晰地描述样本的特征？	0　1　2
5)资料收集的工具是否具有信度和效度(如果采用调查员调查，调查结果的可重复性如何)？	0　1　2
6)核实资料真实性的措施是否合适？	0　1　2
7)是否考虑到伦理问题？	0　1　2
8)统计方法是否正确？	0　1　2
9)对研究结果的陈述是否恰当、准确(结果和推论是否区分开来，结果是否忠实于数据而不是推论)？	0　1　2
10)研究的价值是否清晰阐述？	0　1　2

7. 对经验总结、案例分析、专家意见类文章的评价标准(JBI, 2005)

0 不符合要求　1 只是提到，但没有详细描述　2 详细全面描述，且正确

评价项目	评价结果
1)该文章的来源是否清晰标注？	0　1　2
2)撰写该文章的目的是否清晰描述？	0　1　2
3)作者在该领域是否具有影响力？	0　1　2
4)所推荐的观点或建议是否以病人利益为中心？	0　1　2
5)所推荐的观点或建议是否有逻辑性？	0　1　2
6)对观点或建议的分析是否合适？	0　1　2
7)支持所推荐的观点或建议的文献是否充分？	0　1　2
8)所推荐的观点或建议与以往文献是否有不一致的地方？	0　1　2

（二）文献质量评鉴的具体方法

进行文献质量评鉴时，应首先判断文献的类型和设计的类别（RCT 研究、类实验性研究、队列研究、病例对照研究、质性研究、描述性研究，或者专家意见的经验总结、案例分析），然后根据不同类型文献的评鉴标准，两人分别对同一篇文献进行评定。评定后结果肯定或评分在 70% 及以上的文献一般可纳入进一步分析。

（三）证据分级

如表 12－1 所示。

表 12－1　2011 版牛津大学循证医学中心干预性研究证据分级

证据的水平	描述
Level 1	对多项 RCT，或高质量的观察研究
Level 3	非随机对照的队列研究或前瞻性随访研究
Level 4	病例系列，病例对照研究，或历史对照研究
Level 5	基于机制的推理

证据的质量等级将根据研究设计的质量、精确性、直接性（研究的 PICO 与问题的 PICO 不匹配）、研究间的一致性效应量小而降级，或效应量大而升级。

五、成功实施循证护理的要素

实施循证护理的理论框架来源于公式：SI = f（E，C，F），SI 指成功的护理实践，E 指证据，C 指证据实施时所处的具体情形，F 指促进因素。此公式表明：成功的护理实践取决于证据的实质、证据实施时所处的临床情形以及促进变革的机制三者关系的合理协调。

（一）证据

成功的实践活动首先取决于是否能找到有力的证据。循证护理的基本要素是证据、临床专业知识和经验以及病人需求三者的有机结合。对证据的判断应从其有效性、可行性、适宜性、临床价值、经济性等方面进行分析。证据、临床专业知识和经验以及病人三要素之间并非孤立的，相反，三者之间的关系决定了证据是否有力。例如，虽然随机控制的实验性研究所提供的证据是强有力的，但如果在临床实践中不被护士和病人接受，则这一证据仍不认为是一类证据（例如以往用过氧乙酸熏蒸的方法进行室内空气消毒）；相反，如果某项实践活动既符合大多数护理人员的经验，又满足病人的需求，尽管研究结果并非一类证据（如许多质性研究的结论），这项证据仍可作为护理证据（例如手术室护士对病人进行术前访视对减轻病人手术焦虑的作用）。

需要强调的是，护理学科的科学性、人文性、实践性决定了护理证据具有多元性特征，即证据不仅来源于定量研究，尤其是随机对照试验的结果，还包括来源于其他研究设计的结果，例如非随机对照试验、质性研究、描述性研究等，专家意见也可以成为证据。

（二）实施某项护理措施时所处的具体情形

具体情形包括实施某项护理干预方案时所处环境的主流文化、人际关系和领导方式、管理方法。如本章第三节介绍的预防 5－FU 化疗所致口腔黏膜炎的项目，其成功与否取决于医院的服务理念、组织凝聚力、管理和监督机制等诸多因素。如果该环境中护理人员仅仅以完成日常工作为目标，墨守成规，个人缺乏改革的动机，组织上缺乏完善的管理和监督机制，则很难实施循证护理，护理干预方案的有效性将受到影响。

（三）促进因素

促进因素包括促使证据应用的方法，改变护理人员的态度、习惯、技能、思维方式和工作方法等。在此，领导者的领导特征、角色表现、职位影响力以及领导风格显得极为重要。领导者的开放式风格、支持性的行为、探究式思维方法，以及可靠的、自信的、非评判性的作风是成功的促进者的特征。循证护理能否成功，有效的沟通和激励起到重要的协调作用。

总之，能否成功地实施循证护理，取决于是否能正确理解证据的内涵、掌握所处环境的特点、采用适当的促进措施。

循证护理临床案例：如何进行身体约束

证据来源

Joanna Briggs Institute 循证卫生保健中心"证据总结"资料库(2013)

临床问题

住院患者进行身体约束的最佳证据是什么？

证据描述

身体约束指限制个人的活动自由。尽管身体约束广泛应用于急性病和老年护理中，但它仍是一个颇具争议的话题[1]。一项横断面调查发现，在养老院对认知功能障碍的老年人进行身体约束不能完全预防跌倒[1]。(Level 3)一项系统评价指出在急性病病区和社区护理机构中使用身体约束具有潜在危险，并指出应用身体约束可以增加死亡、跌倒、重伤的风险，并延长住院时间[2]。(Level 1)身体约束的部位其生理功能会受到影响(特别是肺功能)，因此在进行身体约束时应密切监测病人情况，并且仅在必要时使用身体约束[5]。(Level 1)一项系统评价的结果显示，将身体约束教育与临床会诊结合起来或者单独进行身体约束教育，可以有效减少社区护理机构内身体约束的使用[2]。(Level 1)该系统评价认为，使用身体约束的原因包括：病人安全、实现员工和组织的目标、提供舒适的社会环境以及协助治疗的开展[2]。(Level 1)该系统评价还发现，患者及患者家属对使用身体约束的经历与感受较为消极[2]。(Level 1)一项系统评价发现，没有充分的证据支持，对医护人员进行教育能够有效预防或减少在老年长期照护机构中使用身体约束[3]。(Level 1)一项评估多元干预对减少在养老院使用身体约束效果的试验发现，干预组中不使用身体约束或完全解除身体约束的概率是对照组的两倍，干预组病人中解除部分身体约束的概率也是对照组的两倍。然而，干预组中跌倒发生率更高(导致这一结局的原因可能是，尽管研究进行了整群随机分组，但是基线资料比较时发现两组在自我照护能力方面有差异；另外，干预组减少约束使用后，养老院老年人活动度增加也可能是导致干预组跌倒发生率增高的原因之一)。多元干预包括6小时的培训课程，课程内容包括身体约束的原因、身体约束带来的不利影响以及可以替代身体约束的治疗方法等。除此之外，多元干预还包括技术援助，如髋关节保护器和传感器垫[4]。(Level 2)一项系统评价显示，许多干预都可以减少身体约束的使用，但是缺少高质量的研究。认知情景疗法是一种积极的、以问题为导向的、心理教育和动态治疗的方法，这种方法可以减少身体约束的使用。应用该方法，在进行身体约束前，护士与患者先进行双向交流，护士对患者进行鼓励，患者此时可以尝试选择其他的替代方法。这种由病人参与的认知情景治疗可以减少身体约束的使用[6]。(Level 1)

证据总结

本证据总结基于系统检索循证卫生保健数据库。证据来源于：一项纳入256名患者的横断面调查[1]。一项纳入11篇研究的文献综述[2]。一项无Meta分析的系统评价，包含5个群组的随机对照试验，且所有的干预措施均为教育干预[3]。一个纳入45个德国养老院共333个研究对象的随机对照试验，这些研究对象在被干预前都使用身体约束[4]。一项纳入11篇关于病人身体约束后生理效应的系统评价[5]。一项纳入48篇定量研究和11篇定性研究的系统评价，纳入文献的干预措施都是可能减少机械约束的使用[6]。

实践推荐

证据表明，身体约束可能不利于身体的自由发展，并能阻碍身体正常的生理功能。(Grade B)一些干预措施有可能减少病人身体约束的使用，如以临床会诊为基础的病人与医护人员的教育，以及认知环境疗法。(Grade B)本证据来自于国外循证资源，在应用该证据时，应考虑具体的临床情境、专业判断和患者意愿，做出本土化决策。

参考文献(略)

(谭江红)

思考题

1. 理解循证护理的定义和基本要素是什么？
2. 请用循证护理方法解决一个临床护理问题。

参考文献

[1] 复旦大学循证护理中心公众号

[2] Grove SK, Burns N, Gray J. The Practice of Nursing Research: Appraisal, Synthesis, and Generation of Evidence (7th Edition) [M]. St. Louis: Saunders. 2013.

[3] Olalekan AW, Akintunde AR, Olatunj MV. Perception of Societal Stigma and Discrimination Towards People Living with HIV/ AIDS in Lagos, Nigeria: a Qualitative Study[J]. Mater Sociomed. 2014, 26(3): 191 - 194

[4] Polit DF & Beck CT. Nursing Research: Generating and Assessing Evidence for Nursing Practice (9th Edition) [M]. Lippincott Williams & Wilkins. 2012.

[5] Smith MJ & Liehr P R. Middle Range Theory for Nursing[M]. New York: Springer Publishing Company, LLC. 2014.

[6] 曹楠, 刘启贵. 国内外延续护理研究的可视化分析[J]. 中国康复理论与实践, 2017, (02): 226 - 231.

[7] 曹秀丽, 唐季生, 向美丽. 浅谈护理科研选题的几点体会[J]. 中国医疗前沿, 2010, 05(24): 1 - 2.

[8] 陈瑜, 陈蕾蕾, 黄道琼, 等. 泡沫敷料在经皮穿刺胆道引流术后引流管护理的应用[J]. 介入放射学杂志, 2015, 24(1): 84 - 86.

[9] 郭玉芳, 李树雯, 张庆华, 等. 团体积极心理治疗对护生抑郁及睡眠质量的影响[J]. 中华护理杂志, 2015, 50(2): 218 - 222.

[10] 胡雁. 护理研究(第4版)[M]. 北京: 人民卫生出版社, 2012.

[11] 李彩福, 黄芳艳. 护理研究(第2版)[M]. 北京: 人民卫生出版社, 2015.

[12] 李妃养, 袁永. 我国科研诚信建设存在问题及对策[J]. 吉首大学学报(社会科学版), 2015, 36(12): 47 - 49.

[13] 李卓娅. 医学科研课题设计、申报与实施(第2版)[M]. 北京: 人民卫生出版社, 2015.

[14] 罗姜. 不同口腔护理方法和口腔护理液在口腔清洁中的效果比较[J]. 重庆医学, 2008, 37(20): 2377 - 2379.

[15] 房雪雁. 护理科研选题技巧[J]. 中国医疗前沿, 2010, 05(20): 92 - 92.

[16] 彭艳琼, 舒红梅, 王秀琴, 等. 应用 Delphi 法构建终末期肾病患者延续护理需求评估体系[J]. 护士进修杂志, 2017, (01): 19 - 23.

[17] 戚晓霞. 国内护理科研选题来源的探讨[J]. 中国实用护理杂志, 2013, 29(17): 45 - 47.

[18] 任美橙, 吕欣桐, 欧枢, 等. 大连市某语言类高校大学生对艾滋病的歧视现状[J]. 职业与健康, 2017, (05): 679 - 681.

[19] 宋娟, 蒋琪霞, 王雪妹. 不同护理措施预防重症患者失禁相关性皮炎的对比研究[J]. 中华护理杂志, 2016, 51(1): 62 - 65.

[20] 唐喻莹, 孙鸿燕. 基于微信平台的延续护理研究进展[J]. 护理研究, 2017, (05): 518 - 521.

[21] 汪向东, 王希林, 马弘. 心理卫生评定量表手册[J]. 北京: 中国心理卫生杂志社, 1999, 12

[22] 王福彦. 医学科研方法(第2版)[M]. 北京: 人民军医出版社, 2013.

[23] 王福彦, 杜茂林. 医学科研思维与论文撰写[M]. 北京: 人民军医出版社, 2014.

[24] 王辉, 高玉芳, 姜文彬, 等. 护理专业学位研究生 ICU 专科化培养指标体系的构建[J]. 中国护理管理, 2017, (01): 83 - 88.

[25] 肖顺贞. 护理科研实践与论文写作指南[M]. 北京：北京大学医学出版社，2010.

[26] 肖雪玲，雷云霄，王红红. HIV 感染者/AIDS 患者危机干预[J]. 中国公共卫生，2015，31(12)：1549－1551.

[27] 颜巧元，张亮，胡翠环，等. 学科视野下的护理科研及其论文选题[J]. 中华护理教育，2011，08(6)：275－277.

[28] 杨贵云，郑超，陈勇，等. 计划行为理论在颈椎病患者健康教育中的应用[J]. 中华物理医学与康复杂志，2015，37(11)：857－860.

[29] 杨莘，王祥，邵文利，等. 335 起护理不良事件分析及对策[J]. 中华护理杂志，2010，45(2)：130－132.

[30] 杨永萍，王丽华，孙常磊，等. 肠造口粪水性皮炎病人的护理研究进展[J]. 中国医刊，2017，(02)：26－28.

[31] 曾慧，王平，康佳迅. 穴位按摩训练对改善老年人睡眠质量及认知功能的效果[J]. 中华护理杂志，2012，47(9)：773－776.

[32] 张方园，李峥. 近 5 年护理研究热点的共词聚类分析[J]. 中华护理杂志. 2016，51(2)：248－252.

[33] 赵会芳. 医学生艾滋病相关知识、态度及医疗服务意愿调查研究[J]. 中华护理教育，2017，(01)：72－76.

[34] 胡雁，王志稳. 护理研究（第 5 版）[M]. 北京：人民卫生出版社，2017.